十｜月｜怀｜胎
全程指导

刘子霞 ○ 主编

江苏凤凰科学技术出版社·南京

图书在版编目（CIP）数据

十月怀胎全程指导 / 刘子霞主编 . — 南京：
江苏凤凰科学技术出版社 , 2019.6（2022.5 重印）
ISBN 978-7-5713-0260-3

Ⅰ . ①十… Ⅱ . ①刘… Ⅲ . ①妊娠期—妇幼保健—基
本知识 Ⅳ . ① R715.3

中国版本图书馆 CIP 数据核字 (2019) 第 065006 号

十月怀胎全程指导

主　　　　编	刘子霞	
责 任 编 辑	汤景清　　倪　敏	
责 任 校 对	仲　敏	
责 任 监 制	方　晨	

出 版 发 行	江苏凤凰科学技术出版社
出版社地址	南京市湖南路 1 号 A 楼，邮编：210009
出版社网址	http://www.pspress.cn
印　　　刷	天津丰富彩艺印刷有限公司

开　　　本	718 mm × 1 000 mm　1/12
印　　　张	20
插　　　页	1
字　　　数	250 000
版　　　次	2019 年 6 月第 1 版
印　　　次	2022 年 5 月第 2 次印刷

标 准 书 号	ISBN 978-7-5713-0260-3
定　　　价	49.50 元

健康轻松度过美好孕程

社会在发展，时代在变化，但有一件事情却是每个时代、每个家庭都始终新鲜而又隆重的大事——孕育我们的下一代。

在人的一生中，养育一个小生命是一件让人感到幸福和难忘的事，对女人来说尤其如此。然而十月怀胎，一朝分娩，虽然是一个瓜熟蒂落的过程，却充满了许多未知。正如当代作家池莉所说，无论社会多么发达，科技多么进步，都无法消除女人生孩子的痛苦。将一个小生命从无到有"创造"出来，从一无所知再到养育成一个独立自主的、有社会能力的人，绝不像演电影那样，一个镜头，十年、二十年过去了。

怎样孕育出一个健康聪明的宝宝呢？这是每一个家庭都比较关心的问题。很多女性在怀孕之后会变得谨小慎微，唯恐出一点差错。其实没有必要如此担忧。怀孕是大自然赋予女性的一种生命本能。胎儿虽然娇弱，但并不脆弱，像每个人一样拥有坚韧的生命力。孕妈妈只需保持有规律的健康的生活方式，放松心情，就能孕育出健康聪明的宝宝。

如今，优生、优育、优教已经提高到一个新的发展水平，科学育儿正越来越多地受到社会和家长的重视。本书就从这个着眼点出发，全面展示新生命从怀孕到分娩，以及同步胎教的漫长过程。

本书没有太多的大道理，只从孕妈妈应有的健康生活习惯出发，全面展示孕期40周的生理变化，让孕妈妈及其家人对妊娠全过程有一个大致的了解，为孕妈妈的健康和后期分娩做好充足的准备。

希望本书对孕妈妈及其家人有所帮助，让孕妈妈轻松顺利地度过40周的妊娠期。最后祝愿每个孕妈妈都能孕育一个健康可爱的宝宝！

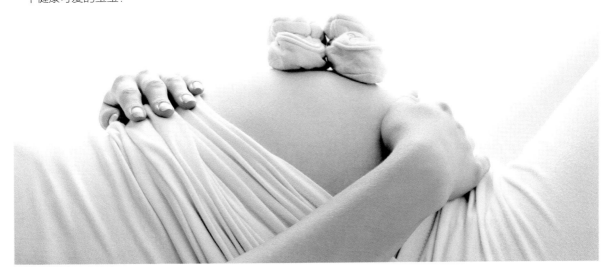

第一章 孕1月，我还不知道你来了

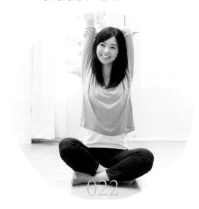

干净、整洁、阳光充足的家居
环境，对孕妇是必要的。

023

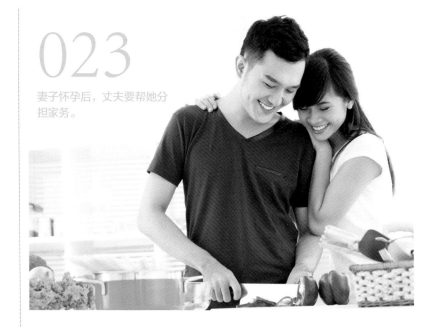

妻子怀孕后，丈夫要帮她分
担家务。

第二章 孕2月，慢慢习惯早孕反应

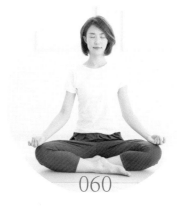

孕期坚持冥想胎教，有助于
宝宝养成良好的性格。

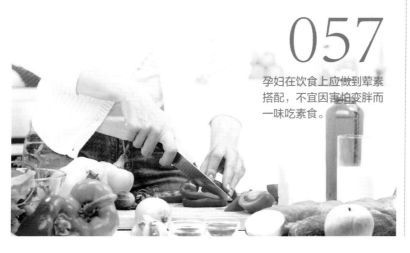

孕妇在饮食上应做到荤素
搭配，不宜因害怕变胖而
一味吃素食。

第三章 孕3月，行动要小心

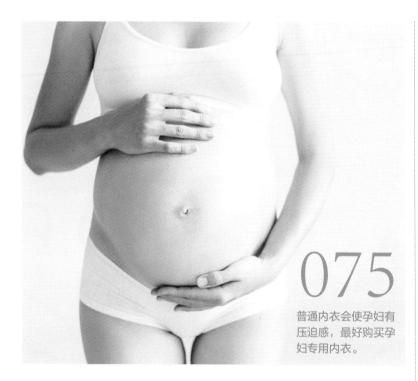

075

普通内衣会使孕妇有压迫感，最好购买孕妇专用内衣。

第四章 孕4月，保持心情舒畅

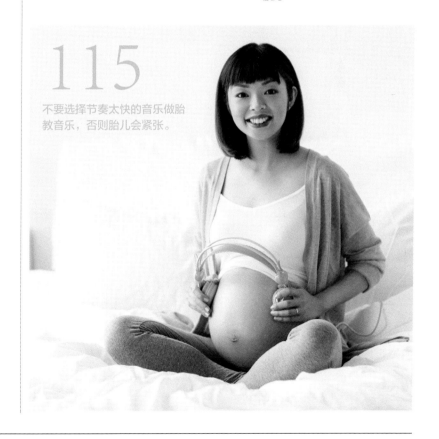

115

不要选择节奏太快的音乐做胎教音乐，否则胎儿会紧张。

第五章 孕5月，神奇的胎动

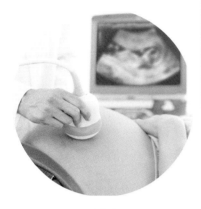

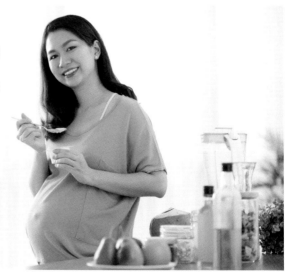

133

孕中期是补充营养的关键时期。

第六章 孕6月，宝宝开始长身体了

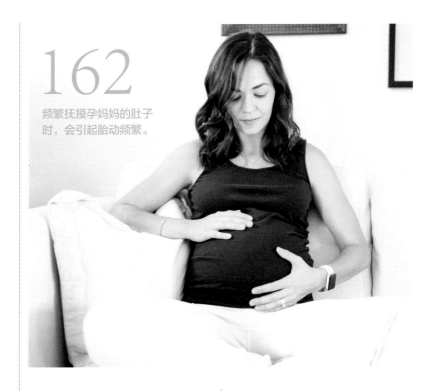

162

频繁抚摸孕妈妈的肚子时，会引起胎动频繁。

第七章 孕7月，行动越来越不便

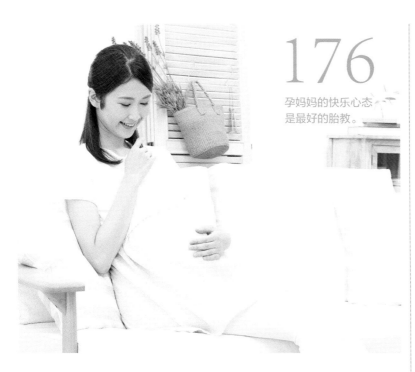

176

孕妈妈的快乐心态
是最好的胎教。

205

无论遇到什么困难，
孕妈妈都要鼓励自己
笑着去面对。

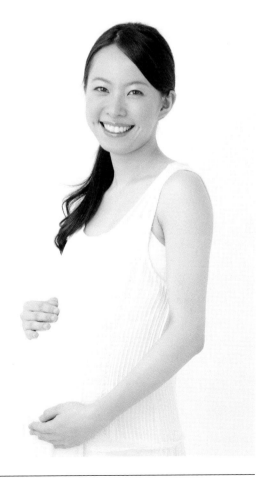

第九章 孕9月，做好产前准备

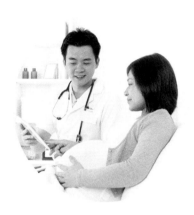

212

孕晚期，要增加产检频率了。

216

即使到了孕晚期，孕妇也不能疏于运动。

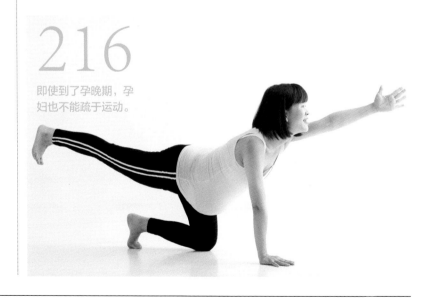

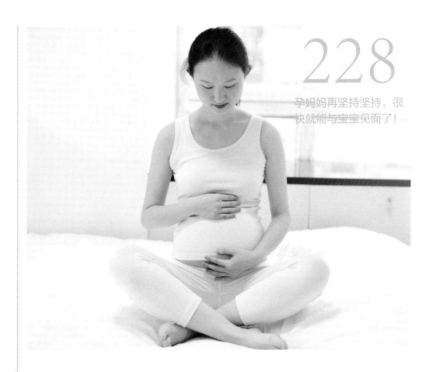

228

孕妈妈再坚持坚持，很快就能与宝宝见面了！

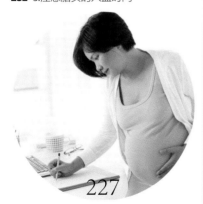

227

胎儿随时都会出生，孕妈妈该准备交接工作了。

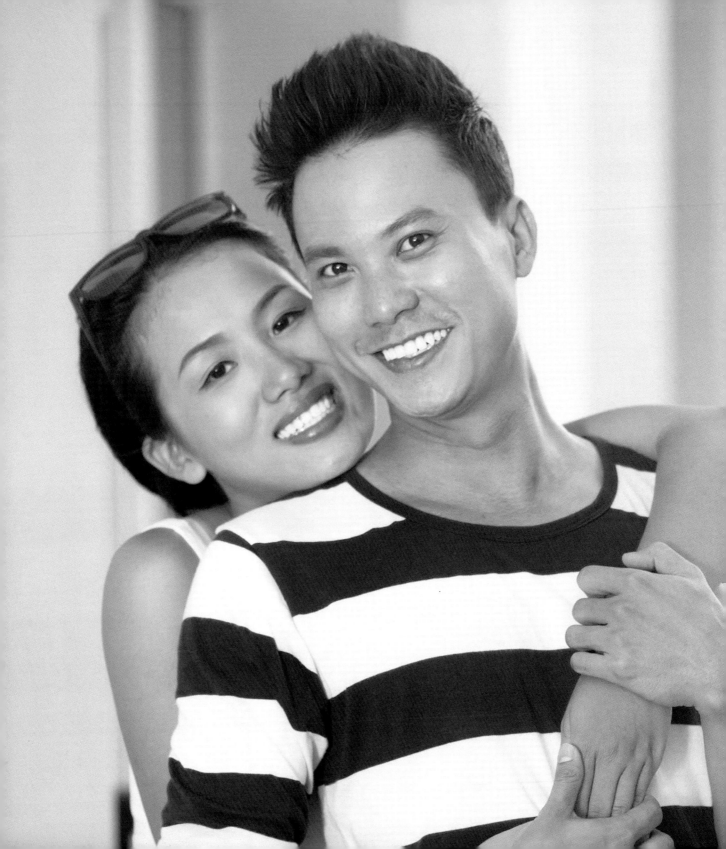

第一章

孕1月，我还不知道你来了

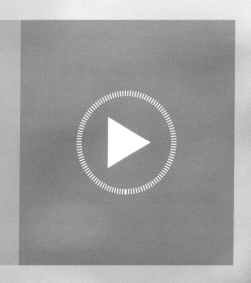

怀孕第一个月的时候，
很多孕妈妈还不知道
自己怀孕了，没有注意到生活的细节。
此时，孕妈妈要尽早地了解
怀孕的相关知识，
及时进行孕后检查。

孕1月胎儿和孕妇的变化

孕 1 月胎儿的发育情况

第3周：受精卵的形成

性交完成后，男性射出的精液中含有1亿～3亿个精子，穿过女性的阴道、子宫颈、宫腔到达输卵管和卵子结合。经过这一系列过程，精子大约只剩下200个。

精子进入卵细胞后，尾部消失，头部变圆膨大，形成精原核；卵细胞完成第二次有丝分裂后，其细胞形成卵原核。两性染色体在其后的合子分裂中混合、配对，受孕结束，一个新生命宣告开始。受精过程约需24小时。

第4周：着床

受精卵形成之后，孕妈妈的子宫内膜变得肥厚松软且富有营养，血管轻轻扩张，水分充足，受精卵不断分裂，形成一个实心细胞团，这个细胞团就叫胚泡。受精7天之后，透明带消失，这样胚泡才能和子宫内膜直接接触并埋在子宫内膜中，这个过程称为"着床"。着床一般在受精后6～7天开始，在11～12天内完成。

着床后的胚胎慢慢长大，并不断进行细胞分裂，一部分形成大脑，另一部分则形成神经组织。

表1-1　孕1月胎儿指标

胎重	0～1.0505微克
胎长	0～0.2毫米
五官	眼睛、鼻子、耳朵尚未形成，但嘴和下巴的雏形已经能看到了
四肢	身体分两大部分，非常大的部分为头部，有长长的尾巴，很像小海马的形状，手脚因为太小，肉眼还看不清楚
器官	血液循环系统原型已出现，大脑的发育已经开始，受精卵不断地分裂，一部分形成大脑，另一部分则形成神经组织。心脏的发育较显著，第2周末成形，第3周末起开始搏动。胎盘、脐带也开始发育
胎动	胎儿只是小小的胚芽，暂时还没有胎动

孕1月孕妇的变化

孕妈妈们在怀孕之后，虽然体形和体重暂时还不会发生变化，但随着怀孕时间的增加，孕妇不可避免会发生一些生理变化，主要表现在以下几个方面。

乳房增大：这是怀孕后最明显的变化，乳房会增大，和之前相比要更坚实和沉重，乳晕的颜色加深，上面的小颗粒突出，有时候轻轻触碰乳房会出现刺痛感。

恶心、呕吐：这是怀孕后一种正常的生理变化。大多在孕6周左右出现，少数孕妇刚怀孕即出现。只要保持心情愉快，注意休息，一般3个月后就会消失。

疲劳：孕妇在怀孕后，短时间之内都会感到浑身无力、容易疲倦。这也是早期妊娠反应的一种，不过这种情况不会持续太久，很快就会消失。

尿频：很多孕妇会出现小便次数增加的状况，这是因为膀胱位于子宫的前侧，子宫逐渐增大就会压迫到膀胱，从而让孕妈妈们经常光顾厕所。

口味变化：孕妇们会发现，怀孕之后，以前喜欢吃的东西现在不爱吃了，还有的会很喜欢吃辣的或者吃酸的。这些生理变化会在一个月之后逐渐消失。

饥饿：有些孕妇会经常感到饥饿。这种饥饿和之前挨饿的感觉并不同，在怀孕初期不需要压抑自己的食欲，但最好以清淡和易消化的食物为主。

孕妈妈变得情绪化

孕妈妈可能会兴奋：怀孕对于女人的一生来说是一件非常重要的事情，是人生历程上重要的里程碑。它不仅代表了一个新生命的诞生，还代表着夫妻双方之间角

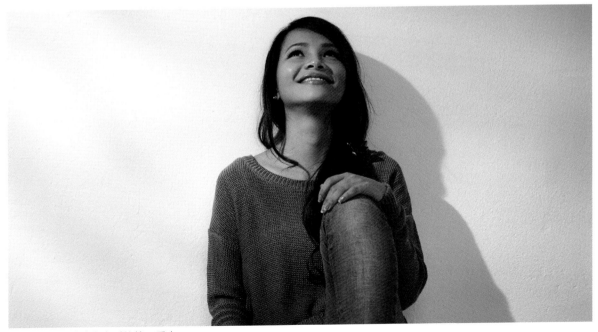

▲女人得知新生命存在时的第一反应。

色的转变。第一次怀孕的人一般会特别兴奋，因为自己的腹中正孕育着一个全新的生命。尤其是久婚未孕的妇女，在得知自己怀孕的消息时会格外兴奋，会对腹中的新生命充满希望，不断设想将来宝宝的模样和性格。这种初为人母的兴奋和喜悦是难以掩饰的。

孕妈妈可能会怀疑： 在经历过最初的兴奋之后，有一些孕妈妈会对自己怀孕的消息感到疑惑，尤其是那些求子心切的孕妈妈。她们会查阅很多资料来检验自己是否具有怀孕的表现。在进行比较的时候，有一些似有似无的生理变化就会让她们对自己是否怀孕产生怀疑。再加上在怀孕的第一个月，一般的孕妇还不会产生头晕、恶心、呕吐等妊娠反应，和平时的生活没什么不同，这样就会更加让她们对自己是否怀孕产生怀疑。

孕妈妈可能会矛盾： 怀孕是一件非常美好的事情，几乎每个女人都愿意成为一个母亲来养育自己的子女。

但是对于一些职业女性来说，可能因为各种各样的原因，不愿意在现阶段怀孕。比如，大部分孕妈妈们都有自己的工作，而怀孕可能意味着要离开喜欢的工作岗位，但又不忍心因此放弃胎儿。所以，一旦得知自己怀孕的结果，内心就会十分矛盾挣扎。这种情况一般都会出现在年轻的孕妈妈身上。

孕妈妈可能会骄傲： 怀孕意味着女人即将成为一个伟大的母亲，这是女人的一种天性。孕妇正是因为这种母性的光辉才显得格外美丽，也正是因为这种母性的力量，让她们为自己怀孕感到格外的骄傲。对于很多女性来说，也许一生中只有一次能成为这种大肚婆，享受着丈夫和全家人的关心和疼爱，内心充满了幸福感，憧憬着新生命降生后的幸福生活。即使他们的身体越来越胖，但是她们还是会骄傲地挺着她们的大肚子，向所有的人宣告她即将成为一个幸福的妈妈。

表1-2　孕1月孕妇指标

体型	和怀孕前差不多，体形和体重基本没有变化
子宫	子宫壁变得柔软、肥厚，大小、形态还看不出有什么变化
乳房	卵巢开始分泌黄体激素，乳房稍变硬，乳头颜色变深并且变得很敏感，轻微的触碰就会引起痛感。当然有的孕妈妈也会感觉不到
体温	排卵后基础体温稍高，持续3周以上
妊娠反应	少数比较敏感的孕妈妈刚怀孕即出现恶心、呕吐症状。少部分出现类似感冒的症状：身体疲乏无力、发热、畏寒等
情绪	有很多孕妈妈会出现焦虑不安的状况，有时还会流泪，从兴奋、骄傲到怀疑、不安等，这些都是正常的反应

定期孕检并进行优生咨询

当育龄女性对自己是否怀孕有所怀疑的时候，可以用以下三种简单的方法进行判断。

妊娠试验： 这种方法能够最迅速地检测出是否怀孕。当受精卵在子宫内着床之后，孕妇就会产生人绒毛膜促性腺激素。这种激素在怀孕10天后就能根据尿液来检验。这种检验尿中是否含有人绒毛膜促性腺激素的方法就叫做妊娠试验。

B型超声波检查： 在正常的月经周期已经推迟两周还未来潮时，也就是妊娠的第6～8周，B型超声波仪器上就会显示子宫内出现圆形的妊娠环，环内的暗区就是羊水，还可以看到有规律的胎心跳动。

利用体温判断： 这种方法是最简单、最方便的。具体方法是在每天早晨醒后即卧床测量体温，此为基础体温。在妇女排卵前，体温一般在36.5℃以下，排卵之后，体温会上升0.3～0.5℃。如果受精不成功，体温会在一周后恢复正常。如果受精成功，则体温升高的现象会持续18天左右。这样就可以根据体温的变化来判断是否怀孕。

❶ 孕早期须做的检查

通常情况下，孕早期检查都安排在怀孕后的第12周，进行一些常规检查，目的就是查看胎儿生长的环境是否健康，会不会对胎儿造成影响。

妇科窥器检查： 妇科窥器检查首先需要对孕妇的阴道和宫颈进行检查，查看孕妇的生殖器官是否正常发育，保证宝宝日后能够顺利地诞生。

白带检查： 就是检查阴道内是否有滴虫、霉菌，如果有必要还可以进行衣原体、支原体和淋球菌检查。如果阴道内有上述微生物的存在，就很容易感染，会影响胎儿的发育，甚至导致流产。

宫颈刮片检查： 这项检查是为了了解孕妇宫颈表皮细胞的形态，以排除宫颈肿瘤的发生。

超声检查： 此项检查要在月经停止之后的40天和60天之后进行，主要是为了了解胚囊种植部位和胚芽的发育状况。

妇科三合诊检查： 此项检查主要了解子宫的大小是否与怀孕的时间相吻合，检查胚胎的发育是否正常。此外，此项检查还应该检查双侧附件是否正常。

其他检查： 其他检查可以根据孕妇的自身情况进行选择。患有心、肝、肾、甲状腺等疾病的患者，应该请相关专家进行会诊，判断继续妊娠是否会增加危险性。

❷ 重视孕期检查

之所以要进行早孕检查，是因为早孕检查对孕妇具有很重要的意义。

在怀孕的前3个月，即孕早期，孕妇的生理和心理都会发生很大的变化，进行及时准确的诊断，对胎儿的生长发育和顺利分娩都十分有利。

早孕检查可以确定孕妇有无相关的妇科疾病和胎儿的发育情况。

早孕检查可以尽早发现影响妊娠的各种疾病。

所以，怀孕后的孕妈妈和家人一定要重视早孕检查。

表1-3 孕期检查的时间

检查时间	检查次数	检查目的
孕40～60天	1次	确诊早孕，常规检查
第20～36周	每4周一次	初步检测胎儿的发育情况，以及遗传学检查
第37周以后	每周检查一次	确定胎位、胎儿的大小、羊水等以及孕妇的身体情况，并确定适合孕妇的分娩形式

❸ 识别假孕

假孕又称想象妊娠，常见于多年没有怀孕或者是求子心切的育龄女性。这些女性对其他孕产妇怀孕的表现印象深刻，所以当出现闭经时，会不自觉地出现乳房胀痛、恶心、呕吐等症状，腹部出现脂肪堆积后隆起，还会感觉胎动。但是经过检查后却证实并未怀孕，这种现象就叫作假孕。

发生机理

假孕是下丘脑功能紊乱而导致闭经的典型实例。假孕女性的血中，黄体生成激素和泌乳素水平均增高，从而可长期维持黄体功能和溢乳，因而出现类似妊娠的症状和体征。所以说，精神和神经内分泌之间的联系发生紊乱，精神抑郁是导致假孕的关键因素。

有的女性在婚后长期未孕，求子心切，在这种心理压力之下，大脑皮层就会形成兴奋灶，通过神经调节作用，扰乱内分泌系统，干扰卵巢的正常排卵，从而出现闭经症状。而之后出现的一系列妊娠反应，则都是在怀孕这种心理暗示之下产生的。

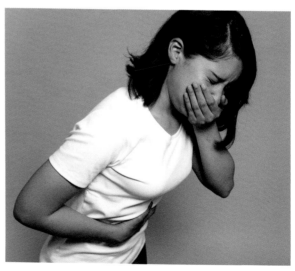

▲假孕的恶心、呕吐是心理原因造成的生理变化，并非真正怀孕。

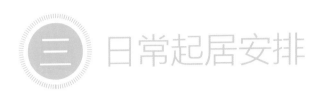

日常起居安排

　　在怀孕第一个月的时候，孕妇应该选择安静舒适的生活环境，除此之外，良好的生活习惯能够保证胎儿的正常发育。

保证充分的休息和睡眠： 怀孕之后，孕妇的身体负担加重。为了适应怀孕带来的一系列变化，孕妇每天至少要保证8小时的睡眠时间，并且在睡觉的时候要选择舒适的姿势，保证胎儿的正常供血。

保持愉悦的心情： 轻松愉悦的心情是胎儿健康发育的内在因素，孕妇可以通过运动、看书、听歌等方式来放松心情。

禁止性生活： 虽然孕期对性生活没有严格的规定，但是在怀孕之初，胎儿还没有完全成形，性生活很可能会导致流产，所以最好禁止性生活。

穿着合适的服装： 怀孕之后，妇女的新陈代谢会加快，很容易出汗，所以最好穿着宽松、舒适的棉质衣物。对于内衣的选择更要注意，不能太紧，否则容易压迫身体，造成身体不适，而且也不能再穿高跟鞋。

改掉不良生活习惯： 习惯抽烟喝酒的孕妇一定要戒掉这个习惯，而且也要尽量避免食用生冷辛辣的食物。

❶ 居家环境要求

　　怀孕初期对孕妇很重要，一个整洁、舒适的居家环境可以让孕妈妈保持轻松愉快的心情，以保证怀孕初期胚胎的良好发育。在怀孕初期，居家环境可以从以下几个方面入手。

室内温度和湿度： 孕妇适宜的室内温度通常保持在20~22℃。夏天气温高，孕妇不适合长时间待在空调房，最好是采用电风扇通风降温。冬天可以使用暖气或炉子来保暖，但也要注意通风。

室内摆设： 居室中所有生活物品的摆放要便于孕妇的日常起居和使用，并消除一切潜在的安全隐患。光滑的地面还需要铺上地毯或者防滑垫，防止孕妇摔跤。

良好的音像刺激： 过于安静的环境也不适合孕妇居住，孕妇会产生孤独和寂寞感。所以在家中可以经常播放一些有利于胎教的音乐，也可以经常对着胎儿说话，一定要杜绝吵架和争吵。

室内装饰： 在居室中可以用景色优美的风景图片来开阔视野，帮助孕妇消除紧张情绪和疲劳感。室内装修的色彩也应该尽量以乳白色、淡蓝色、淡紫色、淡绿色等浅色系为主，选择这些缓和的颜色有助于安定孕妇的情绪，消除烦闷。

宠物： 在室内可以种植一些花草，也可以养一些金鱼，这样能增加室内的活力，让孕妇感到旺盛的生命力。但是孕妇家中不适合饲养宠物，尤其是猫。猫身上的弓形虫可以由孕妇感染到胎儿，使胎儿发生畸变或直接导致流产。

居家环境：整洁、干净是最重要的，房间内要经常打扫，清除一些不需要的物品，保证孕妇生活的环境安静舒适、不太过拥挤，同时要保持室内的采光和通风。

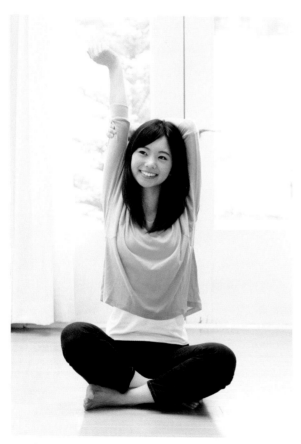

▲干净、整洁、阳光充足的家居环境，对孕妇是必要的。

❷ 孕妈妈的个人护理

怀孕初期是孕育宝宝最重要的阶段，孕妈妈们应该做好自己的护理工作，保持身体的清洁和健康，给宝宝一个健康的生长环境。在怀孕初期，个人护理可以从以下几个方面入手。

淋浴。怀孕初期最好选择淋浴，孕妇不适合坐浴和盆浴，要以淋浴为主。淋浴之后，最好穿着棉质的内衣裤，保持阴道的卫生，防止感染。

认真刷牙。孕妇很容易出现牙龈肿胀、牙出血、牙周炎等牙科类疾病，所以孕妇要保持三餐后刷牙的习惯。牙刷的质地要尽量柔软。如果需要看牙医，在就医时一定要告知医生你已经怀孕。

乳房护理。乳房是孕妈妈们日后哺育宝宝的重要器官，所以在怀孕初期就要加强护理。

怀孕最初的3个月，乳房逐渐开始胀痛，到了第28周的时候，乳房开始变大，可以看清乳房下面的静脉组织，乳头增大，颜色加深。这时候孕妇要选择具有足够承托力的内衣，不要紧压乳头，尽量使它处于放松的状态。如果孕妇的乳头塌陷，在进行沐浴时可以用手指把乳头轻轻地向外牵引，重复多次。或者是使用真空吸引的器具，使乳头突出，这样做是为了便于生育之后进行母乳喂养。

在沐浴时要经常擦洗乳头，使乳头的皮肤变得更加有韧性，为日后的哺乳做好准备。但是在生产前，最好不要进行乳房按摩，因为这样很容易导致流产。在孕28~36周的时候，孕妇可能会出现初乳。乳头可以挤出少量的乳汁，用乳汁涂在乳头周围的皮肤上，可以起到很好的护理效果。

❸ 准爸爸的角色

保证妻子的营养

孕妇经常忽视怀孕初期的营养。这时，准爸爸在妻子想吃东西时，应该尽量满足她的需求。平时，要尽量地开导妻子放松心情，转移她的注意力。

在怀孕的中期，孕妇食欲大增，身体会日渐肥胖。准爸爸应该摆正一个观点，孕妇并不是吃得越多营养就越好。这时，准爸爸应该控制孕妇的饮食，根据日常情况，参考妻子的营养需求量，科学安排饮食。

在怀孕后期，孕妇很容易出现贫血和高血压，所以准爸爸们要控制妻子盐分的摄入量，叮嘱妻子多吃富含铁的食物。而且，孕妇不应该一次吃太多，应该坚持少吃多餐的原则。

做好对妻子的简单监护

丈夫是妻子最亲近的人，每天要注意妻子身体的细微变化，这是对妻子的一种体贴和关爱，也是对她的最大支持。

丈夫应该每天对妻子进行仔细的观察。如果妻子的身体出现异常，应该快速反应，尽快处理，保证母婴的安全。

帮助妻子定期测量体重。整个怀孕期间，孕妇的体重增长为10～12千克，每月的增长不应超过2千克，每周的增长不应超过0.5千克。

帮助妻子记保健日志。保健日记对怀孕期间的保健有监督和保障作用。准爸爸要及时提醒妻子记录保健日志，必要时可以帮忙。

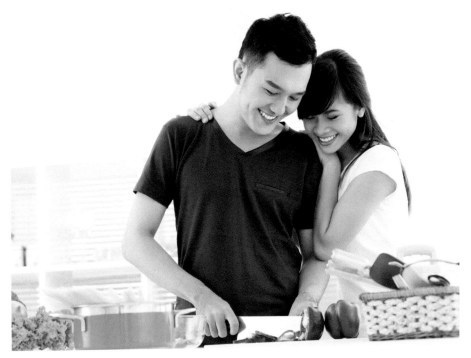

▶妻子怀孕后，丈夫要帮她分担家务。

❹孕妈妈不要乱用药物

正确使用止吐药

在怀孕初期，孕妇普遍都会出现典型的妊娠反应：孕吐。在早上起床的时候，孕吐的症状尤其显著。这是怀孕期间会出现的正常反应，轻微的孕吐不会对孕妇造成危害，过一段时间就会自行消失。

但是，有一些孕妇会一直特别敏感，孕吐的程度非常厉害。在这种情况下，有些孕妇就会选择利用止吐药来缓解这种症状。需要注意的是有些止吐药并不适合孕妇，有些止吐药中的三甲氧苯扎胺等会使胎儿发生严重的畸形。在孕妇出现严重孕吐的症状时，可以在医生的指导下服用少量的维生素B_6、适量维生素B_1和维生素C及镇静止吐药。

慎用中草药

中草药对很多疑难杂症有奇效，但是在怀孕期间，孕妇不宜服用过多的中草药。因为经研究发现，有部分中草药对孕妇和胎儿有不利的影响。尤其是怀孕的最初3个月内，除慎用西药外，中草药亦要慎用，以免造成畸胎。

需引起孕妇重视的是，许多有毒副作用的中草药，常以配方形式出现在中成药之中。所以对含有毒中草药的中成药须警惕，对注明有孕妇禁用、慎用的中成药，应避免服用。当然，孕妇患病也应及时治疗，勿讳疾忌医。更何况在数千种中草药中，有不良作用的毕竟是极少数。因此，在就诊时应向医生说明自己已怀孕，请医生权衡利弊，为自己选择安全无副作用的药物。

不宜乱用清凉油、风油精

清凉油、风油精都是家庭常备的药品之一，能够起到提神止痒和消炎化瘀的作用。经常用于防治头痛、头昏、蚊虫叮咬、皮肤瘙痒和轻度的烧伤等。在中暑时，清凉油还能起到消暑的作用。在伤风感冒时，用清凉油涂在鼻腔内，可以减轻鼻塞等症状。

但是，孕妇却不宜经常使用清凉油或风油精，否则会影响优生。因为清凉油和风油精中都含有樟脑、薄荷、桉叶油等成分。这些成分经过皮肤吸收，会对人体产生影响。对于孕妇来说，樟脑还可穿过胎盘屏障，影响胎儿正常发育，严重的可导致畸胎、死胎或流产，尤其在怀孕头3个月其危害更大。

所以，孕妇不宜乱用清凉油或风油精、万金油之类的药物。

表1-4 孕妈妈忌吃的中草药

药物种类	危害
红花、枳实、蒲黄、麝香、当归等	具有兴奋子宫的作用，易导致宫内胎儿缺血缺氧，致使胎儿发育不良和畸形，甚至引起流产、早产和死胎
大黄、芒硝、大戟、商陆、巴豆、芫花、牵牛子、甘遂等	通过刺激肠道，反射性引起子宫强烈收缩，导致流产、早产
斑蝥、生南星、附子、乌头、一枝蒿、川椒、蜈蚣、朱砂、雄黄等	本身具有毒性，所含的生物碱及化学成分复杂，可直接或间接影响胎儿生长发育

❺ 正确使用家用电器

减少电脑对孕妇的伤害

经研究发现，孕妇每周在电脑前面工作超过20个小时，那么在孕早期流产的概率就会比其他人多一倍。如果实在不能避开，可以利用以下几种方法来减少电脑对孕妇的伤害。

○ 不要长时间的接触电脑，一般每天不要超过3个小时。在上网的时候，可以每隔半个小时或者1小时站起来活动一下。

○ 穿着防护裙。现在越来越多的孕妇在怀孕的时候还坚持上班，为了减少电脑对她们的伤害，必要的时候可以穿上防辐射的防护裙。

○ 工作结束后立刻洗澡换衣服，减少辐射在身体上的停留时间。

减少电视对孕妇的伤害

电视机在工作的时候会有一定的辐射，有可能造成流产或早产，尤其是孕早期更应该注意。但是这并不意味着孕妇绝对不能看电视，只需要孕妇在看电视时注意以下几点，还是可以适当观看电视节目的。

○ 不要长时间连续观看，可以控制在2个小时之内。这样不仅可以避免用眼过度，也可避免长时间看电视对孕妇产生的不良影响。

○ 和电视保持距离，看电视时，孕妇要和电视保持2米以上的距离。

○ 电视节目的内容要健康，孕妇不宜观看刺激、恐怖或太过紧张和激烈的电视节目，这样不利于孕妇保持良好的情绪。

不要长时间吹空调和电扇

夏天天气炎热，孕妇为了避免出汗，都喜欢待在凉爽舒适的空调房内，但这样会对孕妇的健康带来不良的影响。

在空调房内待的时间太长会出现俗称"空调病"的症状：身体抵抗力下降、易感冒、咳嗽、关节疼痛、头晕。因为空调房空气密闭、湿度很低，空气质量下降，很容易滋生细菌和病毒。所以孕妇要减少在空调房内停留的时间。

即使孕妇在空调房内，也要经常打开窗子让空气流通。在使用空调时，孕妇也应尽量避免直接对着冷风。

在使用电风扇的时候，也不应该直接对着风向，适宜用接近自然风的档位来散热，会让孕妇感觉舒适。

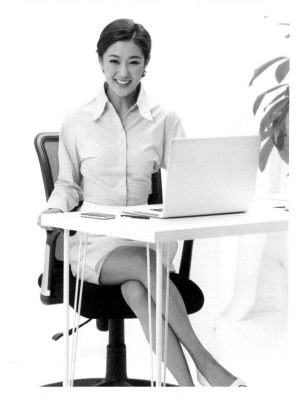

▲怀孕后，应尽可能减少用电脑的时间。

❻ 孕妈妈要远离刺激源

远离杀虫剂

我国的杀虫剂分为慢性和急性两种，即使是最低级的杀虫剂，对人和动物都是有害的，而且它们产生的毒副作用潜伏期很长，需要很长时间才能表现出来。孕妇经常接触杀虫剂，它们就可以通过皮肤、呼吸道和消化道进入体内。随着血液循环通过胎盘进入胎儿体内，使胎儿的发育水平失衡。这样会导致残障胎儿的出生，甚至还会出现死胎、流产或白血病。

使用杀虫剂的时候必须做好防护，不要让杀虫剂接触到皮肤或呼吸道。如果在室内使用了杀虫剂，一小时之内孕妇不要进入室内，而且进入之后要马上开窗通风。

远离油漆味等刺激气味

有的孕妇闻到刺激性强烈的气味会产生恶心、呕吐之感，其中就包括了油漆味。油漆中含有很多的化学元素和有害物质，孕妇在前3个月最好不要接触油漆，否则其中的有害物质就会使胚胎发育畸形，最可能产生的就是唇腭裂。如果是在怀孕的过程中长期处于这种环境之下，这些有害物质还会影响胎儿大脑的发育。

另外长期接触油漆的孕妇可能会皮肤过敏，产生变态反应，直接或者间接影响胎儿的健康和生长发育。如

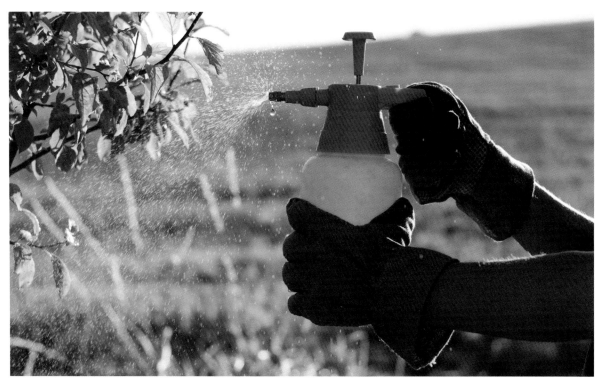

▲孕妇使用杀虫剂时，要做好防护。

果实在无法避免，可以在室内放置几盆吊兰等植物，帮助吸收空气中的有害气体。

远离煤气

虽然现在很多家庭的厨房都开始使用电炊具，但是还是有很多家庭在使用煤气或者液化气。孕妇应该远离厨房、远离煤气。

煤气和液化气的成分非常复杂，在燃烧之后会产生很多对人体有害的气体，尤其是对孕妇。因为其中释放出来的二氧化碳、二氧化硫、二氧化氮、一氧化碳等都是有害气体，并且比室外空气中的浓度高出好多倍，加之煎炒食物时产生的油烟，使得厨房被污染得更加严重。当孕妇把这些大量有害气体吸入体内时，有害气体通过呼吸道进入到血液之中，然后通过胎盘屏障进入到胎儿的组织和器官内，从而使胎儿的正常生长发育受到干扰和影响。

所以孕妇为了自己和胎儿的健康，最好远离厨房、远离煤气。

远离噪声

噪声是一种污染，情况严重的会使人丧失听力。这样对于那些没有丝毫自我保护能力的胎儿来说，是一种严重的伤害。

高分贝的噪声会损害胎儿的听觉器官，降低听力，还会影响到胎儿的体重。因为噪声会影响孕妇的内分泌，让脑垂体产生过多的催产素，从而引起流产或早产。

对孕妇而言，理想的声音在10～35分贝。但是现代的城市生活已经很难找到这种声音环境。所以，想要保证母婴的健康，还要营造一个远离噪声、相对安静的环境。在现实生活中，为了胎儿的正常发育，孕妇们要尽可能远离噪声，不去机场、火车站、汽车站、歌厅等噪声严重污染区，更不要自己在家里收听震耳欲聋的摇滚乐。

远离气味浓烈的花草

有孕妇的家庭，可以养一些花草来增加居室的生命力，例如芦荟、仙人掌等。这些植物的香气非常清淡，能24小时释放氧气，起到调节空气的作用。芦荟还能吸收室内的甲醛等有害物质，非常适宜养在家里。但是家里并不是花越多越好。有一些孕妇的体质比较敏感，就不适宜在家里种植花草。

专家建议孕妇在怀孕初期，最好少接触一些有浓烈气味的鲜花，比如茉莉、夹竹桃、百合等，这些植物会在夜里释放二氧化碳、吸收氧气，可能会导致室内空气含氧量下降，所以最好不要放在卧室。而且，孕妇平时在室外碰到这些气味浓烈的花时，也要避远一点。在春季出门的时候，还可以戴上口罩预防过敏。

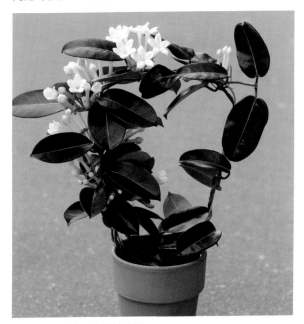

▲ 准妈妈的卧室不宜摆放茉莉。

❼ 注意交通安全

骑自行车

在怀孕初期和中期，有些孕妇会选择骑自行车上下班，只要骑车的时间不会过长，都是比较安全的。但在骑车的过程中要注意以下几点。

○ 不要骑男式自行车，避免上下车不便。

○ 在车座上做一个厚实绵软的座套，调整车座的倾斜度，让后边稍高。

○ 骑车时不要过于用力，避免造成下腹腔充血而导致早产、流产。

○ 不要在陡坡和不平路上骑车，这样会使孕妇的阴部受损。

○ 妊娠后期，为防止羊水破裂，尽量避免骑车。

私家车

许多孕妇驾车时习惯身体前倾，容易使子宫受到压迫，产生腹部压力，特别是在怀孕初期和怀孕七八个月时，最容易导致流产或早产。

另外，怀孕期间孕妇的神经比平时更敏感，容易疲劳、困倦、情绪不稳定。而开车需要精神高度集中，疲劳感就会加强。

怀孕期间若是短距离驾驶，不要采取前倾的姿势驾驶。如果路况不好，放弃长距离的驾驶比较安全。

乘飞机

在怀孕前3个月和8个月之后，孕妇不宜乘坐飞机，后者还有明确的法律规定，禁止怀孕32周以上的孕妇乘坐飞机。如果必须乘坐飞机，则需要注意以下几点。

○ 孕妇长时间坐在一个地方，会造成双脚以及踝关节肿胀、小腿肌肉痉挛。这时可以站起来在过道里做做简单的伸展运动，使血液循环保持畅通。

○ 准备护腿长袜。乘飞机时穿着专门的护腿长袜，有助于保持血液循环的畅通、舒缓静脉肿胀。

○ 放松脚部。如果座位旁边还有空位，可以把脚放上去，脱掉鞋子能让感觉好些。乘飞机过程中舱压会使脚肿胀，下飞机穿鞋子的时候会感觉鞋子紧了。

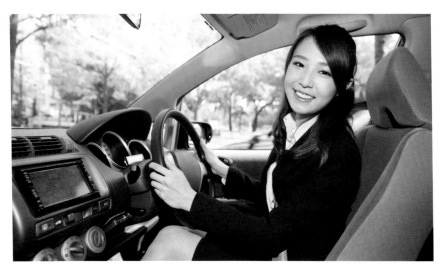

◀ 怀孕后，女性不宜再长距离驾驶。

科学的饮食安排

在怀孕的第一个月，孕妇可以按照正常的饮食习惯进食，保证营养丰富全面、结构合理。孕妇需要的营养有蛋白质、脂肪、碳水化合物、水、各种维生素和矿物质、膳食纤维等，这些都是人体所必需的营养素。

补充维生素：怀孕1个月，正处于胎儿脑部和神经系统迅速发育的时期，所以孕妇需要补充叶酸、维生素B_2、维生素B_6等维生素，也可以通过多吃蔬菜和水果来获取。

补充热量、蛋白质和脂肪酸：在怀孕后，由于胎儿的生长和孕妇本身的新陈代谢，需要补充足够的热量。另外，蛋白质也是必不可少的，它是构成机体的重要物质。此外，为了保证胎儿的脑部发育，孕妇也要适当补充脂肪酸。

保证营养均衡：在怀孕的第一个月主要是保证营养的均衡，避免营养不良或营养过剩。

❶ 适合孕 1 月的食物

鱼类：鱼类中含有丰富的营养，其中的钙、碘、铁等矿物质和无机盐对胎儿的大脑发育具有重要的作用。

新鲜的蔬菜：生菜、油菜、小白菜等蔬菜中含有丰富的叶酸，多吃这些蔬菜，有助于满足孕妇对叶酸的需求。

水果：胎儿在发育的过程中，需要维生素才能完成细胞的合成。食物中含有的维生素，会在烹制的过程中部分流失，但水果一般都直接吃，这样可以避免营养的流失。

表1-5　孕1月一天的食谱推荐

早餐	牛奶、粥配合全麦面包、饼干、包子等主食，还要有鸡蛋、蔬菜等
加餐	酸奶配苹果，牛奶配两片麦麸饼干，或者果汁配消化饼
午餐	搭配营养全面的菜，加上150克米饭
加餐	多吃瓜子、花生、腰果、开心果等坚果类食物
晚餐	面食或者米饭，加上容易消化的粥类和蔬菜

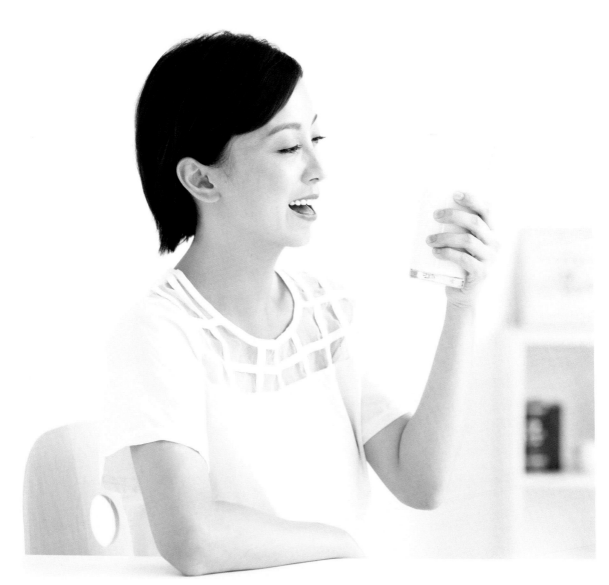

▲每天早餐前、晚上临睡前各饮一杯热牛奶。

❷多喝牛奶

孕妇应该多喝牛奶，因为牛奶中富含钙质，是很重要的营养元素。

在整个怀孕期间，母体大约需要储存50克的钙，其中供给胎儿的占到30克。如果母体摄入的钙质不足，那么胎儿就会从母体中夺取他所需要的钙质来满足自己的生长需要，这样母体的血钙就会降低，容易发生手足抽搐等症状。

虽然其他食品中也含有钙质，但如果搭配和饮食不合理，也会影响钙的吸收。如某些蔬菜中有的含有大量草酸盐，容易与钙形成不溶性草酸钙而影响钙的吸收；谷类食物中有植酸也不利于钙的吸收；摄入过量的脂肪，形成的不溶性皂化物也会影响钙的吸收。

所以，营养学家们认为，每天喝200~400毫升牛奶是孕妇最好的补钙方法。每100毫升牛奶中就含钙120毫克，是最容易被孕妇所吸收的，而且牛奶中磷、钾、镁等物质的搭配也非常合理，非常适合孕妇饮用。

适当喝孕妇奶

所谓的孕妇奶，就是专门为孕妇准备的，是在牛奶的基础上，添加了孕期所需要的营养成分，包括叶酸、铁、钙、DHA等营养素，可以满足孕妇在孕期的特殊需求。

孕妇每天只需要喝250~500毫升的孕妇奶，就可以补充每天所需要的钙质等营养。还应该注意，孕妇奶并不是喝得越多越好，这样会加重肾脏的负担，更不能将孕妇奶代替水来饮用。

哪些孕妇不宜喝牛奶

虽然牛奶营养丰富，适宜孕妇饮用，但并不是每一个孕妇都可以饮用，有几种类型的孕妇还是要少喝牛奶。

有胰腺炎、胆囊炎的孕妇：牛奶中的脂肪要依靠胰蛋白酶和胆汁消化，喝牛奶会加重胰腺和胆囊负担。

有肾脏疾病的孕妇：牛奶中的蛋白质分解后由肾脏排出，喝牛奶会增加肾病孕妇的肾脏负担。

有消化道溃疡的孕妇：牛奶会刺激胃黏膜分泌大量胃酸，不宜多喝。

缺乏乳糖酸的孕妇：如果缺乏乳糖酸，饮用牛奶后就会引起腹痛、腹泻等症状。

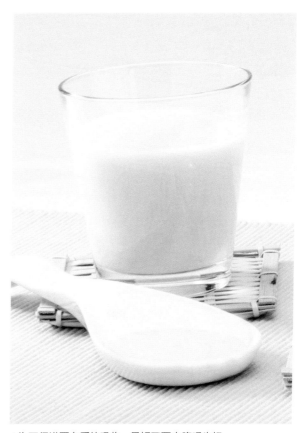

▲为了促进蛋白质的吸收，最好不要空腹喝牛奶。

❸ 孕妈妈应该注意的饮食细节

适当吃些高热量食物

高热量的食物是补充孕妇能量的主要来源。怀孕之后，妇女为了能够满足自身和胎儿成长的需求，需要足够的能量来保持机体的正常运转，而且充足的热量也是保证很多营养物质被吸收的基本条件。

另外，早孕反应特别严重的孕妇，因为进食很少，身体会很容易虚弱，适当吃一些高热量的食物可以补充体力。米饭、全麦面包、西式糕点、牛肉、猪肉、各种含糖类食品等都能满足孕妇对热量的需求。但是孕妇在吃这些高热量的食物时也需注意控制摄入量，避免摄入太多，引起脂肪囤积造成分娩困难。

吃自己喜欢的食物

虽然怀孕之后要注意饮食的健康和营养，但是在怀孕之初，孕妇假如没有特别的不适感，在保障营养的基础上，可以多吃自己喜欢的食物。

这是因为，一方面孕妇喜欢吃的食物中所含有的营养也是其体内所缺乏的，这样既能够开胃，还能够补充营养。另一方面，前三个月早孕反应比较难熬，此时胎儿所需的营养素还十分有限，孕妇可以不必太顾忌饮食，选择自己的喜好有助于增强食欲，在一定程度上起到补充营养的作用。

但是有一点需要注意，如果孕妇平时喜欢吃辛辣刺激性的食物，则必须改掉这个不健康的饮食习惯。

少吃刺激性食物

有的孕妇偏爱吃辛辣的食品，这些食物能够促进食欲和血液循环，但是怀孕之后，还是尽量少吃刺激性食物。

辛辣物质会随着母体的血液循环进入胎儿体内，给胎儿带来不利的影响。

刺激性太强的食物很容易消耗肠道的水分，使肠胃的分泌液减少，造成肠道干燥、影响正常的消化功能。例如肠胃不适、消化不良、便秘等。

一旦发生便秘，孕妇用力解便时会使腹部的压力增大，会压迫到腹中胎儿，容易造成胎动不安或早产等后果。

❹ 孕妈妈容易忽视的细节

孕妈妈们最容易忽视的细节有以下四点。

水。众所周知，水是人体中比重最大的成分，是体液的主要成分。饮水关系到体液的电解质平衡和养分的运送。所以，在怀孕期间要养成多喝水的习惯。

新鲜的空气。对于生活在大城市的人来说，新鲜的空气是一种奢侈品。虽然我们无法解决，但是孕妇的房间要多注意通风，有条件可以到郊外散散步。

阳光。阳光中的紫外线有杀菌消毒的作用，还能促进人体内维生素D的合成。所以，孕妇有必要多晒晒太阳，这样既可以提高孕妇的抗病能力，又有益于胎儿的发育。

α-亚麻酸。α-亚麻酸是构成人体必需脂肪酸的重要成分，它能在人体内合成DHA和EPA，对大脑细胞的分裂、增殖、神经传导和神经细胞的生长发育起着极为重要的作用，是大脑形成和智商开发的必需物质。鱼类及一些海鲜中含有丰富的α-亚麻酸。

孕妈妈不要偏食

饮食对于孕妇非常重要，但是有的孕妇会特别偏爱吃某一种或者几种食物，这样容易形成偏食，对孕妇和胎儿都会产生不利的影响。

因为胎儿所有的营养都需要由母体来提供，只有母体的营养充分，胎儿才能正常生长发育。有些孕妈妈平时有偏食、挑食的习惯，营养摄入不均衡。怀孕之后，妊娠反应较重，进食更少，进而造成营养缺乏。母体连自身的营养需要都不能保证，更不能满足胎儿生长发育的需要了。情况严重时，不仅孕妈妈本人营养不足，还可能导致早产、胎儿机体功能低下，或者发育受限、畸形等。有些即使足月生产，孩子的体重也较同龄儿轻，这样的孩子长大后易患高血压、冠心病等疾病。

因此，有偏食、挑食习惯的孕妈妈，为了自己和宝宝的健康，一定要改掉偏食、挑食的不良习惯，把自己的饮食结构调整到最佳状态，做到粗细搭配、荤素搭配。

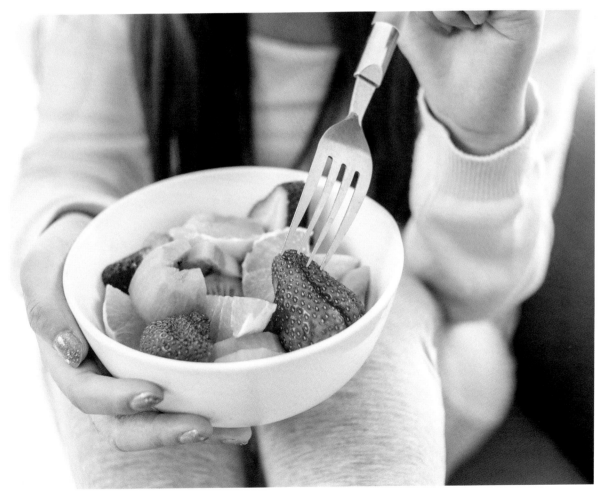

▲在孕早期，胃口不好的孕妇可适当多吃自己喜欢的食物。

五 孕1月的胎教安排

一些刚刚怀孕的孕妇，认为胎儿还没有发育成熟，是不需要进行胎教的。殊不知，从准备怀孕开始，准父母就要做好相关的胎教准备，营造一个良好的胎教环境。这样才能激发出胎儿的内部潜能，孕育出一个健康可爱的宝宝。

❶ 做好孕前准备

夫妻双方在怀孕之前就要做好胎教的准备，一旦受精卵形成就意味着新生命的诞生。胎儿不仅会遗传父母的生理信息，还会受到父母道德修养、思想品质等方面的影响。所以在怀孕之前，除了加强营养和生理上的准备之外，还要注意心理准备，把握最佳的生育时间。在平时的生活中加强自身的修养，这对于胎儿素质的形成有很大影响。

怀孕之前心理上做好准备也很重要，时刻保持一个好心情，以良好的心态去迎接小生命的到来。夫妻双方计划怀孕后不要给自己或对方压力，在工作压力大时不宜准备怀孕，理想怀孕时间是心理最放松、最平静，工作压力最轻时。

❷ 记好胎教日记

孕妇在记胎教日记的时候首先要保证内容的真实和准确，不必要求文字的优美。日记的内容主要是记录胎教的内容和胎儿的反应，此外还要包括记录日期、孕周和胎动的日期。

教你写胎教日记

随笔的形式。写胎教日记，不必拘于形式，孕妈妈完全可以用自己喜欢的形式写。但有一点需要注意的是，一定要坦率地对待自己。一旦开始写日记就要做好坚持到底的决心。

表格的形式。孕妈妈也可以做个大大的表格，可以根据自己每天的实际情况写上每天会发生的事情。当然，孕妈妈可以按照自己的喜好设计一个漂亮的表格。

日记的内容。胎动的时间和频率；产前检查的情况；妊娠反应的日期和情况、末次月经第一天的日期；体重、性生活、旅行、工作情况；所用药物的名称等。

准爸爸要协助孕妈妈写日记。比如，准爸爸可以送给孕妈妈一个精美的日记本，这样孕妈妈一定会惊喜不已，也会非常乐意写日记。还可以帮助孕妈妈把日记本放在比较明显的地方，闲暇时一起分享近期发生的事情，分享孕妈妈腹中小生命的所有细节。

❸ 孕 1 月的胎教重点

睡眠

孕妇的睡眠要有规律。有一种宝宝非常容易养，生活很规律，早晚定时醒来和睡觉，白天也很少哭闹。但是另外一种宝宝经常在白天睡觉，夜晚哭闹，这两种宝宝的类型基本上都是遗传孕妇在怀孕期间的作息规律。起居规律的孕妇一般会孕育出第一种宝宝，不规律的孕妇一般会孕育出第二种宝宝。因此孕妇一定要定时睡眠。

情绪

孕妇要保持好的心情，避免随便发脾气。孕妇在怀孕期间心情愉快，心态平和，生下来的宝宝对新刺激的反应也很温和，爱笑，容易接受新的事物。

但是如果孕妇在怀孕期间长期情绪烦躁不安或者起伏很大，她们孕育出来的宝宝也会很容易哭闹、发脾气，很难接受新事物。

综上所述，孕妇在怀孕期间的生活习惯和生活规律会影响到宝宝日后的习惯。所以孕妇在孕期要改掉自己的一些坏习惯，养成规律的生活习惯。

饮食

孕妇的饮食要规律，不要挑食，保证一日三餐、定时定量。在怀孕之后，孕妇经常会觉得没有胃口，对一些食物特别偏爱，对一些气味也会难以忍受。这些情绪都会直接传递给胎儿，等到胎儿出生后，通常也会呈现母亲的饮食习惯。因此，孕早期的胎教不能忽视饮食方面。

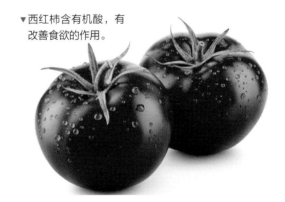

▼西红柿含有机酸，有改善食欲的作用。

表1-6 这些食物可以防辐射

食物	作用
西红柿	含有丰富的番茄红素，可以减轻辐射对皮肤的损害，祛斑美白
紫菜	含有硒元素，可以抗氧化，防辐射，抗突变，增强人体免疫能力
海带	含有海带多糖成分，可以减轻射线对机体免疫功能的损害，起到防辐射的作用
橘子	含有维生素、胡萝卜素，有助于降低电脑辐射的危害
草莓	含有维生素C、维生素E，可以起到抗氧化、防辐射的作用
猕猴桃	含有维生素C，能够保护职场孕妈妈少受电脑辐射的危害

孕1月常见不适及防治

怀孕之后，由于多了胎儿的生命活动，孕妇的新陈代谢比一般人更快，体温也会比正常人偏高，很容易出现孕期发热等症状。

❶ 预防孕早期发热

在怀孕期间，孕妇又不能随便服用药物，所以预防孕早期发热要做到以下几方面。

合理饮食：孕妇要注意饮食的科学搭配，不要暴饮暴食或挑食，这样既能保证孕妇所需的营养，又能防止产生内热。

睡觉时注意保暖：尤其是在夏天的晚上，不要对着电风扇和空调直接吹。在睡眠状态下，孕妇的抵抗力较差。

保证室内的空气流通：居室内要经常开窗换气，这样才能防止病毒的滋生，在必要时可以对生活用品和餐具进行消毒处理。

穿着适度：要根据天气的变化来合理穿衣，这是养生保健最常见的方法。

进行适量的锻炼：孕妇在平时可以进行散步、做妊娠操等活动来增强自身的抵抗力，防止病毒的入侵。需要注意的是，锻炼的时间不宜过长。如果感觉劳累，就需停下休息。

预防传染：在春秋两季，孕妇很容易感染流行病毒，所以在这两季要格外注意。另外，不管在什么时候，孕妇都要避免到人多或者空气不流通的公众场所，避免感染病毒。

❷ 孕期疲劳

在怀孕初期，很多孕妇经常会感到疲劳，这是一种正常现象。导致孕期疲劳的原因主要有以下几方面。

孕妇体内激素的改变。在怀孕期间，孕妇体内的激素分泌会增加，尤其是黄体酮的分泌会迅速增加。这种激素会让孕妇觉得寝食难安，而孕期的尿频也会让孕妇的睡眠受到影响。

早孕反应会让孕妇感觉疲劳。怀孕之后孕妇的情绪都或多或少会出现焦虑症状。在心理作用的影响下，孕妇也格外容易疲劳。

到了孕中期，因为孕妇的体重增加、胎动、尿频等原因依然会影响孕妇的睡眠质量，使孕妇易产生疲劳感。

一般情况下，孕期疲劳会在孕中期之后得到缓解，但是有的孕妇也会持续到分娩。如果孕妇担心自己有某方面的疾病，也可以咨询医生。

预防孕期疲劳的进食方法

均衡饮食，保证充足的营养，有助于消除疲劳、振奋精神和缓解压力。怀孕期间，孕妇受到体内激素分泌的影响会出现早孕反应，所以应该采取少吃多餐的原则。采取健康的饮食方式，配合特殊的饮食需要来全面保证孕妇的营养。

孕妇应该避免吃太多的油炸类、淀粉类、精细的碳水化合物、咖啡等食物，因为这些食物都会加重身体的负担，加剧疲劳感。同时孕妇也应该合理控制热量和脂肪的摄入，避免因为体重增加过快带来疲劳感。

如何缓解孕期疲劳

顺应自身生理反应。孕妇可以提前睡觉或者养成午休的习惯。即便是只休息一刻钟也能起到很重要的缓解作用。

保证健康合理的饮食习惯。在怀孕之后，要保证每天摄入足够的热量，孕妇每天需要摄入足够的热量以满足人体需求。另外，合理健康的饮食应该包括蔬菜、水果、粗细粮等搭配的主食和脱脂牛奶、瘦肉、蛋、豆类等食物。孕妇可以将水果和奶制品等作为加餐的零食，避免喝浓茶、咖啡等饮料，同时要多喝水以补充身体所需的水分。

坚持适度的运动。孕妇可以在晚餐之后，和家人一起在宁静的环境中慢慢散步，每天坚持半小时，可以缓解孕妇的疲劳之感。

保持愉快的心情。虽然孕早期的疲劳会让孕妇非常难受，但是只要到了孕中期，孕妇就可以恢复正常的作息时间。在产生疲劳感的时候，不断用胎儿的可爱来安慰自己，或者向家人宣泄一下情绪，都可以缓解疲劳。

如果以上四种方法都不能很好缓解疲劳，就需要去看医生，确诊是否有其他的原因导致孕期疲劳。

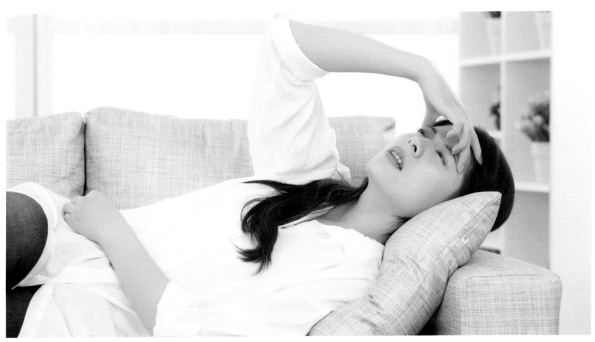

▲怀孕后要多休息。

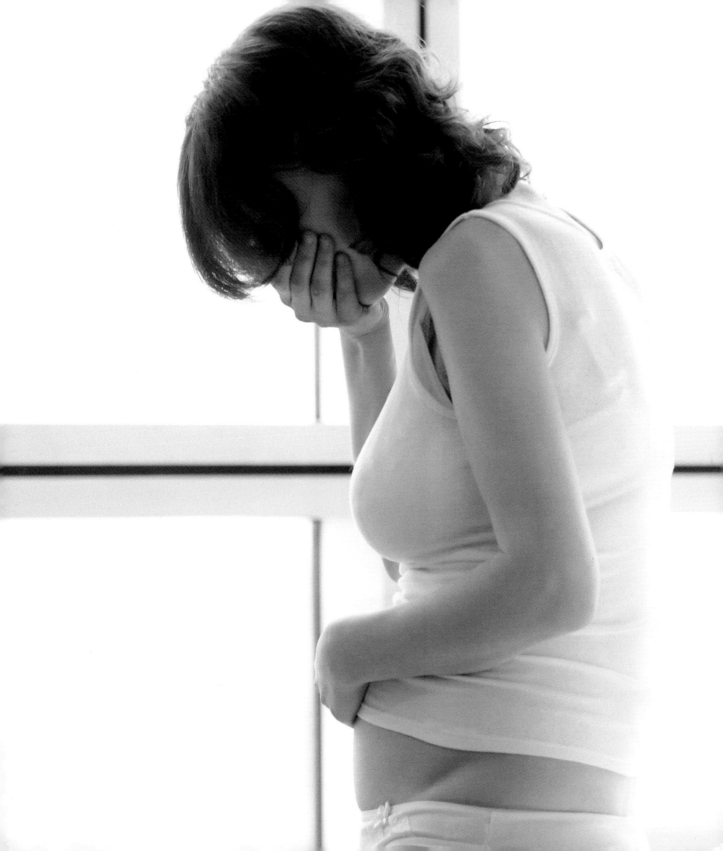

第二章

孕2月，慢慢习惯早孕反应

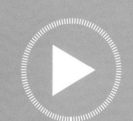

胎儿成功进入子宫，

在子宫内膜上着床，

刺激母体分泌激素，阻止月经的到来。

此时可以确认自己已经怀孕。

一部分女性开始有轻微的早孕反应，

孕妈妈要做好预防工作，

此后数月，你还要经历各种各样的孕期反应。

孕2月胎儿和孕妇的变化

❗孕2月胎儿的发育情况

第5周的胎儿：像小海马

　　胎儿约有半个米粒那么长，比上周大了两倍。胎儿"背部"会长出脊状突起，这一部分，日后将成为宝宝的椎骨。同时，头部和"尾端"会同向卷曲，从外形上看，像一只小海马。

第6周的胎儿：像长尾巴的奇怪生物

　　胎儿会长长不少。他的外形像一个有球根状头部和凸起、有卷曲尾巴的奇怪生物。胎儿的身上会有4个小的突出部分，这些被称作"胚芽"，"胚芽"以后会成为宝宝的四肢。

第7周的胎儿：继续分化

　　此时的胎儿，头部约占了身长的一半。胎儿的身体，胸腔和腹部开始分化成两个独立的突起，分别为日后的心脏、肺和消化道提供了"容器"。胎儿的胳膊此时已经变长，胳膊的末端已经出现手的雏形。

第8周的胎儿：像腰果

　　胎儿头顶到身体末端的弯曲部分，形状如同一粒腰果。胎儿的身体开始变长，躯干光滑，胳膊和腿都已经变长。手的尾端长出锯齿状的手指，手指仍然连在一起。另外，胎儿的生殖器已经初步长成。

表2-1　孕2月胎儿指标

胎重	1~4克
胎长	1~3厘米
五官	眼睛、嘴巴、耳朵出现轮廓，鼻部膨起，外耳开始出现小皱纹，人脸的模样已经基本形成
四肢	骨骼处于软体状态。5周时具有萌芽状态的手、脚和尾巴。7周时，头、身体、手脚开始有区别，尾巴逐渐缩短。8周末，用肉眼也可分辨出头、身体和手足
器官	脑、脊髓、眼、听觉器官、心脏、胃肠、肝脏初具规模，内外生殖器的原基能辨认，但从外表上还分辨不出性别
胎盘	子宫内底锐膜内绒毛大量增加，逐渐形成胎盘
脐带	脐带形成，孕妇和胎儿的联系进一步加强

孕2月孕妇的变化

孕2月，有些爱美的孕妇会注意到自己的体重增加了，腰围也变粗了。其实这是一种孕期的正常现象，不必为此苦恼。

孕妇在怀孕之后，经常会觉得饥饿，饭量和吃饭的次数都有所增加，所以体重的增加在所难免。而且伴随着胎儿的生长，孕妇的子宫也会不断地增大，这样孕妇的体重会越来越重，腰围也会变得越来越粗。虽然孕妇的身材开始走形，但是这些都是为了能够孕育出健康的宝宝。

虽说孕妇的体重和腰围变化都是正常现象，但是孕妇太过肥胖也会对孕妇和胎儿不利。如果体重增加过快，就容易患上妊娠糖尿病或者导致巨型胎儿的出生。但是如果孕妇体重增长不足，则胎儿会产生营养不良，发育迟缓的现象。想要孕育一个健康的宝宝，孕妇就要严格控制自己的体重。

一般来讲，整个孕期，孕妇的体重增长应该在20千克以内，最好控制在12千克左右。平均下来，每月的增长不应超过2千克，每一周的增长不应超过0.5千克。

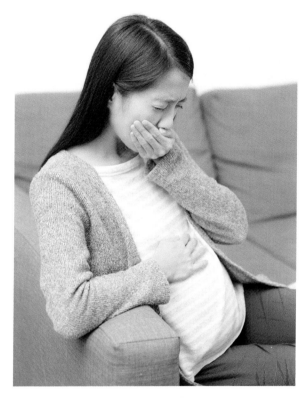

▲很多孕妇在孕2月开始有了早孕反应。

表2-2　孕2月孕妇指标

体型	正在失去腰部曲线。每位孕妈妈的身体都会以略微不同的速度改变，如果是经产妇会更早被看出怀孕
子宫	随着孕周的增加，孕妈妈的子宫壁变得很软，宫颈变厚，以保护子宫
乳房	乳房变得又大又软，乳晕有小结节突出，触碰时还可能会觉得疼痛
妊娠反应	会和大多数孕妈妈一样出现恶心、孕吐、乳房胀痛、疲劳以及尿频等症状。对气味越来越敏感，胃也开始变得敏感了，这些也是导致晨吐的原因
情绪	情绪容易改变，易焦虑不安，有时还会流泪，从兴奋、骄傲到怀疑、不安。有些是由体内激素变化引起的，有些是由具体情况引起的

二 定期孕检并进行优生咨询

孕检是指对孕妇形态结构和机能发展水平进行检测和计量，包括测量身高和体重，测量血压，全身检查，产科检查，或者进行心电图、脑电图、超声心动图等特殊检查。孕妇的体格检查，一般包括测量身高、体重、血压、全身检查、产科检查等。

❶ 孕 2 月的检查项目

测量体重、身高、血压

孕妇的体重和身高测量，是为了计算体重指数，医生会根据体重指数来判断孕妇的营养或肥胖程度，进而确定胎儿的营养状况或大小，孕妇要根据检测结果调整饮食。

孕妇的正常血压不应超过140/90毫米汞柱。如果超出这个范围，属于异常，应及时就诊治疗，预防孕期高血压或其他血压异常。孕妇无论是过于肥胖，还是过于消瘦，都属于高危情况，直接影响孕妇和胎儿的健康，

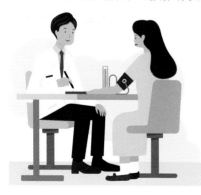

◄ 每次孕检都要测量血压，便于医生了解孕妇的生命体征。

通过对体重、身高及血压的测量，有助于了解身体情况。

全身检查

全身检查与内科检查大体相似，包括对心脏、呼吸系统、消化系统及神经系统的检查，对孕妇的心尖搏动、心界大小、心率快慢、有无心脏及血管杂音、呼吸频率快慢、腹部有无压痛、肝脾是否肿大等全方位的检查。

还要检查孕妇是否有乳头内陷的情况，及时给予纠正，避免积存污垢或油脂，导致日后婴儿难以吸吮乳汁。

阴道检查

通过对孕妇阴道和腹部检查，可确定子宫的大小，进而判断胎儿的生长状况。医生还可根据对阴道的检查结果，确定闭经时间，准确推算预产期。

B 超检查

一般孕2月的孕妇是不需要进行B超检查的。如果胎心监测出现异常，可能要进行B超检查，便于医生详细了解胎儿的发育状况。

❷ 了解孕妇病史、分娩史

孕2月，孕妇需要进行初诊监测，医生会对孕妇的一般情况进行了解。如孕妇的年龄、既往病史、家族史、以往孕产史、此次怀孕情况等。

既往病史：对既往病史的了解，主要针对一些严重疾病。如孕妇是否曾患过高血压、心脏病、糖尿病、肝脏病、结核病、肾炎、甲状腺功能亢进或低下、遗传病，有无过敏史、手术史、输血史等。

家族史：了解孕妇的家族，是为了避免胎儿受影响，孕妇要及早做好防备。医生对家族史的了解，主要包括：家族成员中是否有高血压、精神病、糖尿病等疾病，是否有双胞胎、多胞胎、畸胎等情况。

以往孕产史：对孕产史的了解，包括人工流产史、自然流产史、早产史、死胎史、死产史；前胎是顺产还是剖宫产；是否有过产科并发症或产后感染；当时的婴儿性别、体重、是否健在、出生时是否有疾病、是否畸变等。

此次怀孕情况：此次怀孕情况，包括早孕的反应情况；孕妇有无阴道出血；有无发热史；是否接触过有害药物；是否接触过汞、铅、苯、农药、放射线、一氧化碳以及病毒感染或其他传染病等容易致畸的因素。

除了上述几种情况，医生还会询问孕妇是否有吸烟、饮酒等嗜好；是否有其他不良习惯等。对这些情况总体了解之后，医生可以对孕妇进行有针对性的指导，以利于孕妇和胎儿的健康。

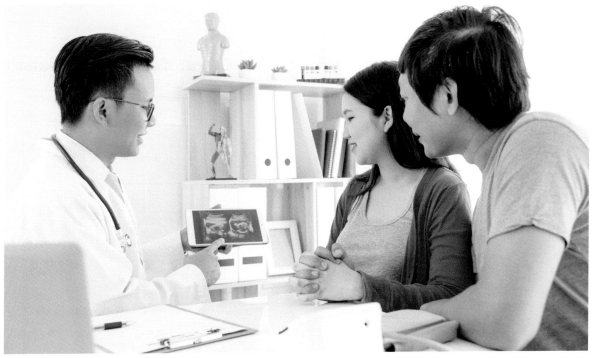

▲第一次孕检时，要如实告知医生自己的既往病史、家族遗传情况等。

❸ 不要接受 X 射线检查

X射线是一种波长很短穿透能力很强的电磁波，医学上常用其穿透作用对人体内部进行透视或者摄影。X光透视、摄片、造影、介入治疗、断层摄片、CT等检查方法，都利用了X射线的这种作用。

对孕妇进行X射线检查，尽管医院会对孕妇的腹部进行遮盖，但仍然无法完全避免其受到辐射，尤其是孕初期的孕妇。孕初期是胎儿重要器官形成的关键时期，X射线的照射容易导致胎儿未发育定型的细胞组织产生突变，造成胎儿先天畸形或者其他障碍。以CT检查为例，孕初期的孕妇如果对胎儿做了此项检查，即使胎儿发育良好，宝宝长大之后，其学习能力、推理能力也会受到影响。

研究还发现，怀孕6～8周的孕妇，哪怕只接受42～60伦琴（拉德）的X射线辐射，胚胎基因的结构就会变化，引起染色体断裂，造成胎儿畸形或者死亡。因此国际辐射防护委员会建议，整个怀孕期间，如果孕妇接受了X射线剂量超过10伦琴（拉德），必须中止怀孕。

在怀孕期间，尤其是孕初期，如果因为迫不得已的原因必须做X射线检查，孕妇尽量以胸部X射线检查为主，不要进行下腹部放射影像检查，避免对胎儿造成无法弥补的伤害。

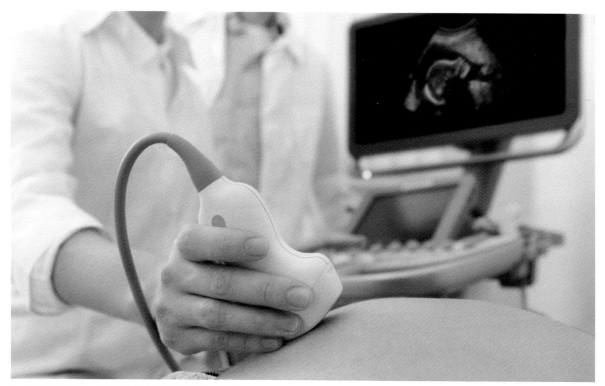

▲一般整个孕期最少需要做三次B超：孕早期、孕中期、孕晚期。

日常起居安排

孕2月，孕妇在生活上要注意的一般性事项包括以下几个方面。

◎着手准备产前保健，选择专门的医生和医院。

◎要尽量少到人多的场合，避免接触传染病患者。

◎确保室内通风良好，保持室内空气的清新。

◎多喝水，多吃水果，适量补充优质蛋白，记得每天补充叶酸。

◎将常用物品放到易够着的地方；将容易绊脚的物品放到不碍事的地方；在易滑倒的地方铺上防滑垫；在马桶旁边安装好扶手。

◎放松精神，多休息，积极面对早孕反应。

❶ 小心异位妊娠

在正常情况下，卵子在输卵管里受精之后，经输卵管迁移到子宫腔，最终在子宫内着床，发育成胎儿。如果受精卵在迁移的过程中出了问题，没能到达子宫，在子宫外停留下来，这就是异位妊娠，俗称宫外孕。一旦发生异位妊娠，受精卵不能发育成正常胎儿，而且还会危害母体，引起腹腔出血，严重者还会危及孕妈妈的生命。

哪些情况可能是异位妊娠

◎腹痛。曾经人工流产过的人容易引发异位妊娠。异位妊娠流产或破裂之后都会有一些瘀血留在腹腔中，这些瘀血刺激到腹膜后就会产生疼痛感。

◎阴道有不规律出血。如果孕期出现少量阴道出血，或者未孕情况下不明原因月经量变得很少，就要谨防异位妊娠，尽早去医院确诊。

◎体温变化。如果有内出血或导致失血性休克前的体温偏低，这一点就可以和输卵管炎的高热进行区别。

◎盆腔有肿块。在用B超对异位妊娠进行检测时，会发现子宫之外有不正常的膨大或者肿块出现。

这些就是异位妊娠有可能出现的症状，如果有上述特征出现，就要尽早去医院检查确诊并进行治疗，以免造成严重的危害。

❷ 注意清洁卫生

乳房的清洁与护理

怀孕6~7周开始，孕妇的乳房开始膨胀，变得十分柔软，乳房皮肤下的血管会变得很明显，孕妇会感到发胀、有刺痛感，或者触摸时感到疼痛。因此，在孕期清洁乳房的时候，动作要轻柔，用温水冲洗，轻轻按摩或者用温毛巾热敷即可，避免过度刺激乳房引起子宫收缩。

在妊娠期间，乳房要经常清洗、按摩，如此可保持乳腺管的通畅，为将来的哺乳打下良好的基础。

另外，妊娠期间，孕妇要经常更换合适的内衣，确保松紧度适宜，合适的内衣能很好地托起乳房，促进乳房的血液循环。

孕妈妈阴部的清洁

孕妈妈在妊娠期间，要做好阴部的个人清洁工作。阴部的科学清洗方法，要注意以下几点。

◎ 孕妇每天晚上都要用温水清洗外阴部，日常大便后由前向后揩拭干净，并且养成用温水清洗或冲洗肛门的习惯。

◎ 正常情况下，用清水清洗即可。如果下体有异味，可

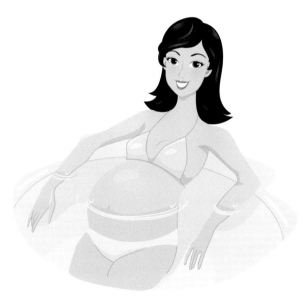

▲受激素影响，孕期新陈代谢快，孕妇要做好清洁。

借助保健性洁阴用品，但不要常用。

◎ 清洗阴部时，先洗净双手，然后从前向后清洗外阴，接着清洗大、小阴唇，最后清洗肛门。

◎ 洗澡的时候最好采用淋浴。若要使用盆浴，则要专盆专用，并且常为浴盆消毒。

另外注意，孕妇使用的毛巾，要在太阳下晒干，避免滋生细菌和真菌。

其他小部位的清洁

孕妈妈的自我护理，主要指卫生清洁方面，具体来说，除了阴部的清洁、乳房的清洁，还有一些其他容易忽略的小部位的清洁。如肚脐、耳朵、耳背、指甲、脚趾等部位。如果有些部位不容易清洗，可用棉棒蘸点乳液清洗，待软化后再用清水冲洗干净。

❸ 运动安排

孕妈妈不要常打麻将

打麻将和打牌只是一种娱乐的方式，孕妇打麻将、打牌只要做到劳逸结合也是可以的，但是如果已经上瘾，就会造成很大的危害，甚至可能因为打牌的时间过长导致流产、早产等。孕妇长时间打牌的危害有以下几个方面。

长时间压迫子宫：孕妇长时间坐在牌桌前面，不仅会造成下肢浮肿，还会对腹部造成长时间的压迫，很可能造成胎儿的缺氧，导致窒息而死。

无法保证睡眠质量：打牌上瘾的孕妇可能会影响正常吃饭睡觉，长期下去，孕妇的神经功能就会紊乱，出现失眠、食欲不振、恶心呕吐、贫血、高血压等症状。

空气质量差：打牌时一般很难满足孕妇需要的清新空气和安静的环境，如果牌桌上有人抽烟，空气质量太差，会对孕妇造成极大的危害。

存在很多疾病隐患：一副牌经过多人使用，附带有很多细菌，孕妇很容易会感染病菌。

饮食不规律：打牌上瘾的孕妇经常不按时吃饭，这样不规律的饮食很容易损伤胃肠道的消化功能，吸收的营养也很难均衡，这样母婴都得不到充足的营养，很容易使新生儿体重过低。

适合孕妈妈的活动

孕妇进行适当的运动能够缓解孕期的腿部浮肿，增强孕妇的抵抗力，也能够有效控制孕妇的体重增长。适合孕2月的运动有以下几种。

适当的家务劳动：家务劳动也是一种锻炼的方式，在不疲劳、保证安全的前提下，孕妇可以做一些日常的家务，例如做饭、扫地、买菜、洗衣服等。不仅锻炼身体，还能调剂生活。

半小时的有氧运动：每天坚持进行半个小时的有氧运动，例如游泳、快步走、慢跑、爬楼梯、瑜伽、健身操等运动。在运动的过程中要注意保护腹部，如有不适，应该马上终止。

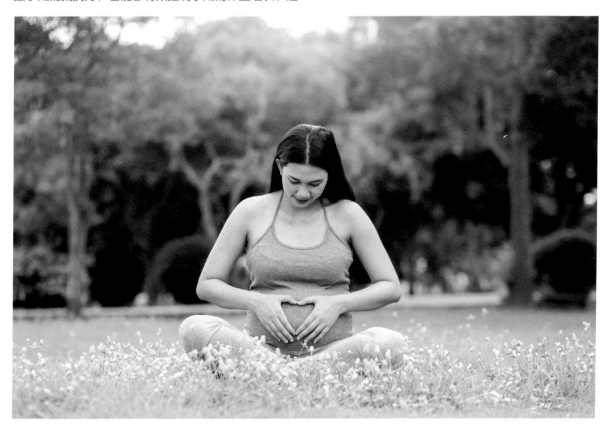

▲孕期练习瑜伽可以增强体力和肌肉张力，增强身体的平衡感。

❹ 孕妇在春季的注意事项

春天是感染病高发的季节，而且多雨潮湿，病菌易繁殖。孕妇要注意个人卫生，养成良好的卫生习惯，保证充足的睡眠，防止病从口入。并且要定期去医院产检，及时发现问题。孕妇们在春天需要注意的事项如下。

预防水痘

水痘经常在春天发作，并且孕妇的抵抗力差，要注意加强对水痘的预防，一旦感染，会对胎儿产生不利的影响，很可能导致胎儿的畸形。所以孕妇应该在平时做好预防措施，不要随便和水痘患者接触，不要去人流量大、空气不流通的场所。

预防滑倒摔跤

春天的雨量比较丰富，地面潮湿，孕妇如果不注意很可能就会滑倒摔跤，所以孕妇在出门的时候应该观察一下地面情况，再选择一双适合晴雨天气出门的鞋。鞋子应非常合脚，不易脱落，鞋底上最好还有防滑纹。

预防风疹

春天是风疹的高发季节，风疹病毒会随着人的咳嗽和喷嚏飘浮在空中。抵抗力差的孕妇感染风疹之后，会有2~3周的潜伏期才开始出现症状。对于孕妇来说，可能会导致胎儿畸形、早产或死亡，必须要防范。预防风疹最主要的方法是不要和风疹患者接触，不要去人多的公共场所。

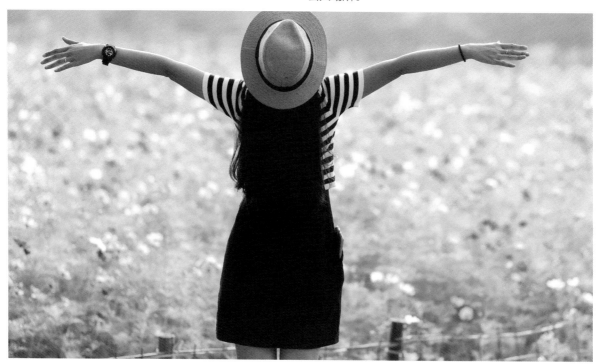

▲春季，孕妇要多到大自然中走一走。

防紫外线

春天阳光中的紫外线增强，皮肤比较敏感的孕妇，在春季就要做好面部护理，防紫外线。

有皮炎的孕妇在外出时可以使用防晒霜；在太阳光强烈的时候，可以戴上遮阳帽或遮阳伞；在平常的饮食中，要多吃富含维生素A的食物和新鲜的蔬菜、水果，保证每天的饮水量充足。

❺ 孕妇在夏季的注意事项

营养要均衡

夏天的食品比较丰富，为了保证母体和胎儿的营养，孕妈妈最好选择新鲜清淡而富有营养的食物，如瘦肉、蛋类、豆类、蔬菜以及时令瓜果等。一定要注意不要吃隔夜变质的食物。

此外，还要注意饮食卫生。夏季是胃肠道疾病的高发季节，同时孕妈妈的脾胃功能一般比较弱，如饮食稍有不慎，就会影响脾胃的消化吸收。夏天，孕妈妈一定要注意饮食卫生，否则会引起消化道感染，严重的会导致子宫收缩，进而引发早产，对孕妈妈和胎儿的健康都存在威胁。

保证充足睡眠

足够的睡眠，除了能使孕妈妈得到充分的休息，体力增加，疲劳感消除之外，更为重要的是，能使神经机能尽快恢复，避免不良情绪的产生。因此，夏季睡眠对于孕妇和胎儿的健康十分重要。

首先要选择一个安静清洁的睡眠环境，室内需通风透气。睡觉时，电扇、空调应避免直接对着孕妇吹。其次，睡前适当运动，洗个温水澡，让皮肤保持洁净清爽，或喝一杯温牛奶，听听轻松的音乐，都有益于睡眠。

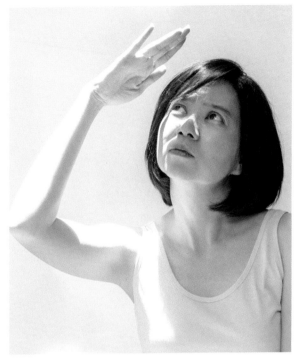

▲夏季一定要注意防晒，预防出现孕斑。

夏日的居室温度以24~27℃比较适宜。盛夏孕产妇居室内相对湿度宜保持在50%左右；避免中午太阳直射；室内空气干燥时，应勤洒点净水或放置一盆清水。

外出应防晒

防晒对孕妇很重要，因为孕妇的皮肤更敏感，更容易被晒伤。孕妈妈外出一定要打伞或戴遮阳帽，最好涂抹不含铅的防晒霜，而在返回室内后要尽快洗净防晒霜。注意使用蔬果制作的面膜，更利于保养皮肤。如发生晒伤或有其他皮肤疾病，应及时到医院就诊。

⑥ 孕妇在秋季的注意事项

炎热的夏天之后，孕妈妈们迎来了秋高气爽的秋天。这个季节对于孕妇来说是非常舒适的，但是秋天的天气变化无常，孕妇的抵抗力本来就弱，很容易患病，所以在秋天孕妇需要注意对疾病的预防。

预防腹泻

秋天，新鲜的瓜果蔬菜比较多，但是如果不注意饮食的卫生，抵抗力较差的孕妇很容易产生腹泻。腹泻很可能刺激子宫收缩，导致流产或者早产。

预防便秘

秋天天气干燥，如果饮食习惯不规律，水分补充不够就很容易发生便秘。秋天进食的时候，不要吃太多肉类和油腻的东西，适当增加新鲜水果和蔬菜的比例，养成多喝水、定时排便的习惯。

预防呼吸道疾病

秋天的天气变化无常，感冒是孕妇秋天最容易患的疾病之一。所以孕妇在秋天要关注天气情况，及时增减衣物，注意保暖，不要让自己感冒。

感冒重在预防。孕妇要加强营养、适度活动，保持良好心情，以增强机体免疫力。室内要经常通风换气，经常用醋熏蒸房间；孕妇最好不要长时间待在人多的场合，以免交叉感染。

预防风疹、巨细胞病毒感染

这一类病毒会导致胎儿的畸形。如果孕妇怀疑已经感染该病毒，应该及时去医院检查确诊。

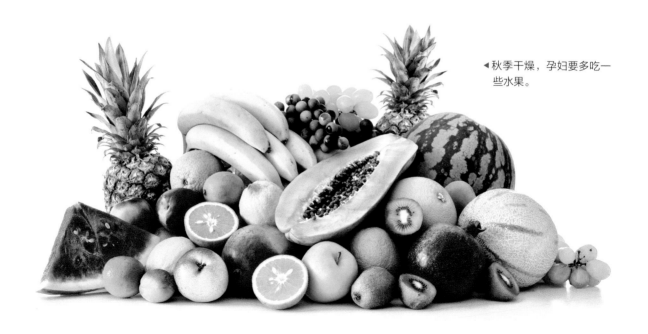

◀秋季干燥，孕妇要多吃一些水果。

❼ 孕妇在冬季的注意事项

冬季气温低、温差大，呼吸道抵抗力低，是各种病毒感染性疾病的高发季节，对孕妇是一个严峻的考验。所以在冬天孕妇要加强自我保健，平安度过冬季。

衣着注意保暖

平时要多关注天气预报，寒流袭来时外出要穿好三层保暖衣服，可适当搭配围巾、帽子、手套，穿着保暖性能好的平底靴，以防止脚部受凉。从寒冷的户外返回温暖的家中，孕妇要根据室温换穿合适的保暖家居服和棉拖鞋。

饮食要保证营养

冬季，机体散热多，孕妇需比其他季节多吃些营养食物，但要注意均衡营养，合理搭配，只有饮食多样化，才能获得均衡的营养。孕早期的妇女要特别注意叶酸的补充，多食用绿色蔬菜和酸性水果，如菠菜、油菜、胡萝卜、柑橘等，以保证叶酸的充分摄入。

预防疾病

孕妇冬季要注意预防疾病，特别是妊娠特有的疾病，如妊娠高血压、骨质疏松以及冬季易发的感冒甚至流感、冻疮等。

适当的活动

冬天孕妇可以通过适当做些家务、做室内体操、散步来活动身体。活动的好处是可以储备安全分娩的体力，防止过度发胖，并且增强抵抗力。在活动的过程中要注意以下几点。

◎防止跌伤。孕妇身体笨重，在积雪路面行走容易跌倒，因此要格外小心。天寒地冻时尽量不要外出，如果必须外出，要穿防滑的鞋子。

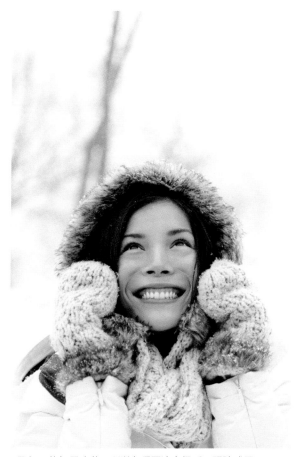

▲孕妇不能轻易吃药，所以冬季要注意保暖，预防感冒。

◎在天气晴好的日子可以适当外出散散步，晒晒太阳。冬季昼夜温差大，容易引起内分泌失调，加上人们的外出活动受到限制，是冬季抑郁症的高发期，而防治冬季抑郁症的最好办法就是多晒晒太阳。孕妇最好平均每天晒半小时左右太阳。

❽ 孕 2 月准爸爸的角色

孕2月，孕妈妈对角色突然转变的不适，对早孕来袭的恐惧，这些都或多或少地影响到孕妇的情绪，进而影响其食欲、生理健康。在此期间，准爸爸不要"事不关己高高挂起"，要承担起当爸爸的责任。

从第二个月开始，准爸爸要主动担负起做家务的责任。准爸爸要根据孕妇食谱，每天为妻子准备营养可口的饭菜，确保妻子营养均衡，食欲正常，如此方可促进胎儿对各种营养素的吸收，健康发育。

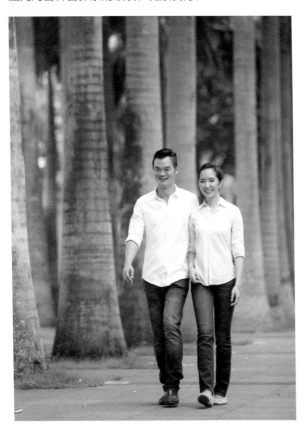

▲怀孕期间，丈夫可每天陪妻子散步。

注意不要让妻子进厨房，即使做下手也不必。厨房的油烟会进一步刺激孕妇，加重早孕反应。除了做家务，准爸爸还要在其他方面体贴关照妻子，用语言或行动确保妻子情绪的平静开朗。

研究发现，妊娠期间，孕妇若经常处于情绪压抑、心情不畅的状态，宝宝未来的性格会受到影响。严重的时候，尤其是在孕早期3个月内，此时正是胚胎某些组织发育的敏感阶段，孕妇情绪波动会引起血管收缩、血压上升，导致子宫、胎盘血液循环发生暂时性障碍，致使胎儿发育迟缓，甚至胎死宫内。

因此，当妻子脾气不好的时候，准爸爸要多迁就她，凡事让着她，不要与她发生争吵，或者做出令她伤心的事。这不仅是出于对妻子健康的考虑，也是对胎儿的发育负责。

准爸爸要细心观察妻子的情况

◎ 妻子能否顺利度过怀孕期，丈夫的责任非常重大。丈夫应该善于观察妻子的细微变化，当好妻子怀孕期间的帮手。

◎ 丈夫应细心观察妻子孕期身体及情绪变化，如腹部增大情况、有无浮肿、休息后浮肿能否缓解、饮食情况、情绪状况等，以便尽早发现异常，早期处理。

◎ 如果方便的话，丈夫还要督促或者帮妻子测量体重。孕妇在怀孕期间增长的体重应该在10～12千克，如果增长过多要多加注意。

◎ 丈夫还应在胎教过程中充当重要的角色。丈夫要为妻子创造一个温馨安宁的居住环境，安排好营养丰富的饮食，调节好妻子的情绪，和妻子一起进行胎教，与胎儿直接交流。

四 科学的饮食安排

孕2月是胎儿器官形成的关键时期，胎儿的脑部就在此时开始发育。因此，孕2月的饮食安排，主要侧重于避免胎儿畸形、死胎、流产，所以孕妇需要摄入充足的叶酸、蛋白质、钙和维生素D。

❶ 补充叶酸

叶酸是神经发育的关键营养素，在胎儿脑神经发育的孕2月，孕妇要每天补充400～800微克叶酸才能满足胎儿生长发育的需求。

人体不能合成叶酸，必须从食物中摄取，然后再消化吸收。菜花、油菜、菠菜、西红柿、蘑菇、豆制品、坚果中富含叶酸，孕妇除了多吃这些食物外，还要吃专门的叶酸片，有助于防治新生儿神经管缺陷的发生。

❷ 开始补钙

在孕2月时，孕妇可适当吃一些含钙量高的食物，如奶制品、鱼、虾、蛋黄、海藻、芝麻等，此时还不需要特别补充钙片。若是不常吃动物性食品的孕妈妈，孕2月时除了补充富含钙的食物，还需要补充钙剂。

❸ 适当补充维生素 D

从第二个月开始，孕妇就要补充维生素D，每天摄入量在10～15微克。阳光照射有助于维生素D的吸收，孕妇要每天有1～2小时的户外活动。

孕妇一般不需要特别服用维生素D制剂，可通过多吃蘑菇、动物肝脏、蛋黄、奶油、干酪、鱼和鱼卵等来补充。

❹ 适合孕 2 月的食物

尽管整个妊娠期间孕妈妈所需要的食物大同小异，但具体到孕2月来说，还是有一些特殊性的。

豆制品必须补充

孕2月，孕妈妈必不可少的食物是豆制品。

孕2月是胎儿脑部开始发育的时期，豆制品是典型的健脑食品，孕妇此时补充豆制品，不但有助于促进胎儿脑部发育，而且可以促进其他营养成分的吸收。

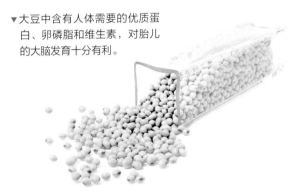

▼大豆中含有人体需要的优质蛋白、卵磷脂和维生素，对胎儿的大脑发育十分有利。

具体来说，孕妇可以通过食用豆豉、豆腐、豆浆、豆乳等来摄入豆制品，这其中首推豆豉。

豆豉富含维生素B_2，比一般的大豆含量高约1倍左右。维生素B_2在谷氨酸代谢中发挥着重要的作用，而谷氨酸是脑部最重要的营养物质之一，有提高记忆力之功效。孕妈妈在胎儿大脑发育的时候，饮食中经常以豆豉调味，对宝宝的脑部发育可起到意想不到的作用。

每天不离水果

水果中含有丰富的维生素、矿物质等多种人体必需的营养成分。人们提到水果，往往会联想到这些补益作用。这自然没错，但水果对于孕2月的孕妇来说，尤其重要。

孕妇常吃水果不但可帮助自己和胎儿摄取营养物质，而且有助于调整自己体内的酸碱平衡，促进食欲。这对身重疲乏、恶心呕吐的孕2月孕妇来说是非常可贵的。

水果对于孕妇，一般没有特别的忌讳，各种时令水果对孕妇来说都是有益的。但要注意：葡萄、梨、柿子、苹果等几种水果，孕妇一次性不要食用太多，否则对身体也有害。

以葡萄为例，一般孕妇在孕早期容易拉肚子，饮食稍微不当就会导致腹泻。葡萄有增进食欲的作用，一次性食用过多会导致胃酸分泌过多，进而影响食物消化，造成腹泻。而一次性过食苹果，容易造成龋齿；过食柿子和过食梨会伤害脾胃。而孕2月孕妈妈早孕反应强烈，这些不适都会加重孕妇的恶心、呕吐症状，或者原本难以进食的，因此进食更困难，所以不宜一次性过食这些水果。

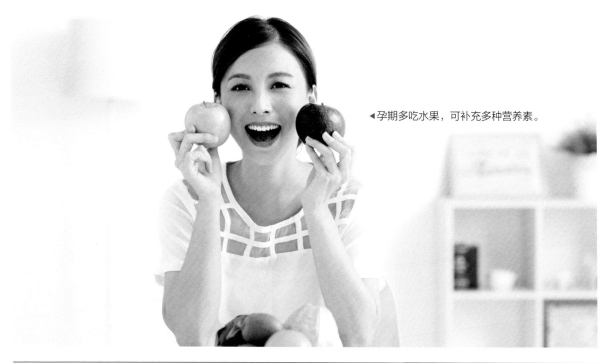

◀孕期多吃水果，可补充多种营养素。

适当食用坚果

从孕2月开始，孕妇身边可以准备核桃、板栗、瓜子、榛子、杏仁、南瓜子、花生、松子等坚果，像吃零食一样每天不定时地吃几颗。

坚果多含有丰富的不饱和脂肪酸，有改善血液循环和提高脑细胞活性的作用。孕妇常摄入，不但能强健自己的机体，而且有助于提高未来宝宝的记忆力和思维能力，这对于脑部开始发育的孕2月胎儿来说是必需的。

此外，坚果中还含有丰富的蛋白质、磷、钙和各类维生素，富含各种营养素，有助于满足孕妇和胎儿对多种营养的需求。孕妇在早孕反应的影响下，从一般的食物中摄入营养素相对较难，而一颗小小的坚果却能起到补充营养和促进胎儿脑部发育的双重作用，何乐而不为？

❺ 孕妇必需的营养素

一些特殊的营养素，对普通人来说可能不那么重要，但对孕妇来说却是必需的。

表2-3　孕妇必需的营养素

蛋白质	蛋白质是人体维持生命的重要物质，妊娠后期孕妇对蛋白质的需要量会增加，母体如果蛋白质不足，会影响胎儿的正常发育
卵磷脂	在胎儿的发育期间，其中的胆碱能够促进胎儿记忆区神经细胞的形成和神经细胞之间的联系，能够提高宝宝的记忆能力。孕妇每天的摄入量是500毫克，可以从蛋黄、瘦肉等食物中获取
牛磺酸	牛磺酸能够促进胎儿中枢神经系统的发育，对脑细胞的增殖、移行和分化起促进作用。一般每天补充20毫克，即可满足胎儿对牛磺酸的需求
叶酸	叶酸是一种B族维生素，有预防出生缺陷的作用，也是胎儿大脑神经发育必需的一种物质原料。孕妇每天补充0.4毫克最佳
钙	钙是人体发育不可缺少的物质，孕妇孕16周起，每日需要钙的摄入量为1000毫克，孕晚期增至1500毫克
铁	铁是构成血红蛋白的主要元素，能够促进机体的新陈代谢。在怀孕期间，因为要满足母体和胎儿的供血需求，孕妇经常会出现缺铁情况。一般孕妇每天最好摄入28毫克
碘	碘的作用是能量代谢，促进胎儿机体增长、体重增加、肌肉增长和性发育。孕妇每天需要的碘含量一般为175微克，从食盐和海产品中就能得到补充
锌	孕妇补充锌就是为了满足胎儿生长发育的需求。锌能维持生物膜的结构和功能，一般每天的摄入量在20毫克左右

⑥ 孕妈妈要摄入足量的维生素

在怀孕期间，孕妇为了给胎儿提供各种生长发育所需要的维生素，就要多吃富含维生素的食物。对于孕妇来说，各种维生素的作用是不一样的，需要摄入的含量也是不一样的，在食用时可以参照以下的标准。

表2-4 孕期要补充的维生素种类

种类	每日需求量	作用	补充方式
维生素A	1000微克	维生素A可以保持胎儿的正常发育和母体各个组织的生长	多食用鱼肝油、动物肝脏、奶类、蛋类、菠菜、辣椒、胡萝卜、苋菜、甘薯、橘子、杏、柿、芹菜、小白菜、韭菜等食物
维生素D	10微克	保证孕妇骨质坚硬，缺乏就会导致孕妇骨质软化、骨盆畸形，还会导致胎儿患先天性佝偻病	孕妇可以多晒晒太阳来防止维生素D含量下降，或者多食用鱼肝油、蛋黄、牛奶、动物肝脏等来获取
维生素E	14毫克	缺乏易导致四肢乏力、皮肤干燥、精神紧张	食用各种绿叶蔬菜、植物油、谷物胚芽
维生素B$_1$	1.5毫克	缺乏易导致腓肠肌触痛、膝腰反射迟钝、胃肠蠕动减慢、消化不良等症状	多食用米糠、麦麸、蔬菜、酵母、动物内脏、瘦肉、蛋类等食物
维生素B$_2$	1.7毫克	维生素B$_2$是维持孕妇的热量和蛋白质吸收的重要营养素	食用动物肝、肾、心以及蛋黄、鳝鱼、螃蟹、干豆类、花生、绿叶蔬菜、小米、面粉等食物
维生素B$_6$	2.5毫克	缺乏维生素B$_6$时，中枢神经容易兴奋，导致孕妇的妊娠反应加重	多食用谷类、豆类、蛋黄、肉、鱼、乳、酵母类食品
维生素C	130毫克	促进胶原组织的形成，维持、促进骨骼和牙齿的正常发育，降低孕妇在分娩过程中的危险	多吃蔬菜及水果

⑦ 孕妇常备零食

孕妇可以选择营养丰富、低糖、低能量和高膳食纤维的食品作为零食，不仅可以解馋，对胎儿也是很有益的。

坚果是孕妇的首选零食，例如开心果、核桃、杏仁、腰果、榛子、松子等。坚果中含有丰富的蛋白质、脂肪和碳水化合物等多种孕妇需要的营养素。多吃坚果还具有美容的功能，保护心脑血管健康、抗衰老等好处，坚果中含有丰富的亚油酸成分，能够促进胎儿的大脑发育。

⑧ 孕妈妈饮食宜忌

不宜全吃素食

有些孕妇担心身体发胖，平时多以素食为主，不吃荤食。怀孕后加上妊娠反应，就更不想吃荤食了，结果形成了全吃素食的饮食习惯。这种做法是很不科学的，孕妇不宜全吃素食。

荤食大多含有一定量的牛磺酸，再加上人体自身能合成少量的牛磺酸，因此饮食正常的人一般不会缺乏。孕妇对牛磺酸的需要量比平时要多，本身合成牛磺酸的能力又有限，而素食中很少含有牛磺酸，如果再全吃素食，久而久之，必然造成牛磺酸缺乏。牛磺酸是胎儿生长发育的必需氨基酸，能促进大脑发育。因此，从食物中摄取一定量的牛磺酸就十分必要。

所以，孕妇可以多吃素食，但是也要注意荤素搭配。

不宜多吃酸性食物

在怀孕初期，孕妇会因为妊娠反应出现挑食、食欲不振、恶心、呕吐等症状，有很多孕妇在这时会比较爱吃酸性食物。

过多进食酸性食物，容易因偏食导致孕妇营养不均衡，影响胎儿的生长发育。

如果孕妇确实喜欢食用酸性食物，应该选择营养丰富的天然酸性水果，例如西红柿、樱桃、杨梅、葡萄、石榴、海棠、草莓、橘子等。这些食物既能够改善怀孕之后肠道不适的症状，还可以增加食欲和多种营养素。

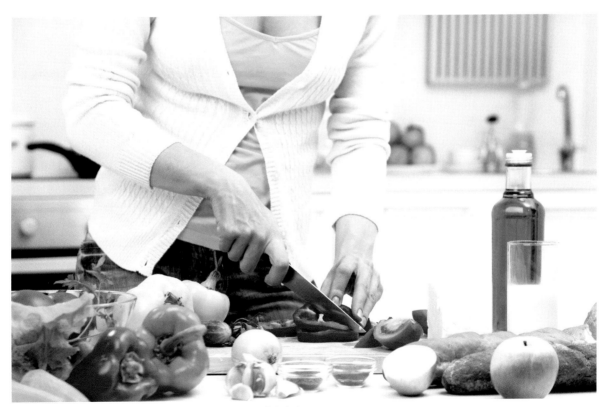

▲孕妇在饮食上应做到荤素搭配，不宜因害怕变胖而一味吃素食。

孕2月的胎教安排

> 到了怀孕的第2月，胎教的重点应该有所改变。此时胎儿的脑部开始慢慢发育，对外界的刺激反应更加敏感，尤其是对母体的激素反应，所以这一阶段胎教的重点是以情绪胎教为主。孕妈妈和准爸爸都要保持愉快的心情，让胎儿健康舒适地成长。
>
> 除了情绪胎教之外，这一阶段也可以开始运动胎教和意念胎教。运动胎教可以促进胎儿的脑部和运动感的发育，而意念胎教则可以描绘宝宝将来的模样。不管什么样的胎教方式，这一阶段孕妈妈们都要避免情绪起伏过大，为胎儿的生长发育提供一个良好的体内环境。

❶ 情绪胎教

情绪胎教是保证母婴心理健康的一种重要胎教方法。这种方法决定着母婴关系的和谐和今后孩子的心理素质与心理健康，所以运用这种方法是非常重要的。

这是因为孕妇和胚胎的神经系统虽然没有直接的联系，但是血液和内分泌之间还是有联系的。孕妇的情绪会引起体内化学物质的变化。如果孕妇处于焦虑不安或紧张的情绪中，血液中分泌激素的浓度就会产生变化。这种变化胎儿能够敏感地感应到，也会感到不安。所以，孕妇为了保证胎儿的健康，应该保持愉悦的心情。

怀孕2个月的时候正是胚胎腭部发育的关键时期。这时候如果孕妇的情绪长期处于紧张或者不安之中，很容易导致新生儿唇裂。

❷ 情绪胎教应贯穿整个妊娠期

孕妇的情绪会对胎儿产生种种影响。胎儿能够通过母体血液的化学变化感受到孕妇的情绪变化，而且胎儿对这种情绪是有记忆的。如果孕妇长期保持不良情绪，胎儿会将这种记忆长期保留在大脑中，出生后也会经常表现出不安，甚至大哭大闹。所以为了给宝宝保留一个愉快的记忆，始终保持平和、宁静、愉快和充满爱的心理状态，是整个孕期胎教计划的主要内容。

但这并不意味着孕妇的情绪中不能出现紧张或者不安等不良的一面，而是指孕妇在出现这种不良情绪时要及时地化解和转变，不要让不良的情绪长时间地影响宝宝。下面有几种简单的方法来让孕妇保持心情的愉快。

◎胸怀宽广，乐观向上，多想想孩子远大的前途和美好的未来。

◎保持居家环境的整齐和美观，还可以悬挂几张娃娃头像。孕妇可以运用意念胎教的方式想象自己未来宝宝也是美好健康的。

◎ 饮食起居要有规律，按时作息，进行一些有效的劳动和锻炼。可以到环境优美或者比较安静的公园散步。

◎ 常听优美的音乐，常读诗歌、童话和科学育儿书刊。

◎ 丈夫应了解怀孕会使妻子产生一系列生理及心理的变化，应加倍爱抚、安慰、体贴妻子，尽可能使妻子快乐；多做美味可口的食物；营造美好的生活环境，使生活恬静舒适，共同憧憬美好的未来。

❸ 运动胎教

运动胎教就是指孕妇进行适当的体育锻炼，帮助胎儿活动，以此来促进胎儿大脑和肌肉的健康生长、发育。

具体的操作方法就是孕妇仰卧，全身放松，用手在腹部来回抚摸，并用手指轻按腹部的不同部位，感受胎儿的反应。最开始的时候，动作要轻柔，等到一段时间过后，胎儿适应了，可以适当加大运动量，可以轻轻地拍打胎儿，时间控制在5分钟左右。

这种运动胎教具有很多好处。

◎ 改变胎儿的相对位置、晃动羊水，能训练胎儿的平衡感。

◎ 促进全身的血液循环，增加胎盘的供血。

◎ 增强孕妇的腹肌，让关节和韧带更加柔韧，以便日后顺利分娩。

◎ 有效控制孕妇的体重，帮助产后恢复体形。

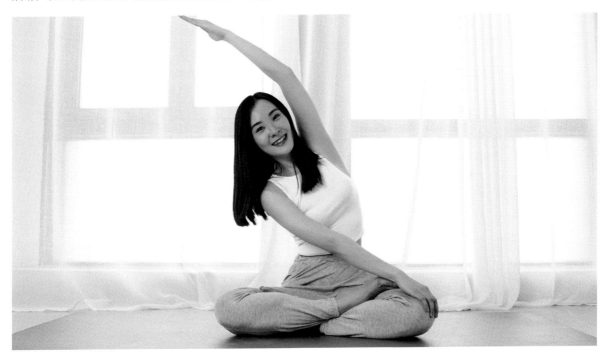

▲孕期可以做一些动作轻柔的运动。

❹意念胎教

意念胎教主要是指通过孕妇的想象转化为意念来促进胎儿的脑部发育。实施意念胎教可以从以下两方面入手。

形象设计：从怀孕开始，夫妻就可以为将来的孩子设计形象，将两人相貌中最理想和最有特点的地方结合起来，设计成胎儿的形象。研究表明，怀孕初期，如果能经常设想孩子的形象，那么胎儿的形象就会和想象的形象呈现出相似性。

这是因为母亲与胎儿具有心理与生理上的相通，孕妇的想象是通过母亲意念构成胎教的重要因素，并转化渗透在胎儿的身心感受之中。同时母亲在为胎儿形象的构想中，会使情绪达到最佳状态，促进体内具有美容作用的激素增多，使胎儿面部器官的结构组合及皮肤的发育良好，从而塑造出自己理想中的胎儿。

脑呼吸：这是意念胎教中比较常见的方法。首先熟悉脑的各个部位的名称和位置。然后闭上眼睛，在心里按次序感觉大脑、小脑、间脑的各个部位，想象脑的各个部位并叫出名字。这样做可提高注意力，能清楚地感觉到脑的各个部位。一般在安静的环境下做5分钟即可，最好是在饭前身体放松的状态下进行。

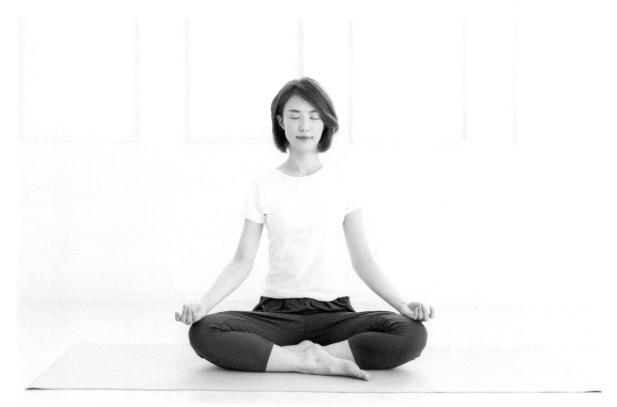

▲孕期坚持冥想胎教，有助于宝宝养成良好的性格。

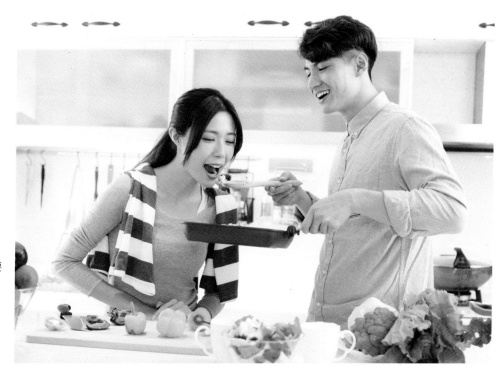

▶怀孕期间，丈夫要更好地呵护妻子。

⑤让孕妈妈开心的方式

在孕初期，准爸爸的表现对胎教的作用至关重要。准爸爸除了要帮助妻子做家务，还要照顾到妻子的情绪，努力为妻子营造温馨平和的生活环境。如果丈夫不知道如何让妻子更舒适一些，可以试试下面的小诀窍。

寻找曾经的浪漫

热恋时的情景是每对夫妻最温馨浪漫的回忆。妻子情绪不高的时候，丈夫可将妻子带到曾经求婚的地方或两人初次相见的地方，或者营造二人在一起时最令她开心的生活场景，让妻子重拾过去的美好，改善妊娠期的不适。丈夫可趁此机会让妻子将心中的不快发泄出来，打开妻子的心结，并且让妻子变得开朗起来。

一切以她为中心

女人怀孕之后，情绪会变得很奇怪，比如敏感。此时丈夫如果遇到不顺心的事，切记将自己的不快压制住，一切顺着妻子的意思行事。如果没压制住而发生争吵，尽量在两分钟之内化解。准爸爸要立即"缴枪投降"，避免争吵而生出神经质婴儿或具有攻击性的婴儿。

别忘了给她惊喜

意想不到的惊喜是让人最开心的事。丈夫在生活中若时时为妻子准备一份小小的惊喜，一定能令妻子开怀。

孕2月常见不适及防治

孕2月是早孕反应最厉害的时期。一般早孕反应是不会影响孕妇和胎儿健康的，但是如果呕吐过于严重，导致孕妇不能进食，情况就比较严重了。

❶ 早孕反应

早孕反应是指在怀孕初期，因为孕妇体内人绒毛膜促性腺激素增多，导致头晕、乏力、食欲不振、喜酸食物或厌恶油腻、恶心、晨起呕吐等一系列反应。

早孕反应一般都是在怀孕第6周开始出现，但是每个人的体质不一样，所以出现的时间也不一样。有一部分孕妇根本就不会出现早孕反应。

早孕反应通常的症状就是恶心、呕吐、讨厌油腻，在早晨的时候最为明显，所以又叫做"晨吐"。同时可能还会出现头晕、乏力、嗜睡、怕冷、食欲不振、喜食酸食等表现。

这种症状一般会一直持续到第3个月，有一部分因为体质的原因会持续到第16～18周才结束。这一点是根据孕妇体内的激素水平来决定的。如果情况特别严重，还需要就医治疗。

缓解早孕反应

早孕反应是一种正常的生理现象，一般不需要治疗，孕3月之后早孕反应会自然消失。如果孕妇呕吐已经到了不能进食、进水的地步，应该去医院进行尿检，必要时通过补充葡萄糖、维生素及水分来维持正常的怀孕。缓解早孕反应，可从以下几个方面做起。

合理搭配孕妇的饮食：孕早期，孕妇可以吃一些口味清淡、易消化的食物，少吃多餐，也可用水果、牛奶、蛋类、点心来代替正餐。起床前喝些热牛奶再运动。这些饮食方法可抑制晨吐。

保持良好的情绪：早孕反应的剧烈程度，多与孕妇的情绪有关。孕妇要尽量保持心情愉快，放下不必要的心理压力。丈夫也要尽可能照顾到孕妇的情绪，帮助孕妇保持心情愉悦。

❷ 呕吐的缓解方法

孕妇要早早认识呕吐，了解一些缓解呕吐的方法。

◎ 避免空腹。身边可以随时准备一些面包、花生、饼干等可饱腹的食物。

◎ 平常不要吃太咸、油腻或有特殊气味的食物，饮食宜清淡。多喝水，避免脱水。吃完点心一个小时之后再喝水。

◎ 待在空气清新的场所，经常开窗透气；少去人多或有异味的地方。

◎少食多餐，既满足孕妇和胎儿对营养的需要，又不加重胃的负担。

◎多吃富含维生素C的食物，如黄瓜、西红柿等。黄瓜的清凉味道有止吐功效。

◎每天按摩足部冲阳、太白穴1～3次，还可每天按摩一次食指指甲旁的商阳穴。

◎孕妇要保持良好的情绪，日常多看笑话、轻喜剧，多想令人开心的事。

◎必要时可通过服用维生素B_6缓解，但服用之前最好咨询医生自己的身体是否适合服用。

◎晚上睡觉的时候，孕妇尽量侧卧，避免呕吐时误吸。孕妇不要为了压住恶心与呕吐而强吃强喝，否则会刺激胃，加重呕吐。孕妇如果呕吐严重，有脱水和酸中毒危险，应立即到医院补充糖和电解质。

❸ 缓解孕 2 月疲劳

孕初期疲劳是一种正常的生理现象，是孕激素的大量激增所致。加之此时期的恶心、呕吐等早孕反应，孕妇会休息不好，更容易导致疲劳。缓解孕初期的疲劳，可以从下面几方面做起。

降低室内温度：孕妇的体温比常人略高，适当降低室内温度可使孕妇平静下来，提高睡眠质量。

只要困倦，就去睡觉：孕妇需要多于常人的休息时间，一旦感到疲倦，可以去休息一会儿。

进行适当的散步：散步既有利于胎儿发育，也便于缓解孕妇的疲倦感。

对一些特定的穴位进行按摩：如按揉后背穴位、太阳穴等。丈夫也可经常轻柔地按摩妻子的腰部、肩部、腿部等易疲劳的部位。

适当调整自己的坐姿、站姿、走姿：如可以采取后背笔直靠椅背、深坐椅中的坐姿，有助于缓解疲劳。至于其他姿势形态，孕妇只要自我感觉舒适即可，不管是否雅观，自己和宝宝的健康才是最重要的。

以上这些方法，除了适合孕初期的孕妇，孕中期或孕晚期的孕妇如果感觉疲倦或腰酸背痛，也可采用这些方法缓解。

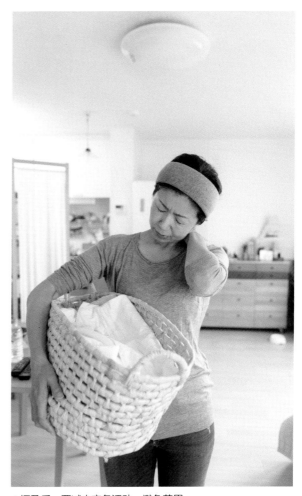

▲怀孕后，要减少家务活动，避免劳累。

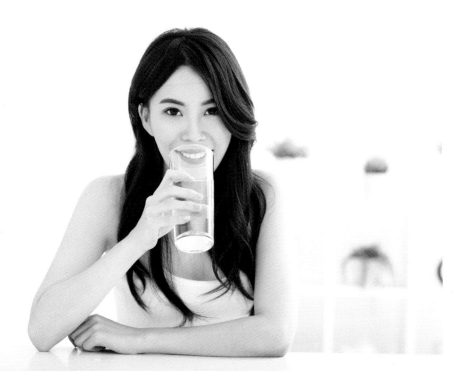

◀ 孕早期多喝水，勤排尿，有助于体内废物的排泄。

❹ 避免感冒

孕妇免疫力低，加之天气冷暖变幻莫测，稍有不慎，可能就会感冒，而孕妇又不能乱用药，因此感冒成为孕妇首先必须预防的疾病。

孕期预防感冒，可以从以下几方面做起。

适量多喝水：水可以增加尿量，可以间接起到排出体内毒素的作用，并且有防治脱水的作用，可起到防治感冒和缓解早孕反应的双重作用。

多吃新鲜蔬果：新鲜蔬果中含有多种维生素，其中的维生素C和维生素E有增强人体免疫力的作用，可有效抵抗感冒病毒、细菌。

保证睡眠充足：充足的睡眠，有助于增强身体抵抗力，孕妇每天要保证8～10小时的睡眠。

远离人多的地方：当看到有人咳嗽和打喷嚏，要立刻远离他们，避免与之正面接触。

少去密闭空间：如电影院、商场等。空气流通不畅的场所是滋生细菌和病毒的地方，孕妇若到过这些地方，回家之后要立即洗手、洗脸和更换衣服。

勤戴口罩：孕妇勤戴口罩既可避免接触细菌和病毒，又有助于预防过敏。

勤漱口：每天早晚、餐后，用淡盐水漱口，有助于清除口腔病菌，抵御感冒。在流感时期，孕妇还可仰头含漱，使盐水充分冲洗咽部，预防效果更佳。

少揉鼻子： 经常揉鼻子会破坏鼻黏膜，并将手上的细菌揉进呼吸道，容易导致感冒。

如果孕妇已经患有轻度感冒，有打喷嚏、流鼻涕及轻度咳嗽的症状，多喝水、多休息、做好保暖工作即可，不必用药。也可以采用一些食疗法，如可让孕妇喝一些姜汤、姜糖饮、萝卜汤等，这些食物有助于孕妇发汗，降低感冒的不适。如果孕妇感冒有些严重，并且伴有身体发热的症状，除了一般的防治方法，还要用冰块、湿毛巾在孕妇的额、颈部冷敷，或者以酒精和白酒加水擦洗孕妇颈部，尽快为孕妇降温。如果孕妇的感冒非常严重，则必须就医。

❺ 孕初期避免夫妻性生活

怀孕的前3个月，受精卵刚刚进入子宫着床不久，胎盘还没有完全形成，胎儿与胎盘的连接还不十分稳固。如果此时性交，剧烈的性生活容易导致流产。而且，尽管此后胎盘发育已经完成，性交导致流产的概率有所降低，可以保留适度的性生活，但仍然与非妊娠期无所顾忌有所不同。

另外，如果孕早期性交，孕妇正处于对孕激素的过多分泌而不适的阶段，容易导致阴道感染，从而影响孕妇和宝宝的健康。

孕2月是一个非常关键的时期，性生活是应完全杜绝的。当有需要的时候，夫妻双方可以通过性交之外的方式来满足，如可以通过互相抚摸、搂抱、亲吻的方式或者通过手淫的方式实现彼此的满足。

不过，有专家认为，当孕妇的身体已经正常，孕妇的羊膜囊和子宫肌肉足够强健，夫妻双方是可以进行性交的。尽管如此，为了以防万一，在孕早期，夫妻双方仍应对性生活心存敬畏，尽量减免性生活。若实在无法缓解，可小心翼翼采取特殊姿势解决。丈夫要体谅妻子，动作尽可能温柔、缓和，一旦孕妇感觉不适，应立即中止。

❻ 预防早期流产

孕期前3个月，由于各种各样的原因，胚胎与妈妈的联系还不是很稳定。一旦受到外界的干扰，有15%~20%的孕妇会发生自然流产。因此，当孕妇确定自己怀孕之后，从第二个月开始，就要小心翼翼地行走、拿东西，避免剧烈运动或搬运重物造成意外。

个别情况特殊的孕妇，更容易造成意外，如：有某些慢性病或妇科病者；怀孕后接触某些有毒、有害化学物质者；有过自然流产史或习惯性流产者。有慢性病者要治愈疾病之后再怀孕。一般身体健康无疾病史者，只要避免过度劳累、保持生活规律即可。

为了最大限度地降低流产率，准父母还要在以下方面特别注意。

◎注意休息，避免性生活，确保孕妇情绪的稳定，生活规律。

◎夫妻双方孕前要接受遗传学检查，做血型鉴定。

◎丈夫提前要做生殖系统的检查，若有菌精症，待彻底治疗之后再让妻子怀孕。

◎孕妇在上次流产半年之后才可再孕。

◎若孕妇有子宫内口松弛的症状，要做好内口缝扎术再孕。孕妇甲状腺功能低下者，则要等甲状腺功能恢复正常再怀孕。

◎夫妇双方要避免接触有毒物质和放射性物质。

◎如果孕妇出现阴道出血、下腹疼痛，应立即送往医院就医。

❼ 不要盲目保胎

怀孕的前3个月，保胎对孕妇来说是最重要的。度过了这段危险期，以后胎儿的生长发育就相对稳定了。但要注意，不要盲目保胎。

自然流产的原因很多，胚胎发育不良、受精卵染色体异常、孕妇孕激素分泌不足、孕妇患有严重疾病等都会引起自然流产。孕妇如果为了保胎而保胎，所有一切努力只是为了留下胎儿，那么可能会得到一个先天发育不良的宝宝。

另外注意，早孕反应特别剧烈的孕妇，如频繁地巨吐，甚至将胆汁都吐了出来，无法再进行喝水，身体同时非常消瘦，这时候，家人除了立即将孕妇送去医院就诊外，还要做好中止妊娠的心理准备。

❽ 谨防葡萄胎

妊娠后胎盘绒毛滋养细胞异常增生，终末绒毛转变成水泡，水泡间相连成串，就像一串葡萄，所以叫做葡萄胎。一般年纪小于20岁或大于40岁的孕妇、营养不良的孕妇，更容易产生葡萄胎。葡萄胎主要表现如下。

◎ 阴道流血。这是葡萄胎自然流产的表现。

◎ 子宫增大。多数患者的子宫大于相应停经月份的子宫。

◎ 妊娠中毒症状。约半数患者在停经后可能出现严重呕吐，较晚时可能出现高血压、浮肿及蛋白尿。

◎ 无胎儿可见。B超检查，未发现有胎囊、胎心及胎儿；B超扫描显示雪片样影像而无胎儿影像。

◎ 卵巢黄素化囊肿。往往在部分患者出现卵巢黄素化囊肿时，可以通过双合诊和B超检查来确诊。

◎ 贫血和感染。反复出血而未及时治疗，必然导致贫血及其相关症状。

目前对于葡萄胎的形成原因还没有清楚的认识，其治疗方式也比较传统，多通过清除宫腔内容物、黄素化囊肿处理、预防性化疗、切除子宫等方式治疗。

❾ 阴道出血

在怀孕期间，月经停止来潮，一般是不会见红的。但是有一部分孕妇在怀孕期间会出现阴道出血的现象，这种情况在怀孕的不同时期出现，所代表的意义都是不一样的，处理的方式也就不一样。

表2-5 阴道出血的原因及其精点

流产	下腹闷痛、持续数天的阴道点状出血
异位妊娠	呕吐、疲倦、乳房痛和下腹闷痛等，并且有阴道持续性的出血
子宫颈闭锁不全	会有少量的出血和腹部下坠感，常在怀孕中期出现
葡萄胎	阴道出血、子宫大小大于孕期等
前置胎盘	无痛性的阴道出血，子宫不会出现变化。但是这种情况的出血量不固定，有时很少，有时甚至会危及生命
胎盘早剥	这是一种产科的急症。过早剥离的胎盘会造成疼痛和出血，子宫的张力也会增强

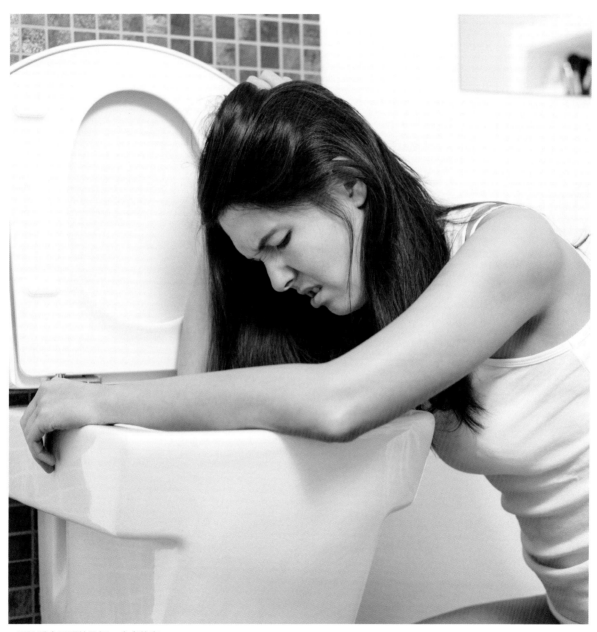

▲早孕反应严重的孕妇，应多休息。

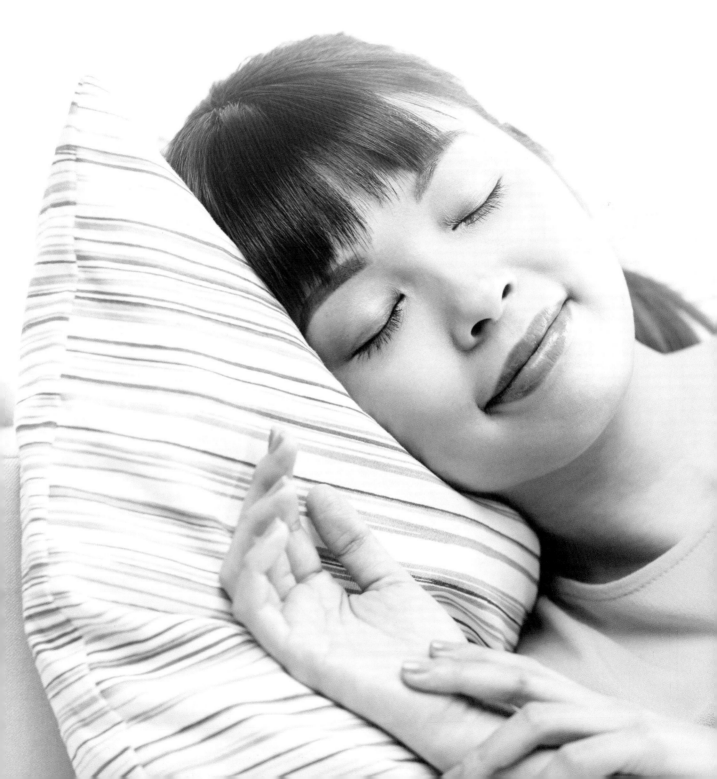

第三章

孕3月，行动要小心

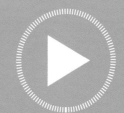

孕3月，怀孕进入孕早期最关键的时期。

孕妇的身形开始逐渐地发生变化，

早孕反应还会持续不断，

让孕妇觉得非常难受，

而且这个月很容易发生流产。

孕妇在这个月的行动一定要小心。

孕3月胎儿和孕妇的变化

🛈 孕 3 月胎儿的发育情况

第9周：四肢发育迅速

胎儿的四肢发育迅速，已经开始出现踝关节和腕关节；手和脚的轮廓也更加清晰了；头部已经能够辨认出来；耳朵、鼻子和嘴也迅速发育；怀孕初期的尾巴几乎看不到了。这个阶段，外耳已经具备听觉的功能。

第10周：好像已经发育健全

这个时候的胎儿初具人形，虽然身体的比例不太和谐，但是已经能够辨认出人的形状了。从比例上看，胎儿的头部仍然很大，但是正在慢慢接近正常人的头形。

第11周：颈部变得有力

这个时候，胎儿的骨头开始形成，脊柱上面已经发育出了最初的肋骨。胎儿的颈部这时候逐渐变得有力，基本能支撑头部的重量。这时候胎儿的大脑细胞正在快速发育，但还不具备自己的思维。

第12周：开始做小动作

胎儿的神经元迅速地增多，条件反射能力加强。手指开始能与手掌握紧；脚趾与脚底也可以弯曲，会有很多小动作出现，但眼睑仍然紧紧地闭合。

表3-1　孕3月胎儿指标

胎重	4~40克
胎长	3~10厘米
五官	这时候头虽然小了一些，但仍占整个身体长度的一半左右。由于大脑的发育，他的前额位于头部的上端，高高地向前凸出，随后宝宝凸起的前额会后缩，让五官协调
四肢	整个身体中头显得格外大；尾巴完全消失；眼睛及手指、脚趾清晰可辨；四肢在羊水中已能自由活动；左右腿还可交替做屈伸动作；双手能伸向脸部
器官	肋骨、皮下血管、心脏、肝脏、胃肠正在发育；自身形成了血液循环；已有输尿管，胎儿可排出一点点尿；骨骼和关节尚在发育中；外生殖器分化完毕，可隐约辨认胎儿的性别
胎动	这时胎儿活动并不强烈，孕妈妈暂时还未能感觉到胎动

孕 3 月孕妇的变化

早孕反应持续不断

怀孕进入到第3个月，因为孕妇体内黄体酮的增多，早孕反应仍然会持续不断。尤其是第8～9周，是早孕反应最厉害的时期，也是孕妇最难受的时期。意志稍弱的孕妇甚至会吃什么吐什么，根本无法进食。

这时候应该细心照顾好孕妇的起居生活，尽量使其保持平和稳定的心情，这样会在一定程度上减轻早孕反应带来的心理压力。另外，给孕妇的饮食要尽量以清淡和易消化的食物为主，补充因为早孕反应损失的营养。

内衣明显不合适

怀孕之后，孕妇的乳房就会出现痛感，这是因为孕妇体内激素分泌的改变，会促使乳房不断地变大，之前合身的内衣就会越来越紧。女性乳房最重要的功能是哺乳，一定要注意保护和护理，不要因为不合身的内衣引发乳房疾病。

同时，除了乳房的发育之外，孕妇的体重会逐渐增加，腰部和臀部会产生很多的脂肪，这时候内裤也越来越紧。孕妇穿着不合身的内裤不利于透气，很容易滋生细菌。所以在发现内衣不合身之后，要立刻去购买新的内衣用品。

能感受到子宫的变化

在怀孕过程中，和胎儿关系最亲密的就是子宫，这是胎儿生命开始的地方。胎儿所有的生长过程都会在子宫中完成。正常的子宫大小就像拳头一样，伴随着胎儿在子宫内的不断增长，子宫也会变得越来越大。

怀孕之初，子宫大小不会发生很明显的变化，所以孕妇在体型上基本没什么变化，等到第3个月，子宫已变得和柚子差不多大，因为腰部和臀部的变粗变宽，孕妇自己就能够感受到子宫的变化，这时候有经验的人就可以看出妇女已经怀有身孕了。

表3-2　孕3月孕妇指标

体型	孕妇明显感觉到腰变粗了，同时臀部正在变宽，为子宫的变大腾出更多的空间
子宫	孕妇的子宫现在看起来像个柚子。子宫随胎儿生长逐渐增大，宫底可在耻骨联合之上触及。胎儿已经充满了整个子宫
乳房	乳房除胀痛外，开始进一步增大。乳晕和乳头色素沉着更明显，颜色变黑
阴道分泌物	受到盆腔充血与黄体酮持续旺盛分泌的影响，盆腔内器官血液聚集，发生充血和瘀血，阴道的分泌物比平时略增多
尿频、尿急	增大的子宫开始压迫位于前方的膀胱及后方的直肠，导致膀胱容量减少，出现尿频，总有排不净尿的感觉
胀气、便秘	子宫压迫直肠，出现便秘或腹泻
情绪	受孕激素的影响，孕妇的情绪波动会很大，会出现疯狂、伤心、愉快或易怒等情绪。有时这些变化就集中在10秒钟内，并且神经特别敏感，常会因一点小事而大动肝火

定期孕检并进行优生咨询

怀孕的第3月，医生可以听到胎心音，这即表明腹中的胎儿为活胎，之后才会进行一系列的检查。

❶ 孕 3 月的检查项目

检查血常规

◎检查血色素，判断孕妈妈是否贫血。如果孕妇贫血，不仅会出现产后出血、产褥感染等并发症，还会使胎儿的抵抗力下降。

◎检查血型，防止新生儿溶血症。如果丈夫为A型、B型或AB型血，孕妇为O型血，生出的小宝宝有ABO血型不合的可能。

检查体重

这是孕期检查的必检项目。理想的怀孕体重是在前3个月增长2千克左右。如果检测结果显示体重增长过快，医生会对孕妇提出适当运动和合理饮食的建议。如果结果显示体重增长不足，也会建议孕妇合理地补充营养。

测量宫高和腹围

此项检查是为了评估胎儿在子宫内的发育情况，查看是否存在发育迟缓或者巨大儿的可能性。

尿常规检查

检查尿液中是否有蛋白质、葡萄糖，了解有无妊娠高血压综合征等疾病的出现，还有助于诊断是否患有肾脏疾病。

检查乙肝六项

检查孕妈妈是否感染乙肝病毒。如果已经感染，就要立即转到传染病专科医院去生产。

四毒检查

检查内容包括：风疹病毒、巨细胞病毒、弓形虫、单纯疱疹病毒。虽然孕妇感染大多无典型症状，但胎儿感染后常可发生严重畸形及病变。

艾滋病毒检查

母婴传播为艾滋病病毒传播的重要途径之一。孕妇感染艾滋病毒可以通过胎盘感染胎儿或分娩时经产道感染新生儿。

丙肝病毒检查

这项检查是看孕妇是否携带丙型肝炎病毒，因为此病毒可以传染给胎儿，如果有的话就需要转到专科医院进行生产。

❷ 唐氏综合征筛查

唐氏综合征筛查简称唐氏筛查，是一种有特殊意义的检查方法。这种方法对所有的孕妇，通过检查将其中患某一疾病可能性较大的高危人群筛选出来，以进行其后的诊断性检查。需要明确的一点是，筛查的目的不是诊断某一种疾病，而是筛选出患某一疾病可能性较大的人。

如果孕妇生下唐氏儿，他们都存在严重的智力障碍，不能独立生活，同时还伴有多种并发症，需要家人的长期照顾，会给家庭带来巨大的负担。

通过唐氏筛查可以检验出60%～70%的唐氏儿，但是这个结果只能帮助判断胎儿患上唐氏综合征的概率有多大，并不表示最后的结果。换句话说，就是即使抽血化验值偏高，也不一定代表胎儿就已患上唐氏综合征，反之，即使化验的结果正常，也不能完全保证没有患此病。

如果唐氏筛查值超出正常范围，孕妇需要进行羊膜穿刺来进一步确诊。只有羊膜穿刺检查的结果正常，才能完全排除患上唐氏综合征的可能。

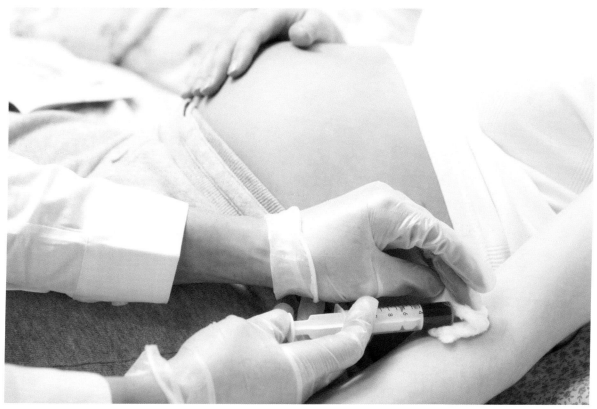

▲高龄产妇、有致畸因素接触史、曾有不明原因流产或死胎等高危孕妇，一定要做唐氏综合征筛查。

三 日常起居的安排

孕3月，孕妇应该去医院进行孕期检查，并建立保健卡，从此就要开始定期检查。这时候孕妇的流产率还很高，所以孕妇在这个月要注意以下几个方面。

◎ 不要进行剧烈的运动，也不要搬重物和进行长距离的旅行，可以请家人来帮忙分担家务。同时孕妇要避免长时间保持同一个姿势。

◎ 保证充足的睡眠时间。

◎ 不要空腹，否则容易加剧早孕反应。在上班的时候可以带一些零食随时补充能量，以缓解早孕反应。

◎ 在工作上不要勉强自己，多和同事和领导进行沟通，让他们理解你的处境。

◎ 勤上厕所。尿频是孕期的正常反应，所以不必要害羞。

◎ 如果下腹疼痛或者有少量出血，应立刻休息，并及时联系医生。

❶ 孕妈妈着装要宽松

一般怀孕到了第3个月，孕妇的腰和臀部也逐渐变宽，有经验的人在这个时候就已经可以看出怀孕了。虽然孕妇的体型还没有发生变化，平时的衣服也还可以穿，但这时孕妇在着装上首先要以宽松舒适为第一原则。

因为孕妇穿太紧的衣服会使腹部受到压迫，这样供应胎盘的血流量就会减少，胎儿的正常发育就会受到影响。在怀孕期间，孕妇的脚部和腿部容易产生浮肿，过紧的裤子穿在身上会加重浮肿症状。

所以，孕妇着装要求宽松是有道理的。除此之外，因为怀孕期间，孕妇会产生尿频反应，所以不要穿连衫裤，以免频繁地解扣。

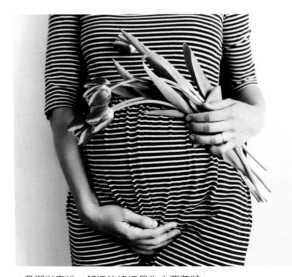

▲孕期以宽松、舒适的棉织品为主要着装。

❷ 选择舒适透气的内裤

怀孕的孕妇为了保持个人的卫生和舒适度，要为自己选择舒适的内裤。

怀孕之后，孕妇的阴道分泌物会增多，所以最好选择透气性好，吸水性强和柔软的纯棉质内裤。这种内裤对皮肤没有任何刺激，不会引发皮疹和痒疹。

孕妇的内裤一定要宽松，这样即使到了怀孕后期，也不会有约束感。所以最好选择有弹性，不容易松脱的内裤。

孕妇可选择的内裤

孕妇所穿的内裤最好选择能够裹住腹部和大腿的款式，根据气温、个人舒适度、具体的厚度和长度来进行选择，比较适合孕妇穿的内裤有两种，一种是覆盖式内裤，另一种是孕妇专用的生理裤。

覆盖式内裤：这种内裤能够保护孕妇的腹部。裤腰覆盖肚脐以上部分，有保暖效果；松紧可自行调整，随怀孕不同阶段的体型可自由伸缩变化；强力弹性伸缩蕾丝腰围，穿着更舒适。

孕妇专用生理裤：这种内裤采用舒适的柔性棉，并具有高弹性，不紧绷；分固定式和下方可开口的活动式两种，便于产前检查和产褥期、生理期等特殊时期穿着。

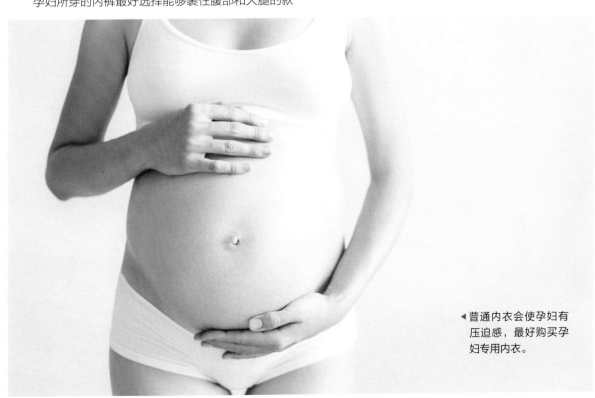

◀普通内衣会使孕妇有压迫感，最好购买孕妇专用内衣。

❸ 选择合适的内衣

妇女在怀孕之后，生理上会出现很多变化，其中有一点就是乳房会逐渐增大。乳房是生育之后重要的哺乳器官，所以对乳房的保护是非常重要的。在怀孕时，一定要选择大小适合、舒适的内衣，这样才能有效地保护乳房。

◎ 怀孕时，乳房是从下半部往外扩张的，增大情形与一般胸罩比例不同。因此，不宜穿加大尺码的一般胸罩，而应该选择专为孕妇设计的内衣，并随着乳房的变化随时更换。

◎ 从怀孕到生产，乳房约增加两个罩杯。孕妈妈应该在此基础上选择较为宽松的内衣，以使乳房没有压迫感为宜，避免影响乳腺的增生和发育。而且，过紧的内衣还会在与皮肤摩擦过程中，使纤维织物进入乳管，造成产后无奶或少奶。

◎ 怀孕期间乳房的重量增加，下围加大，最好穿有软钢托的内衣。如无支持物，日益增大的乳房就会下垂，乳房内的纤维组织被破坏后很难再恢复。宜选用穿着舒适，肤触柔软的胸罩，以免压迫乳腺、乳头，或造成发炎现象。肩带应尽量宽，以免勒入皮肤；扣带应该可调节；前扣型胸罩便于穿着及产后哺乳。

◎ 怀孕后期，乳头变得敏感脆弱，且可能有乳汁分泌，宜选用乳垫来保护。在产褥期、哺乳期，乳垫也能帮助吸收分泌出的多余乳汁，保持乳房舒爽。

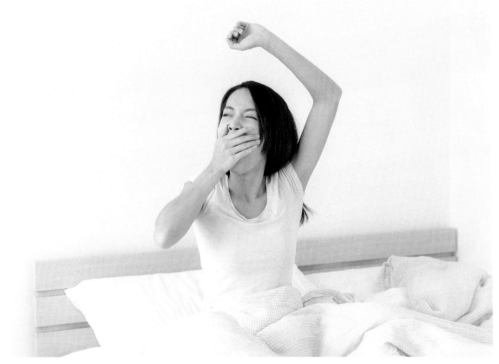

◀ 到了孕3月，平常的内衣孕妇可能已经觉得紧了。

❹ 防辐射服的选择

现在，越来越多的孕妇在工作中会不可避免地接触电脑，为了减少电脑辐射对孕妇的伤害，越来越多的孕妇选择穿着防辐射服工作。但是现在防辐射服品种繁多，令人眼花缭乱。孕妇究竟应该怎样选择防辐射服呢？可以从款式、面料、防辐射效果三个方面来选择。

款式

防辐射服款式有防辐射肚兜、吊带、围裙、马甲、孕妇裙、孕妇套装等。孕妇春夏可以选择孕妇裙或者肚兜；秋季可以选择套装、围裙或者吊带；冬天可以选择套装或者马甲。

选择款式还应该考虑孕妇的工作性质及周围的辐射环境。如果其周围辐射很强，建议选择防辐射马甲，这样对自己及腹中的胎儿有很强的保护作用；如果其周围辐射很弱，没有接触电脑或者很少接触其他电器，可以选择防辐射肚兜。

防辐射服效果

如何选择防辐射服？拿到防辐射服之后，需要检查如下标示来鉴别是否正品。

◎ 看防辐射服的防伪标签。通过防伪标签，可以打电话到生产厂家，来确定是从哪个经销商进的货。这个方法只能初步判定正品。再看吊牌和质量鉴定书是否都完整无损。

◎ 将手机用防辐射服严密包住后，绝大部分手机信号有衰减。

◎ 将衣服遮在电脑屏幕上，手机放置于电脑显示器(普通显示器)旁，拨打该手机显示信号明显减弱。

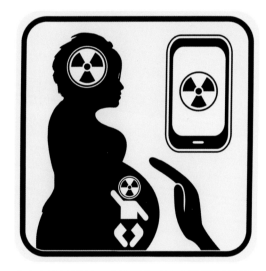

▲ 很多家用电器都有一定的辐射，孕妇要购置防辐射服。

表3-3　防辐射服的面料及优缺点

防辐射服	面料	优点	缺点
第一代	离子银面料	有较好的手感和透气性，可以轻柔水洗	金属丝易折断，影响屏蔽效果
第二代	涂层面料	屏蔽效果好，包住手机后基本无信号	手感硬，透气不好，不能水洗
第三代	纤维镀银	屏蔽值效高，同时具备杀菌、透气功能	容易氧化，易变色
第四代	金属纤维	柔软、透气、轻薄，具有抗菌、抑污的功效，效果持久，可水洗，对人体无副作用	暂无

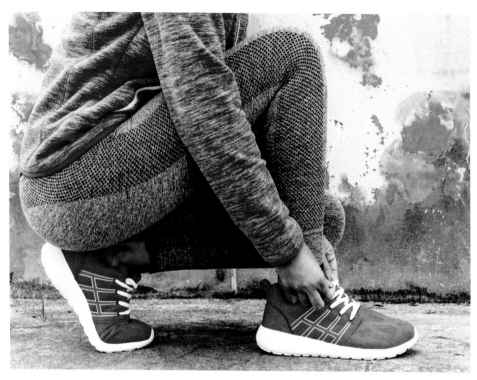

◀孕妇的整个脚掌承受更大的负荷，一双舒适合脚的鞋非常重要。

⑤ 孕妈妈从此要远离高跟鞋

妇女怀孕3个月之后，体型发生了变化，肚子慢慢变大，体重增加，重心前移。在日常的活动中，需要改变身体的姿势来保持身体的平衡。如果此时孕妇穿上高跟鞋，不利于保健。

高跟鞋对孕妇的危害

◎ 因为孕妇的体型变化，穿高跟鞋不仅使孕妇站立或行走时腰背部肌肉和双脚的负担加重，还会使身体直立不稳。

◎ 孕妇的下肢静脉回流常因怀孕而受到一定影响。站立过久或行走较远时，双脚常有不同程度的浮肿，此时穿高跟鞋，由于鞋底、鞋帮较硬，不利于下肢血液循环。

◎ 孕妇穿高跟鞋，在步行的过程中，为了保持身体平衡，会自觉地腰椎向前，胸椎往后，使脊柱弯曲度增加，时常感到累上加累，使腰酸背痛加剧，不利于身体健康。

◎ 孕妇穿高跟鞋，容易使子宫下坠，膀胱受压；时间长了，还会引起尿频，及产后子宫脱垂；使骨盆倾斜，不利于日后分娩。

所以，为了孕妇和胎儿的健康，孕妇最好穿软底布鞋、旅游鞋。这些鞋有良好的柔韧性和易弯曲性，穿着舒适，行走轻巧，可减轻孕妇的身体负担，并可防止摔倒等不安全的因素发生。

❻ 如何告诉老板怀孕的消息

工作中的职业女性在怀孕之后，要比其他孕妇多面临一个问题，就是怎样将自己怀孕的消息告诉老板。有很多孕妇在怀孕后不知道怎样开口跟老板说，担心老板知道后自己的工作会受到影响等问题。在此给孕妈妈一些建议。

要克服心灵上的恐惧：告诉老板怀孕的消息时，紧张是在所难免的。但是首先要明白一点，不需要担心老板会因此而解雇自己，因为孕妇休产假是法律赋予的权利，任何公司不得以此理由来解雇员工。

要选择合适的时机：法律没有规定员工应该在什么时候告诉老板怀孕的消息，是由员工自己决定的，但是一定要在还没有显怀之前告诉老板。如果工作的内容会经常接触到危险物品，则应该尽快告知老板；如果是一般性的工作，可以在3个月之后，因为那时候流产的风险会减小；如果怀孕时有业绩的评估报告，则应该在评估结束之后告诉老板，这样老板就会注意到怀孕并没有影响到你的工作。

不要让老板最后知道：在告诉老板怀孕的消息之前，最好不要告诉自己的同事，否则同事之间会有一些传言，这样老板知道后会觉得你缺乏职业道德。而且最好不要占用工作时间，在私底下告诉老板即可，切记不要在老板心情不好的时候告知。

了解公司的相关政策：因为孕妇有很多时候需要去医院进行产检，可能会耽误工作。那么孕妇就需要好好研究一下公司关于产假的规定，以便尽早安排今后的工作。

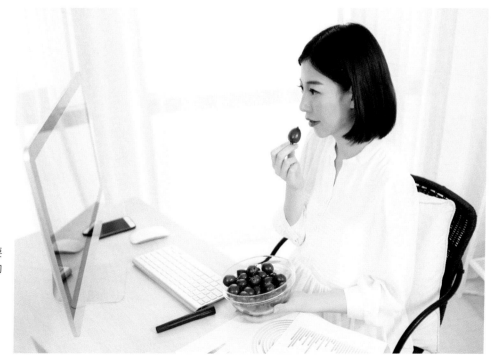

▶上班族孕妇，每天要准备一些有营养的小零食。

❼ 如何做到工作、妊娠两不误

有很多职场女性在怀孕之后就要面临是继续工作还是回家安心养胎的选择。尽管孕妇只有保持充足的营养和休息才能孕育出健康的宝宝，但是还是有很多职业妇女选择继续工作。

职场孕妇若想做到工作、妊娠两不误，可以从以下几个方面入手。

◎ 尽量远离公共办公用品。在办公室上班时，会经常接触到电脑、复印机、电话等用品。电脑辐射对孕妇的伤害已经多次强调，为此职场孕妇们应尽量减少使用电脑的时间，在休息时间可以将电脑暂时关闭，还可以穿上防辐射服来减少伤害；在家里、办公室里养防辐射的仙人掌；公共电话使用的人多，很容易沾染上细菌，要尽量避免使用。如果实在有必要使用的，可以在使用前，先用酒精擦拭一下按键和听筒。

◎ 准备备忘录。怀孕初期，孕妇很容易疲倦，尤其是职场孕妇们，在工作的压力下，很容易精神不振，

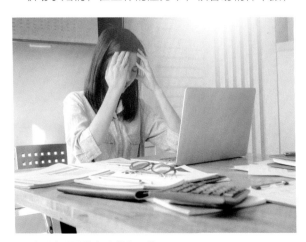

▲职场孕妇要平衡好身体与工作。

昏昏欲睡。这个时候没有必要硬撑下去，只有劳逸结合，才能更好地工作。职业孕妇可以选择在工作状态良好的时候，将当天工作中比较重要的事情优先处理完，同时，可以将自己的工作状态和身边的同事说清楚，让他们了解你的感受，这样也可以减少工作的压力。伴随工作疲劳产生的，还有记忆力的减退。为了记住重要的事情，职场孕妇可以准备一个小的备忘录，将重要的事情记录下来，也可以让身边的同事及时地提醒自己。

◎ 学会缓解疲劳。孕妇们在工作的时候，经常对着电脑，眼睛很容易干涩酸疼，注意力无法集中，会影响工作的状态和质量。而且孕妇还不能随便使用眼药水。这个时候孕妇可以休息一段时间，站起来活动一下，不要等到真的累了再休息。如果自己的办公位置不适合孕妇，那么可以和上司或者同事要求调换到空气流通、阳光条件好的地方。在工作的时候，孕妇还可以把脚抬高，放在离地稍微高点的地方，这样可以预防静脉曲张，缓解水肿，解除双脚的疲劳。

◎ 缓解妊娠反应。怀孕初期，孕妇都会出现妊娠反应。在工作的时候会突然地跑向卫生间，这对于正在工作的职场孕妇来说，是比较痛苦的时期。早孕反应会一直持续到13~14周才会慢慢减轻。那么孕妇在工作的时候就可以将手绢或者纸巾等储备在手边，以备不时之需。在上班之前，一定要吃早餐，这样可以减少呕吐的次数，还可以随身携带一些小零食。如果妊娠反应特别严重，则需要在家休息。

◎ 抽空和胎儿交流。在工作休息期间，孕妇可以经常抚摸自己的肚子，和宝宝进行交流。对于孕妇来说是一种很好的放松方法；对于宝宝来说，也会提供一个稳定的环境。这时候胎儿的感官已经发育成形，所以孕

妇不宜长时间处于焦躁的情绪中，在工作中尽量控制自己的情绪和声调。如果工作累了，还可以戴上耳机适当欣赏美妙的音乐来放松心情。

❽ 规划好产假

职场孕妇休产假是受到国家法律保护的，但是在行使该项权利的时候也要考虑很多事情，尤其是不想辞职的职场孕妇，更需要提前规划好自己的产假，准备工作交接的各项事情。当孕妇从事的工作不可替代性越强，那么交接工作就会越复杂。

孕妇可以先将每一项与自己相关的工作细节仔细记录下来，然后列出工作明细表，例如"例行事务表""专题任务表""即将开始实施任务表"等。这样代理人可以根据表中的安排很快地接手工作。

在列出工作明细表后，要尽快与主管、领导沟通，及早确定工作代理人。由于职务和职位的不同，工作代理人可能是一个人，也可能是分给不同的人负责不同的工作项目。

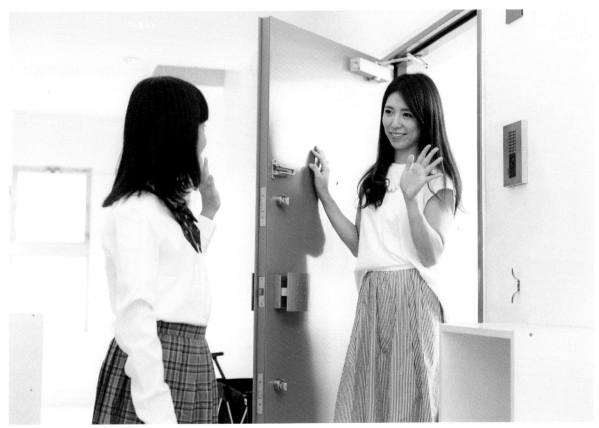

▲怀孕后，有一些工作需要麻烦同事，要与大家搞好关系。

❾ 孕 3 月运动注意事项

孕妇怀孕3个月之后，在进行锻炼的时候一定要注意以下四个方面。

◎ 孕妇在运动的过程中心率不宜过快，尽量不要超过最大心率。计算最大心率的方法是用220减去年龄之后再乘以60%。如果在运动的过程中孕妇出现了眩晕、恶心或者疲劳等情况就应该马上停止。如果发现阴道出血或者腹疼，应该立刻就医。

◎ 进行锻炼时着装尽量以舒适宽松的衣服为主，同时穿上舒适的鞋子。孕妇在运动时很容易出汗，消耗体内的水分，所以应该及时地补充水分，防止出现虚脱的情况。在气温比较低的时候进行锻炼应该注意保暖，防止感冒。

◎ 锻炼的地点最好在空气清新、绿树成荫的地方，这样

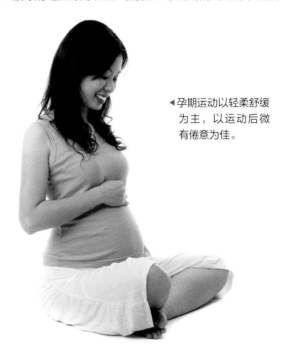

◀孕期运动以轻柔舒缓为主，以运动后微有倦意为佳。

有利于保持孕妇畅快的心情，对孕妇和胎儿的健康都很有利。

◎ 严格按照医嘱来进行锻炼。患有糖尿病的孕妇可适当加大运动量以控制血糖；患有高血压的孕妇则要限制运动量；有习惯性流产史的孕妇在妊娠早期要卧床休息；多胎妊娠的孕妇最好选择散步之类的轻缓运动。总之，各人情况不同，最好在咨询产科医生后，再安排适当的运动。

哪些孕妇不宜做运动

虽然孕妇进行锻炼对自己和胎儿都是有帮助的，但是并不是所有的孕妇都适合进行锻炼，以下几种类型的孕妇就不适合进行运动。

◎ 有习惯性流产的孕妇。

◎ 有早产史的孕妇。

◎ 有先兆性流产的孕妇。

◎ 患有子宫功能不全的孕妇。

◎ 患有中度或者高度妊娠高血压综合征的孕妇。

◎ 患有前置胎盘或者有不明原因出血的孕妇。

◎ 患有合并心血管疾病的孕妇。

具有以上特征之一的孕妇都不适合进行运动，如果实在需要锻炼，必须严格按照医嘱来执行。在运动的过程中，一旦发现异常就应立即停止，马上就医。

❿ 适合孕 3 月的运动

孕妇除了要注意补充营养，注意休息之外，在条件允许的情况下，也可以进行适当的运动。这样能增强孕妇的身体抵抗力，对胎儿也有利。但是孕妇在进行运动时，不适合进行激烈的运动。散步、游泳和瑜伽是3种比较适合孕妇锻炼的运动。

▼散步是最适宜孕妇的运动，
孕期各个阶段都可以进行。

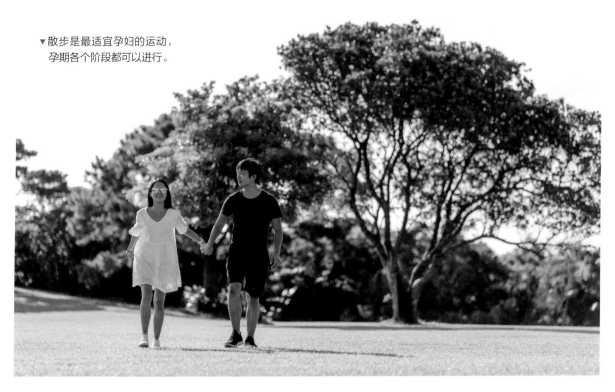

散步：这项锻炼，处于任何阶段的孕妇都可以进行。散步能够帮助孕妇稳定情绪，促进食欲和睡眠，保持肌肉的力量，有利于顺利地分娩。散步最好选择在每天早晨起床以后或者是吃完晚饭以后，每天散步的时间可以控制在1~2小时。孕妇可以根据自身的情况来进行调整，以不出现疲劳为佳。在散步的过程中，行走的速度不宜过快，避免身体运动的幅度太大，这一点在怀孕初期和晚期是需要特别注意的。但是对于怀孕后体重增加了15kg以上的孕妇来说，散步速度可以适当加快，这样有利于燃烧脂肪。

怀孕3个月游泳需谨慎：游泳是一种很好的运动，能够改善心肺功能，增加身体的柔韧性。但是怀孕3个月的孕妇身体还比较虚弱，不能做太剧烈的运动。

喜欢游泳的孕妇，如果身体没有太多不舒服的状况，可以进行适当的游泳运动。需要注意的是，选择泳池的时候，一定要注意安全和卫生，最好有家人陪护。游泳的时候，动作一定要轻柔；下水的时候要注意脚下的安全；进入水池后也不可做大幅度的游泳姿势。

瑜伽、普拉提：现在已经有专门为孕妈妈设计的"孕妇瑜伽"和"孕妇普拉提"，对她们的健康、产后体型恢复都很有帮助。孕妇体重增加可能引起足弓塌陷，通过普拉提锻炼脚部就能加以避免。通过瑜伽锻炼盆腔和韧带，还可使分娩过程更顺利。

⑪ 孕妇如何保持美丽

在怀孕期间，孕妇的生理形态会发生很多变化，在容貌上还会变丑，所以孕妇还要做好孕期保养工作。有医学研究表明，孕妇注意保持自己的这种美丽，不仅能调节心情，有利于身心健康，还能起到胎教的作用。

所以孕妇保持妊娠期间的特殊之美是非常重要的。孕妇可以从以下几方面来保持美丽：

表3-4　孕期护理方式

摄取足够营养	孕妇可以经常吃些瘦肉、动物肝脏、鸡蛋、木耳和新鲜蔬菜等，以满足孕期生理上对蛋白质、维生素以及铁质的需要
注意对皮肤的保护	白天外出上班或散步时，应戴上遮阳帽或搽防晒霜，以免强烈的阳光照射。每次洗脸后，要搽些滋润和有营养作用的护肤霜。此外，每晚睡觉前，做做脸部按摩，这样既能加快皮肤的血液供应，保持面部皮肤的细嫩，又有利于产后皮肤机能的恢复
勤梳洗头发	妊娠期间，孕妇勤梳洗头发，可促进头皮的血液供应，若再配上适宜的发型，则更加锦上添花。为了梳洗方便，孕妇最好选择舒适方便的短发型
适当化妆	随着妊娠月份的增加，孕妇受体内激素和精神因素的影响，面部皮肤会显得暗淡。若每天化个淡妆，就能显得精神焕发
适量活动	孕妇在身体状况许可的情况下，应经常进行一些活动，如散步和轻松的徒手体操等
选择舒适的衣服	妊娠期间，在衣着宽大舒适的前提下，注意在布料和服装款式上有所讲究，同样能增添美感。选用竖条纹的布料，使体形显得均匀有线条，上装设计可用稍加宽肩部的办法，使腹部不显得突出

⑫ 准爸爸在妻子怀孕初期应做什么

在妻子情绪不稳定的时候，丈夫对于安抚孕妇的情绪起着非常重要的作用。所以当准爸爸出现"怀孕症"的时候，就应该及时地调节情绪。最好的办法就是参加到孕期的准备中。

准爸爸可以找一个安静的环境和孕妈妈进行深入的交谈，将怀孕到胎儿的降生过程中所需要面临的问题大致罗列出来，然后共同商量解决的办法，或者是深入了解这种情绪出现的原因，减轻心理上的压力。

如果孕妈妈已经感受到了准爸爸的这种情绪，就要明白地告诉丈夫怎样做才会令自己感到比较舒服，而不是一味地让他去猜。

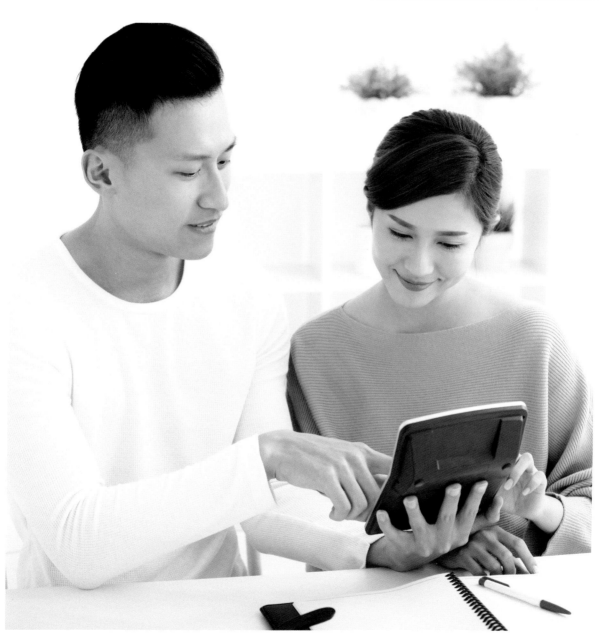

▲孕早期，准爸爸和孕妈妈可制定一张孕育账单，了解孕期花费。

科学的饮食安排

　　怀孕第3月，还处于孕早期之内。这一段时期对胎儿的生长发育来说特别重要。孕妇每天的饮食可以以清淡口味为主，但必须保证身体必要的营养。可将每日饮食调整为少量多餐，每天加2～3次进餐，每次进食的量不宜过多。

　　在每天清晨早孕反应严重时，尽量吃一些烤面包、馒头片等易消化食物。这时候的孕妇，每天最低营养需要大致包括200克主食、40克以上蛋白质(相当于50克瘦肉+2个鸡蛋)，在此基础上配以优质蛋白，如牛奶、鸡蛋、禽类和鱼肉等。根据自己的胃口进食，不必刻意多吃或少吃什么。少吃多餐，能吃就吃，是这段时期孕妇饮食的主要方针。

　　在第3个月的时候，胎儿的骨骼和大脑也都开始发育，所以必须要保证脂肪酸、钙和磷的足量摄入，维生素和叶酸是需要特别注意补充的。为了保证营养，孕妇适合在这个月多食用各种绿色蔬菜，例如生菜、芦笋、小白菜、花椰菜、油菜等，以及豆类、奶制品，并保证每天吃适量的水果。

　　另外一点，怀孕3月的孕妇应该增加膳食纤维的摄入，如多吃菜花、菠菜、南瓜、白菜、油菜等新鲜的蔬菜，这样可以有效地防治便秘。

❶孕3月基本饮食原则

◎孕妇吃的食物应该以清淡、容易消化为主。

◎孕妇可以尽量选择自己喜欢的食物。

◎应该适当补充奶类、蛋类、豆类、坚果类食物来保证蛋白质的摄入。

◎注意补充叶酸。

◎维生素的摄入要充足。

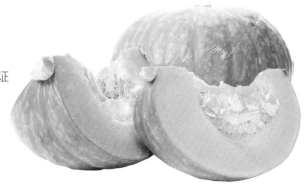

▲南瓜中的多糖、类胡萝卜素、果胶、钴等对胎儿发育有益。

❷谨防营养不良

在怀孕的过程中，营养对于孕妇和胎儿是十分重要的。只有获得了充足的营养，胎儿才能健康地生长发育。如果在孕期营养不良，就可能导致母体和胎儿发生异常，致使胎儿畸形、流产、早产等情况发生。总体来说，孕妇营养不良会带来三大后果。

◎容易导致孕期贫血。据统计，在城市中患有贫血的孕妇占20%，在农村中患贫血的孕妇是城市的两倍。其中最主要的原因就是孕妇体内铁、叶酸、维生素B_{12}等营养素不足。孕妇贫血不仅会影响母体本身，胎儿的生长发育和神经行为也会受到影响。

◎容易导致胎儿畸形。我国每年都有很多畸形儿出生。虽然导致畸形儿的原因很复杂，但是不可否认的是，营养不良和畸形儿的产生关系非常密切。如果孕妇摄入的叶酸不足，就会引起流产、死胎或是新生儿唇裂、腭裂和神经管畸形儿的出现。

◎容易使胎儿的智力发育受损。如果孕妇在孕期营养不良，胚胎发育也得不到足够的营养，那么脑细胞的发育就不完全，只有正常数量的82%，智力发育就会受损。这样的胎儿在出生之后，即使营养能够得到补充，但是发育受损的智力也难以恢复了。

❸孕妇营养补充指南

怀孕3个月所需要的营养成分和前2个月相比，没有明显的增加。这时候胎儿还没有到快速发育的阶段，只需要稍微增加营养的补充即可。这一阶段孕妇需要补充蛋白质、碳水化合物、维生素、无机盐等营养成分。

蛋白质

在怀孕的第3个月，应该保证孕妇补充足够的蛋白质，包括植物蛋白和动物蛋白。

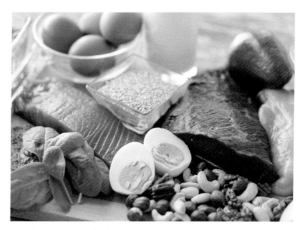

▲肉类、蛋类、奶类等食物是优质的蛋白质主要来源。

表3-5 蛋白质的主要来源

蛋白质类别	来源食物类别	代表食物
植物蛋白	菌类	口蘑、猴头菇
	豆类	黄豆、绿豆
	乳制品类	奶酪
动物蛋白	肉类	猪肉、牛肉、鸡肉
	海产	海参、贝类

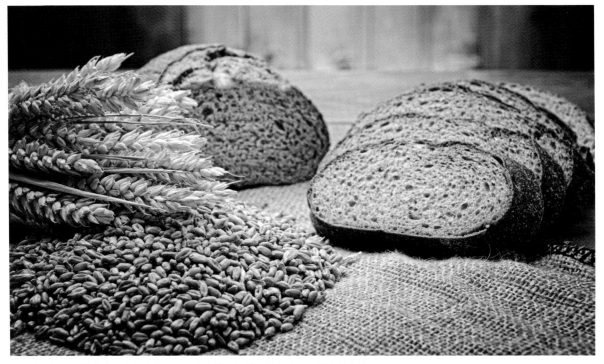

▲ 全麦面包既可以补充碳水化合物，又可补充膳食纤维、维生素B$_1$，适合孕期常食。

碳水化合物

这个时期，孕妇对于脂肪和碳水化合物的需求并不是特别多。孕妇可以利用本身的脂肪储存来满足胎儿生长的需要；至于碳水化合物则可以从米、面、豆类等五谷杂粮中获得。所以孕妇要保证规律的饮食习惯，主食尽量选用米面，并且保证足够的摄入量。通常每天100克米饭和1碗面条就可以基本满足需要。

水和无机盐

到了第三个月，孕妇应该每天保证水的补充，养成定时喝水的习惯，不要等到觉得渴了才喝水。同时还要注意补充无机盐和微量元素。

西洋参、枸杞子、杏仁都含有钙、铁、磷、钾、锌、硒等营养素，用它们冲泡成的饮料，不仅可以补充微量元素，而且具有增强机体的免疫力、美白等作用。

维生素

维生素是胎儿生长发育过程中必不可少的物质，需要通过合理的饮食结构才能补充得比较均衡。

一般来说，维生素可以通过食用颜色较深的绿叶蔬菜来补充，因为其中还含有叶绿素、叶酸等孕妇所需的重要营养物质，通过绿叶蔬菜来补充可谓一举多得。但是在选择蔬菜的时候要注意新鲜程度，一般越是新鲜，营养越是丰富。

❹ 孕妇应少吃的食物

少吃罐头食品

罐头食品既美味又方便，也便于储存，受到很多家庭的喜欢。但是如果孕妇长期吃罐头食品，对自身和胎儿的健康有很大的影响。

在怀孕的第三个月，胚胎组织在发育的过程中还没有形成对有害化学物质的反应和解毒机制，非常容易受到外界有害物质的侵害。

罐头食品在生产时，为了延长储存的时间，会在其中加入人工色素、香精、甜味剂等添加剂。此外，为延长保存期，罐头食品在制作过程中要加入防腐剂(常用的如苯甲酸)。一般而言，罐头食品所加防腐剂经过检验对人体无毒害作用，少量、短期食用是相对安全的。但是，经常食用对肝、肾均有损害，更有导致胚胎畸形的危险。

而且罐头食品的营养价值并不高，经过高温处理之后，其中的营养素会被破坏掉一部分。现在市场上出现的罐头在营养和卫生上都存在着隐患，有的甚至超过保鲜期，质量已经发生变化，若被孕妇食用后可造成食物中毒，其危害相当严重。

所以为了自己和胎儿的健康，孕妇应该少吃或不吃罐头食品。

少吃方便食品

现在市场上有各种各样的方便食品。有一些孕妇比较偏爱吃方便食品，尤其是上班族孕妇，为了省略做饭的麻烦，也经常食用方便食品。常见方便食品有各种糕点、面包、馒头、油饼、麻花、汤圆、饺子、馄饨、方便面、方便米粉，方便米饭、罐头食品、速冻菜品等，这些食物或可即食，或稍微加热即可食，很便捷。

方便食品虽然便捷，但是却会让孕妇的营养得不到全面补充，影响到胎儿的生长发育。因为多种不饱和脂肪酸是形成胎儿血管和神经等细胞的构造成分，严重缺少脂肪酸的胎儿发育会受到不良影响。

因此，孕妈妈不适宜多吃方便食品，否则对母子都不利。有吃方便食品习惯的女性，要在孕前几个月就改变吃方便食品的习惯，以免造成自身及宝宝营养不足。

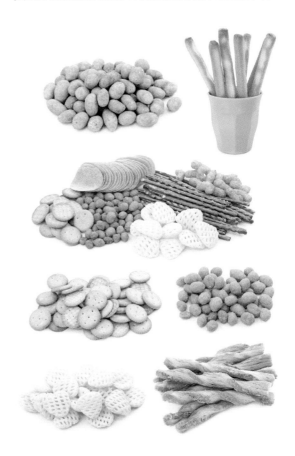

▲方便食品中含有较多的添加剂，孕妇不宜常食。

❺ 孕妇忌吃的食物

不吃生食

目前，有很多人喜欢将生食作为饮食的主要方式，认为这样能够保留食物的原汁原味，不致营养素流失。但是营养专家认为，虽然没有加工的食物含有更多的营养，但是有一些人体必需的营养素只有通过烹制才能获取。最典型的例子就是西红柿，西红柿经过烹制之后，可以获取大量的抗氧化剂番茄红素，人体摄入后能够降低患前列腺癌和肝癌的概率。

还有一点，生食并不意味着不吃熟食。长期食用没有经过加工的食品，会大大减少人体对亚麻酸、亚油酸等脂肪酸以及一些营养素的摄入。生食的卫生品质较难掌握，有可能因为细菌感染而引起肠胃炎、腹泻。

不吃腌制食品

研究表明，腌制食品中含有大量亚硝酸盐，进入人体内经代谢可转化成致癌性很强的致癌物质，可导致胃癌、肝癌、大肠癌等。孕妇若长期食用腌制食品，如咸菜或酱豆等，除造成营养缺乏外，摄入的盐相对较多，易引起体内水钠潴留，造成水肿，诱发或加重妊娠高血压综合征。

此外，如果咸菜保管不善，发生腐烂变质，食用后则有引起食物中毒，或发生菌痢而引起流产与早产等危害。

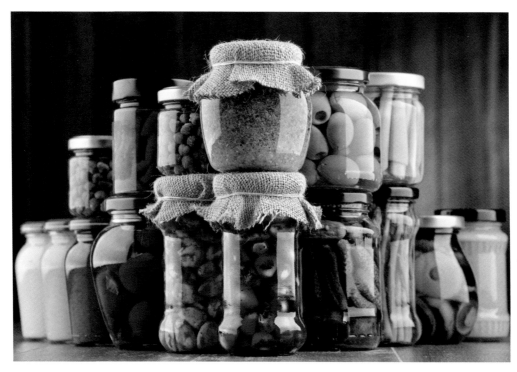

◀ 很多腌制的食物看起来令人很有食欲，孕妇却不宜吃。

孕3月的胎教安排

怀孕3个月是胎儿脑部开始发育的关键时期，所以这时候也是胎教的重要时期。这时候胎教的重点就是抚摸胎教。怀孕3个月后，胎儿在体内已经开始有了自己的活动。抚摸胎教可以加强父母和胎儿之间的联系，并刺激胎儿的反应。

这个月的胎教重点还有语言胎教。这种胎教能够促进胎儿听觉的发育。通过父母的对话和描述，胎儿可以形成对世界的初步认识。除了抚摸胎教和语言胎教之外，孕妇的心情和思想都能够影响到胎儿了，所以一定要避免不良的情绪，加强自身的思想修养。

❶ 抚摸胎教

一般在怀孕7周之后胎儿就开始活动。小家伙会在体内做出吞羊水、眯眼、咂拇指、握拳头、伸展四肢、转身、蹬腿、翻筋斗等活动。这时候父母就可进行抚摸胎教了。宝宝在受到父母的抚摸时会做出相对应的反应。

抚摸胎教是准爸妈和胎儿之间最早的触觉交流。通过抚摸胎教，可以锻炼胎儿的触觉，宝宝通过触觉感受外界刺激来促进大脑发育，加速智力开发。而且，抚摸可以激发胎儿的积极性，促进其运动神经的发展。宝宝对外界的反应比较灵敏，出生后翻身、爬行、坐立、行走等都会比其他宝宝提前。胎儿还可以通过抚摸感受到父母的关爱，彼此之间交流感情。

在具体操作的时候，孕妇应该平躺在床上，全身尽量放松，在腹部松弛的情况下，用一个手指轻轻按一下胎儿再抬起，胎儿会有轻微的反应；有时则要过一阵子，甚至做了几天后才有反应。抚摸胎教宜安排在早上或者晚上，每次的时间不要太长，控制在5~10分钟即可。随着胎儿的发育，也可以适当地延长时间。

孕妈妈在孕16周后可以比较明显地感觉到胎动，在感觉胎儿表现反抗，用力挣脱或蹬腿反射时，就应该立刻停止抚摸。慢慢地进行训练，在胎儿逐渐适应母亲的手法之后，可以重新开始。这时候母亲的手在抚摸时，胎儿会主动地迎合。

❷ 语言胎教

语言胎教是指孕妇或家人用文明、礼貌、富有感情的语言，有目的地对子宫中的胎儿讲话，给胎儿期的大脑新皮质输入最初的语言印记，为后天的学习打下基础的胎教方式。

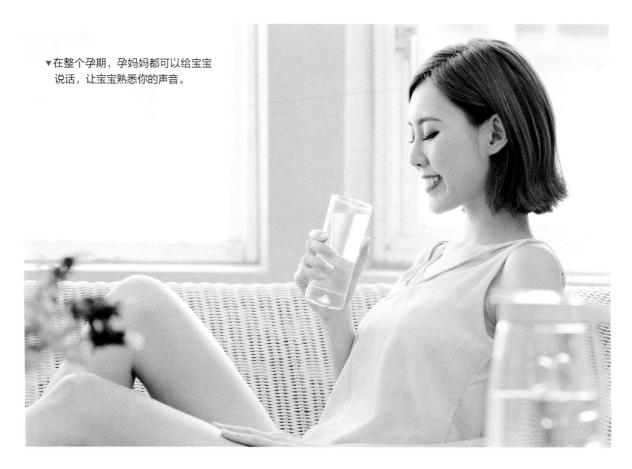

▼在整个孕期，孕妈妈都可以给宝宝说话，让宝宝熟悉你的声音。

如何进行语言胎教

◎ 在语言胎教的过程中，一定要达到形象性和形象美的要求。因为胎儿的思维带有很大的直观性和形象性。

◎ 在进行语言胎教的时候，最好不要对胎儿念画册上的文字解释，而是要把每一页的画面细细地讲给胎儿听，把画的内容视觉化。胎儿虽然不能看到画册上画的形象或外界事物的形象，但母亲用眼看到的东西，胎儿可以用脑"看"到，即感受到。母亲看东西时受到的视觉刺激，通过生动的语言描述就视觉化了，胎儿也就能感受到了。

◎ 在进行语言胎教时，只有形象、声音、情感三者统一在一起，才能形象生动，母亲才能感到语言胎教的有趣和快乐；胎儿的听觉才能感觉到美好的信息；胎儿的心灵才能留下美好的痕迹。孕妇可以先在头脑中把所讲的内容形象化，像看到影视中的画面一样，然后用动听的声音将头脑中的画面讲给胎儿听，这样就是"画"的语言。

❸ 避免看恐怖刺激的电影电视

在怀孕期间，孕妇不应该观看恐怖刺激类的影视剧作品，因为这一类影视剧作品会对胎教产生不良的影响。

在观看此类影视剧作品的过程中，孕妇的情绪会随着紧张激烈的剧情而起伏波动，这种不稳定的情绪不利于胎儿的稳定生长发育。而且，这一类影视剧情节设置太过紧张，会使孕妇在观看中长时间处于紧张兴奋的状态，导致子宫收缩，给胎儿带来压力，也是非常不利于胎儿生长的。

有调查显示，孕妇在怀孕期间看恐怖片，容易造成胎儿情绪紧张，不利于其养成良好的性格。

所以，孕妇在怀孕过程中尽量避免观看恐怖刺激的电影和电视。

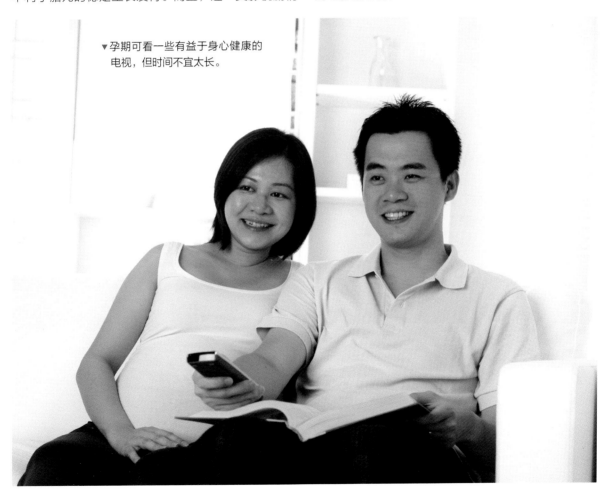

▼孕期可看一些有益于身心健康的电视，但时间不宜太长。

六 孕3月常见不适及防治

怀孕初期，激素主要由卵巢黄体产生，此后激素的需求量越来越大时，胎盘便担当起分泌激素的"主角"，同时腺体，诸如甲状腺、胰腺、肾上腺的工作量也随之增大，孕妇身体不适增多。

❶ 尿频

孕妇在怀孕3个月之后，子宫会渐渐增大，尿频更明显。为了避免不必要的麻烦，孕妇可以从以下几方面来缓解尿频。

控制饮水量：在临睡觉前的1～2小时最好不要喝水，但是不要为了减少上厕所的次数不喝水。孕妇一天最少也要喝下6杯水。因为孕妇如果缺水很可能会导致便秘或泌尿系统感染。而且因为孕妇体内的血流量增加了1倍，只有摄入充足的水分，才能满足循环和消化的需要，并保持皮肤健康。

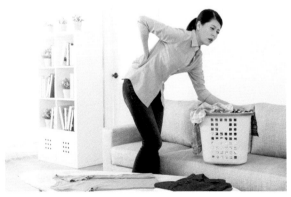

▲孕期尽量少做弯腰动作，防止挤压到宝宝。

进行骨盆放松练习：骨盆放松练习可以预防压力性尿失禁。具体方法是双膝跪下，双手扶地，呈爬行动作，背部伸直，收缩臀部肌肉，将骨盆推向腹部，并弓起背，持续几秒钟后放松。若孕妇之前被诊断有早产风险，是否能进行该锻炼应征求医生的意见。

少吃利尿食物：孕妇在怀孕初期为了缓解尿频可以少吃西瓜、蛤蜊、冬瓜、海带等利尿的食物。

❷ 腰痛

孕妈妈在怀孕的中后期会经常出现腰痛的症状，最主要的原因就是腹部逐渐变大，身体的重心在不断前移。为了保持身体的平衡，孕妇会不自觉地向后仰。这样就会让脊柱过度前凸，结果背部肌肉处于持续紧张疲劳的状态，造成腰背酸痛。这种腰酸背痛的感觉会让孕妈妈心情烦躁。预防腰痛，孕妈妈从孕早期就要开始了解应对方法。

随时随地保持一个良好的姿势

首先就是要挺起腰板向前走。走路时应双眼平视前方，把脊柱挺直，并且身体重心要放在脚跟上，让脚跟至脚尖逐步落地。上楼梯时，为保持脊柱依然挺直，上半身应向前倾斜一些，眼睛看上面的第三至第四节台阶。如果觉得很难照做，可以先在家中进行一些矫正姿势的训练。

- 重心放在脚后跟的练习。每走一步，脚跟都最先着地，保持脚趾稍稍离开地面，如此前行。一定要走得慢一点，避免摔倒。
- 背挺直的练习。可以通过背靠一面墙壁站立，找到背挺直的感觉：抬头挺胸，收腹收下巴，脚跟不要离开地面。保持此姿势站立15秒，休息片刻再重复进行。

调整坐姿和睡姿

有时躺着或坐着休息片刻能缓解腰痛。但是，如果采用的坐姿或睡姿不恰当，不仅无法迅速缓解疼痛，反而将加重疼痛的程度。

- 坐着时，整个臀部放在座位的中心，不要只把一半的臀部放在座位上。坐下后，轻轻扭动腰部，将身体的重心从脊柱调整到臀部。另外，桌子和椅子的高度应该匹配。当你挺直背时，桌子应位于肚脐以上、乳房以下。
- 躺下时，若体位为侧卧，需要把双腿一前一后弯曲起来。若体位为平躺，在躺下时，可以先把双腿弯曲，支撑起骨盆，然后轻轻扭动骨盆，直到调整腰部舒适地紧贴床面为止。已发生腰痛的孕妈妈，可采取平躺、双腿弯曲的睡姿，小腿下垫三四个枕头，这能使腰部得到最大程度的放松。
- 起床时，最好不要由平躺体位直接抬起上身，而应该先侧身，用手帮助支起上身，慢慢坐起来。

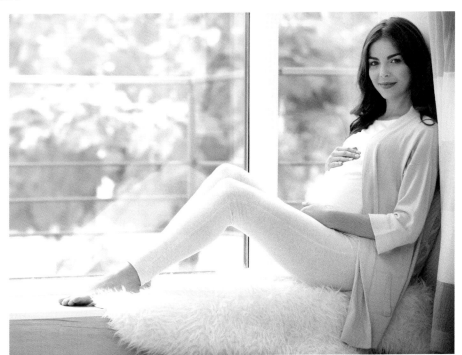

▶ 正确的姿势能缓解腰酸背痛，尤其是站姿和坐姿。

❸ 先兆流产

先兆流产是指出现了流产的征兆，但实际还没有发生流产。其具体的表现为胚胎依然具有生命力，但阴道有少量出血，并伴随腹部疼痛。阴道的出血量不会超过月经的出血量。先兆流产是一种过渡状态，经过保胎治疗，征兆消失后可以继续妊娠，但如果治疗无效，就会发展成为流产。

如何预防先兆性流产

◎ 生活规律。孕妇一定要养成良好的生活习惯，作息要有规律，最好每日保证睡够8小时，并适当活动。另外，孕妇衣着应宽大，腰带不宜束紧，平时应穿平底鞋。

◎ 合理饮食。孕妇要注意选食富含各种维生素及微量元素且易于消化的食品，如各种蔬菜、水果、蛋类等。

◎ 注意个人卫生。孕妇应勤洗澡、勤换内衣，但不宜盆浴，沐浴时注意不要着凉。要特别注意阴部清洁，每晚可用洁净温水清洗外阴部，以防止病菌感染。

◎ 保持心情愉快。研究表明，一部分自然流产是因为孕妇中枢神经兴奋所致。因此，孕妇要注意调节自己的情绪，尽量保持心情舒畅，避免各种不良刺激，消除紧张、烦闷、恐惧心理，尤其不能大喜大悲、大怒大忧，否则对胎儿的生长发育是非常不利的。

◎ 定期进行产检。孕妇在妊娠中期就应开始进行定期产前检查，以便及时发现和处理妊娠中的异常情况，确保胎儿健康发育。

◎ 谨慎性生活。对有自然流产史的孕妇来说，妊娠3个月以内、7个月以后应避免性生活。习惯性流产者此期应严禁性生活。

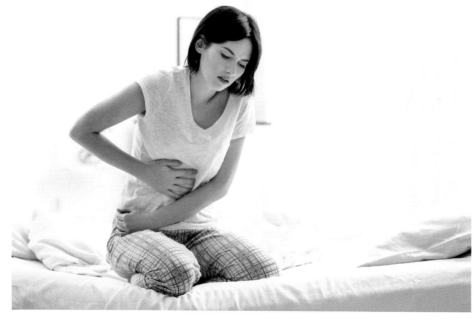

◀孕早期出现腹痛，要及时就医。

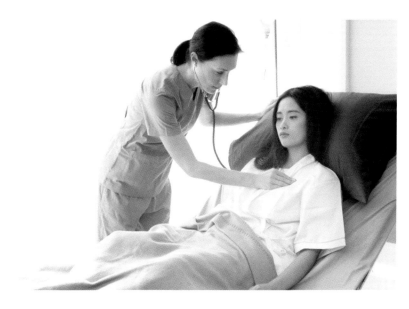

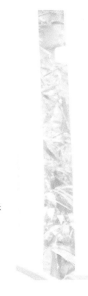

▶孕妇的情绪直接影响着胎儿的发育。

❹ 情绪不良

由于体内激素的变化，以及对未来宝宝、未来生活的不确定性担忧，孕妇很容易出现情绪不佳的情况。研究表明，如果孕妇情绪不良，经常处于恐惧、忧伤等状态，会使大脑皮层与内脏之间的平衡关系失调，引起循环系统功能紊乱，导致胎盘早剥等。妊娠7～10周内孕妇情绪过度不安，可能导致胎儿口唇畸变，出现腭裂或唇裂。长期的消极情绪也会使胎儿产生不良反应，影响孩子身心发育。有的出现难产，或产后哭闹无常，不爱睡眠，以至于长大后心态不稳，自控力差，影响孩子一生。

帮助孕妇保持良好的情绪

◎ 了解简单的心理学知识。当孕妇遇到问题时，运用心理学知识，进行合理调节。

◎ 疏导不良情绪，并合理宣泄。不良情绪需要疏导，否则积压成疾，会产生心理疾病。适当发脾气也是缓解压力的一种。也不要怕自己哭出来，哭也是一种很好的宣泄。

◎ 接纳自我情绪。有些孕妇认为抑郁、焦虑、担忧、恐惧是不健康的表现，出现后总想马上驱除，结果却是剪不断理还乱。事物都有一定的规律，情绪也有它自身的消长规律。让自身享受一下痛苦的过程，才能有深刻反省后的宁静。

◎ 转移情绪。孕妇遇到问题时，应用积极情绪去协调消极情绪，有意地用其他事情去调整不良情绪，遇到问题冷静思考，来缓解紧张焦虑的情绪。

◎ 请家人配合。在调节情绪上，家人的配合非常重要。孕妇的抱怨、发脾气只是一种宣泄，而家人的耐心倾听会使孕妇增强自律和自控能力。孕妇遇到心理问题时，不要回避，应主动把自身想法说出来，和家人或朋友一起解决。

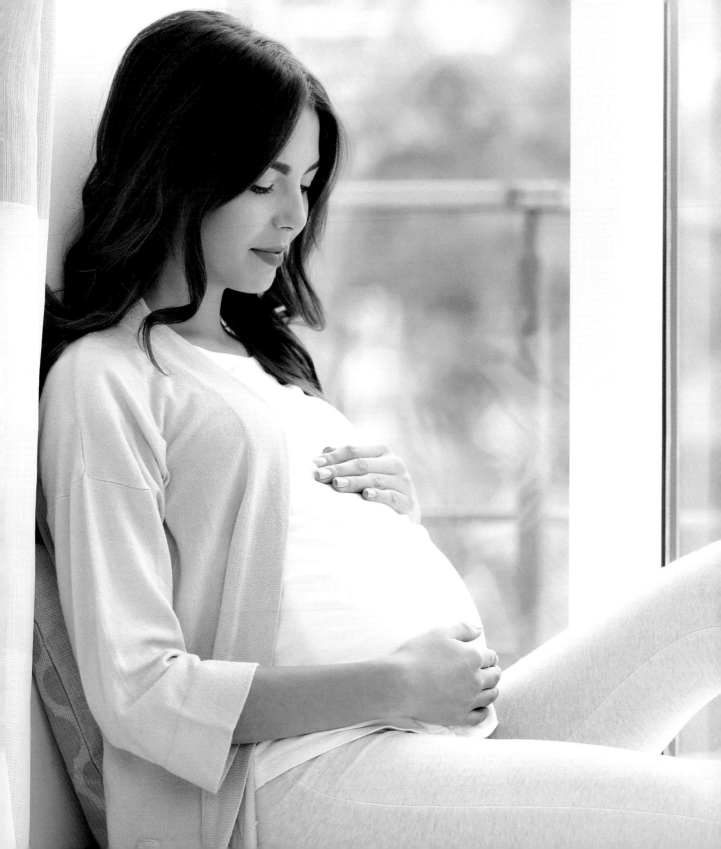

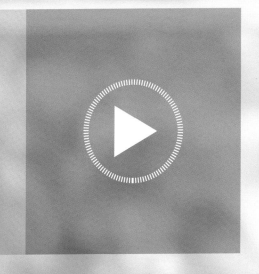

第四章

孕4月，保持心情舒畅

进入妊娠中期，

胎儿正在发生着极大的变化。

孕妈妈的早孕反应已经渐渐地消失，

身体也较之前舒适了许多，

心情也比较轻松、愉快，

加上饮食的合理、均衡，

逐渐步入了妊娠黄金期。

孕4月胎儿和孕妇的变化

孕 4 月胎儿的发育情况

第13周的胎儿：条件反射能力增强

13周的胎儿，身体长约76毫米，体重较12周也有所增加。此时，若孕妈妈用手轻轻触碰腹部，腹中的胎儿会慢慢地动。不过，孕妈妈还不能感觉到胎儿的运动。

第14周的胎儿：越发像人了

14周的胎儿，身体生长得很快，身体长约76~100毫米，体重约为28克。胎儿看起来更像一个小人儿了，身体多个部位的特征都已经十分明显。

第15周的胎儿：能看出性别了

孕妇怀孕15周时，胎儿的身体会变长，体重较上周会增加。最让人惊喜的是，此时胎儿的生殖器官已经形成。通过B超，已经能够辨别出宝宝的性别了。

第16周的胎儿：能明显感觉胎动了

胎儿16周时，身体和头部的生长逐渐均衡起来，胎儿开始打嗝了。产检时，医生会看到孕妇的腹壁上会发出阵发性和规律性的跳动。

表4-1　孕4月胎儿指标

胎重	40~160克
胎长	10~18厘米
五官	头部逐渐形成，头发开始生长；脸部轮廓与外形逐渐形成；耳郭开始伸长；下颌骨、鼻梁骨、面颊骨逐步形成；胎毛也开始形成
四肢	胎儿的肌肉与骨骼进一步发育，宝宝的手和脚可以稍稍进行活动
器官	听觉器官基本发育完善，并能对声音的刺激产生反应；皮肤继续发育并增厚，透明度逐渐消失；肝、肾、脊柱等都已渐渐就位
胎动	由于胎儿的力气很小，孕妇仍不能清楚地感觉到胎儿的运动。胎动时，孕妇会感觉像喝了饮料后胃肠蠕动一样

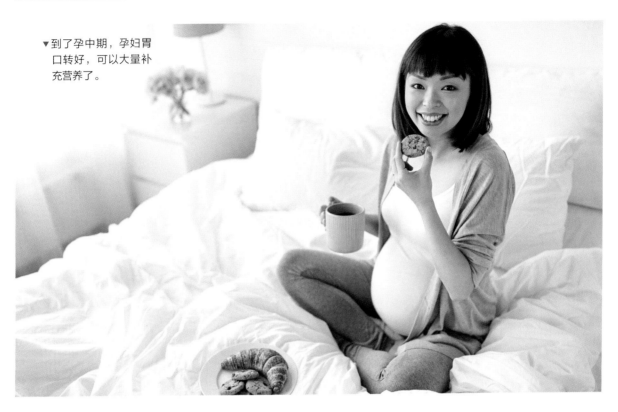

▼到了孕中期，孕妇胃口转好，可以大量补充营养了。

孕4月孕妇的变化

精力充沛，妊娠黄金期到来

怀孕第4个月开始，大部分孕妈妈怀孕早期的孕吐等妊娠不适逐渐消失。同时，孕妇的心情比较舒畅和安定，并且食欲大增，逐渐恢复了以往的活力。此时是妊娠的黄金时期。准爸爸应为妻子补充各种营养物质，合理搭配妻子的日常饮食，从而保证胎儿的健康发育。

心情开始放松

与前几个月相比，这时胎儿的形象已经更加具体了。胎儿的条件反射能力开始增强，胎动也开始出现了，五官、四肢等逐渐开始发育了。而且，与前3个月相比，此时流产的可能性也降低了很多。胎儿的这些变化，会让孕妈妈长期的担心、忧虑有所缓解。而且，妊娠早期的恶心、孕吐现象也逐渐消失。孕妈妈的精力逐渐恢复，因此孕妈妈的心情会变得轻松起来，这十分有益于胎儿的发育。

有时候易发怒

随着时间的推移，孕妈妈兴奋的心情会有所减少。尽管此时孕妇的身心都会有所放松，但有时还是会有一些担心。孕4个月时，胎儿和母体都会产生很多变化，孕妈妈会对这些变化感到焦虑。孕妈妈会担心自己的营养够不够；胎儿的发育是否完好；自己的睡眠是否规律；自己的工作是否会对胎儿产生不利影响；是否该去医院做一些检查以及做何种检查等等。这个时候，孕妈妈的心情就会有些焦急，情绪也会有些波动。

体温稍高

与正常人相比，女性怀孕后的体温会相对较高些，一般为37℃左右。使孕妇体温高的因素，主要有神经、激素以及身体素质三方面。女性妊娠后，子宫须保持恒温状态才能满足胎儿的生长发育。为了更加周密地保护身体，孕妇皮肤内的"感应器"须更为敏感，故此时孕妇的体温会稍稍升高。

阴道分泌物增多

怀孕4个月时，孕妇的身体较之前会发生诸多变化，其中孕妇阴道分泌物会很快地增多。此时，阴道会分泌出一种类似于白带的物质。其实，这是阴道和宫颈共同的分泌物，包括白细胞、乳酸杆菌、阴道脱落的上皮细胞等成分。此时，孕妈妈要十分注意保持外阴部的清洁与卫生，孕妈妈要坚持每天勤洗外阴部，但是不能使用有强刺激性的肥皂。

身体重心改变

妊娠中期到来后，胎儿也进入了发育的黄金时期，孕妇的肚子也逐渐变大了。随着腹部的变大，孕妇体内的其他器官也会产生一定的位移，身体重心也逐渐前移，身体每个部位受力的方向也随之改变，稍不留神就会跌倒。因此，孕妇不要做要求精准平衡的运动。孕妇在轻松的心态下适当做一些孕妇舞蹈，有助于保持身体的平衡。

头发有所变化

孕妇或许还会注意到，自己的头发在妊娠期间也会发生相应的变化，即变好或变坏。由于怀孕期间孕激素增多，进而使头皮上腺体变得很活跃，加速了油脂的分泌。因此，孕妈妈的头发会比以前出油更多。

而且，孕妈妈还会发现，自己的头发会变得比以前更浓更密。具体来讲，妊娠期间，女性头发的生长会更加旺盛，而且掉发也比以前少很多。这样，很多孕妈妈就会觉得头发比以前增加了很多。

表4-2　孕4月孕妇指标

体重	由于食欲逐渐增强，先前下降的体重逐渐回升并增加
子宫	子宫逐渐变大，大小与新生儿头部大小差不多；肚子渐渐隆起，从外观上很容易看出已经怀孕
乳房	孕妇清楚地感到乳房在变大，乳头周围变黑，乳晕清晰可见，乳头能挤出像刚分娩之后分泌出的初乳一样的乳汁
排尿变化	排尿间隔的时间变短、次数增多，孕妇不可刻意不喝水或憋尿
阴道分泌物	白色、稀薄、无异味的分泌物增多
妊娠反应	晨吐以及恶心等早孕反应消失

二 定期孕检并进行优生咨询

> 孕妇第一次产检，最迟不要晚于怀孕4个月的时候，一般在怀孕第12周左右。在怀孕第28周以前，在第一次产检之后，每4周做一次产检；28周到36周时，每两周做一次产检；36周后直到分娩，每周做一次产检。孕妇初次产前检查具有十分重要的意义。
>
> 通过第一次产前检查，医生能够较早地全面掌握孕妇的身体情况，以便于查出各种不利于妊娠与分娩的因素，从而可以更好地保护孕妈妈的身体健康。
>
> 无论是孕妇的身体健康，抑或是胎儿的健康，都关系着整个家庭的健康与幸福。
>
> 通过产检，医生能够检查出胎儿是否患有疾病、是否畸形，避免了非健康胎儿的出生，从而确保了胎儿的健康。

❶ 可以做 B 超了

女性怀孕早期是胚胎发育的关键时期，也是胚胎最为敏感的时期。如果孕妇此时贸然做B超，那么胚胎中的绒毛超微结构以及细胞膜都会受到严重伤害，从而导致胚胎发育异常，甚至导致流产、胎儿畸形或胎死宫内。

而女性妊娠第4个月时，胎儿的各个器官大都已经形成。此时，做B超检查不会对胎儿造成多少影响。此时在B超的检测下，胎儿的头部、心、肝、脾、肾、胃、肺、膀胱、躯干器官以及四肢骨骼的发育状况已清晰可见。孕妇在此时做B超，不仅能够检测出胚胎的存活与否，还能检查妊娠部位的正常与否，并评定胎盘功能，为以后选择分娩方式做准备。

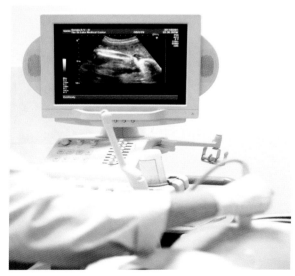

▲怀孕16周左右，B超检查可确定胎儿在宫内的情况。

❷检查孕妇是否患有其他疾病

检查子宫颈功能

子宫颈机能不全也称宫颈内口松弛，会导致习惯性流产和早产。女性妊娠时，子宫颈紧闭，子宫黏液将其封闭起来。因此，在孕妇出现阵痛之前，或者说子宫颈扩张前，胎儿就可以安稳地置于子宫中。然而，假如子宫颈机能不全，则会对胎儿产生十分不利的影响。

导致孕妇出现子宫颈机能不全的后天因素，主要有因急产而导致的宫颈管撕裂、宫颈过度扩张致使宫颈管损伤、宫颈局部组织的慢性炎症。先天性的子宫颈机能不全，主要是由于先天性子宫发育不良所致。

而子宫颈机能不全引发的流产，多见于女性怀孕4个月以后。假如孕妇此前有过因子宫颈机能不全而致使胎儿早产或流产的现象，那么孕妇可以在再次怀孕以前做手术加以矫正。目前比较有效的措施是在妊娠16～18周，进行子宫颈环扎术。手术后，孕妇要注意卧床休息，以及适当补充维生素E等，保证胎儿足月孕育。

肝炎的筛查

孕妈妈如果患有病毒性肝炎，会将肝炎病菌传染给胎儿，严重影响胎儿的生长发育，甚至会导致胎儿早产或新生儿死亡。因此，孕妈妈应按时做肝炎的筛查。其中，尤其以乙型肝炎和丙型肝炎最为重要。

通常，丙型肝炎经过输血、血液透析、肾移植、母婴传播等方式感染，且大部分患者没有明显症状，少数会感到发热，有腹泻、呕吐症状。

经过筛查，一旦确诊孕妈妈患有乙型肝炎，孕妈妈在妊娠期以及分娩期间都有可能将病毒传染给宝宝。所以，为了保证宝宝不受病毒影响，应给新生儿注射乙肝疫苗。

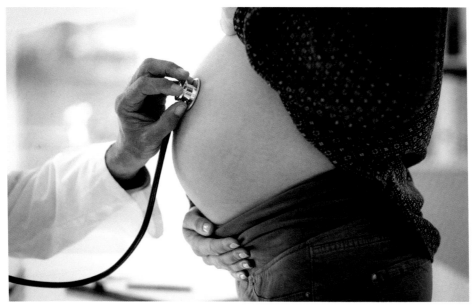

◀怀孕后，每个月都要检查胎儿发育的情况，孕妈妈要定期产检。

三 日常起居安排

孕妇要始终保持良好的心态，要有愉悦的心情。对于即将成为母亲的孕妇来说，心中既有迎接新生命诞生的兴奋，同时也充满了不安。面对紧张情绪，要保持平稳的心态，有助于顺利渡过难关。

此时，胎儿处于生长发育较快的时期，需要大量的营养。因此，孕妇的饮食要以清淡为主，还要保证营养的充分、全面、合理。孕妇不要挑食、偏食，适量补充蛋白质、维生素、矿物质。而且，孕妇应避免吃冷饮，少吃盐多的食物，多吃含钙的食物。

❶ 孕妇应培养良好的生活习惯

○ 休息方面。孕妇每天都要保证充足的睡眠及休息时间。

○ 个人卫生方面。孕妇应常换洗内裤，且要选择棉质、宽松的内裤；要保持身体洁净，采用淋浴的方式洗澡；不染发、不烫发。

○ 要穿低跟鞋、宽松衣服。

○ 运动方面。要坚持适当做一些家务，并进行一些体育锻炼。

○ 饮食方面。孕妇要远离咖啡、茶和可乐等咖啡因含量高的饮料，还要戒烟、戒酒。

○ 其他方面。孕妇还应远离各种辐射，不要喂养宠物。

❷ 掌握合适的洗澡方法

女性妊娠后，新陈代谢加快，身体出汗较多，阴道分泌物也会增加。因此，为了预防孕期感染，孕妇应经常洗澡，保持皮肤和外阴的洁净。

采用合适的洗浴方式。为了更好地保护胎儿，孕妇应采用淋浴的方式，避免坐浴。对于敏感部位，孕妇应采取合适的清洗方式。

同时，孕妇还可以采用一些使自己放松心情的方式。如边洗澡边听音乐、使用香薰，都能够促使孕妇保持轻松愉悦的心情。此外，孕妇还应使用温和、没有刺激的沐浴液和洗发水。轻轻地揉搓身体，并进行适当按摩，也有助于缓解紧张的情绪，有利于胎儿的健康发育。

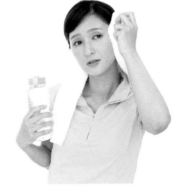

▶ 孕期容易出汗，孕妇要勤擦拭，勤洗澡。

❸ 尽量站直

怀孕后，孕妈妈全身各关节的韧带都会有所松弛，且身体重心也会因体重和体型的变化而发生改变，从而使孕妈妈感觉背部不舒服而变得有些驼背。孕妈妈应谨慎对待这一现象，站的时候尽量站直，也可以通过做一些肌肉强化运动、关节舒展运动来改善这个问题。

走路时，孕妈妈可以尽力保持下巴和地面的垂直，手臂自然下垂且摆动幅度不宜过大；当从椅子里站起来时，孕妈妈应缓缓地将上身弯到腹部，并不要摆动背部，也不宜翘臀。然后，孕妈妈再慢慢地站起来。

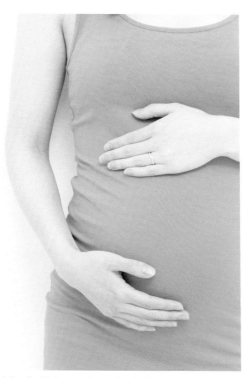

▲孕期不宜长时间站立，否则易压迫腿部神经，造成下肢浮肿。

❹ 重新开始性生活

在女性妊娠的前3个月中，为了胎儿的安全，夫妻不能有性生活。而第4个月时，胎盘已逐渐形成，妊娠处于较为稳定的时期。而且，孕妇的早孕反应也已经消失，可以适当地过夫妻生活。

经国内外专家证明，此时适度地过夫妻生活，会使夫妻和睦恩爱，孕妈妈的心情会更加舒畅，进而促进宝宝健康地生长发育，而且宝宝出生后，反应会较为敏捷，语言发育较快，身体也更为健康。不过，此时性生活并非越多越好，一定要合理适度，以免对宝宝产生不利的影响。

此时的夫妻性生活以每个星期 1 ~ 2 次为最佳。至于性交姿势，夫妻可以采用双方习惯和感到舒服的姿势。一般地讲，此时可以采用的体位有前侧体位、后背体位、侧卧体位、前坐体位。

❺ 不要长时间坐着

对于孕妈妈来说，长时间处于静止状态，不仅使孕妈妈身体产生不舒适感，还会影响胎儿的健康。尤其在妊娠的最后3个月中，由于孕妈妈下半身的血液循环能力要比平时差，因此孕妈妈即便是短时间内坐着不动，也容易导致全身血液循环不畅，从而出现脚踝肿胀、静脉曲张等现象。如果这种状况继续下去，孕妈妈患有血栓性静脉炎综合征的概率就会增加。

孕妈妈每天持续坐2个小时后就应站起来活动一下，如适当地爬爬楼梯。孕妈妈若需要坐长途的飞机或火车，则坐1个小时后就应站起来活动活动；孕妈妈如果坐的是汽车，也应在汽车停车的间隙下车活动一下。

❻ 逐渐转变睡姿

女性怀孕4个月时，随着胎儿的逐渐发育，子宫也逐渐变大，而孕妈妈的睡姿就显得尤为重要，不能再保持和平常一样的睡姿了（前3个月可以）。因为，孕妈妈的不良睡姿会影响子宫的位置，进而使子宫周围的组织和器官受到压迫，对子宫和胎盘的血流量产生不利影响。科学地讲，孕中期孕妈妈应该尽量采用左侧卧的睡姿。

左侧卧能够缓解妊娠时子宫对母体下腔静脉的压迫，使流入心脏的血流量有所增加。随着血液流入心脏的增加，孕妈妈肾脏血流量也会逐渐增多，这样不仅可以有效改善脑组织的血液供给，还有助于预防妊娠高血压综合征的出现。同时，左侧卧可以纠正右旋子宫，进而避免胎位位置的异常；也可以改善子宫和胎盘的血液量，从而有助于胎儿的健康发育。

❼ 孕4月准爸爸的角色

孕妈妈妊娠第4个月时，丈夫应从各个方面扮演好准爸爸的角色。

在检查方面，这时孕妈妈需要经常做产检，而准爸爸应尽量做到每次都陪伴在妻子身边。

就运动而言，从孕4月开始，孕妈妈需要做一些户外运动，更需要准爸爸的陪同。

就饮食而言，准爸爸应为妻子准备营养丰富、搭配合理的日常食谱。准爸爸应主动担起做饭的任务，准备一些妻子爱吃的食物。

孕妈妈有时候会心情不佳，容易发脾气。准爸爸应该体谅妻子，经常安慰妻子，常常给妻子讲幽默故事，使妻子保持愉快的心情。此外，准爸爸还应陪同妻子参加孕妇课程，并经常参与到对宝宝的胎教中，做一个称职的丈夫和爸爸。

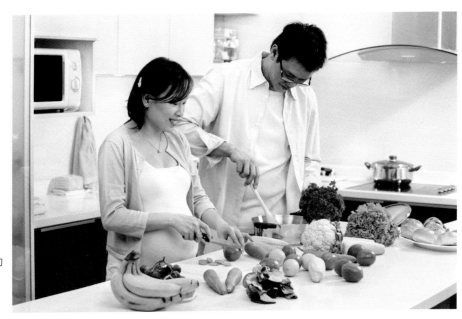

▶ 准爸爸的积极参与，有助于孕妈妈轻松度过孕期。

❽ 制订运动计划

此时，早孕反应已经消失，孕妈妈可以适当做一些运动了。游泳、跳慢节奏的舞蹈以及做球操都是很好的运动项目。

游泳能强健孕妇的心肺功能，也能减轻各个关节的负荷，对改善静脉曲张也有很好的效果。妊娠体操能够增强孕妈妈腹部、背部及骨盆肌肉的张力，借以支撑逐渐变大的子宫，同时更好地促进胎儿的健康成长，维持身体的平衡。通常，妊娠期间，孕妈妈可以根据自己的条件酌情选做下列运动。

盘腿坐式运动

孕妈妈可以平坐在床上（或舒适的垫子上），双腿前后平行相接。这样不仅有助于增强腿部肌肉的力量以及全身关节韧带的张力，也能更好地预防孕妈妈在妊娠后期因子宫的压迫而引发痉挛等问题。对于这种运动，孕妈妈从孕4月起坚持每天做1次，每次持续10~30分钟。

此外，盘腿坐着时，孕妈妈还可以将双手置于两个膝盖骨上，然后用双臂辅助双腿上下运动。这种运动方式有助于增强孕妈妈小腿肌肉的张力，也能有效地防止孕妈妈出现小腿抽搐等现象。对于这一运动，孕妈妈可以每天坚持做1次，每次重复5遍。

脚部运动

妊娠后，孕妈妈的体重会逐渐增加，而腿部和脚部会受到极大地压迫。因此，孕妈妈应经常做脚部运动，如借助于能够弯曲的脚趾，用脚趾夹一些小石块、小玩具，或者向不同的方向摇动双脚等。这样不仅能强健孕妈妈脚部肌肉力量，也有助于孕妈妈保持身体的平衡。

腿部运动

做运动时，孕妈妈可以双手轻轻地扶着椅子背部，两腿轮流从左右方向往下压。这种运动，不仅能起到增强孕妈妈骨盆底肌肉力量的作用，还能有效地锻炼孕妈妈会阴部肌肉的弹性，从而有助于宝宝的顺利娩出。从孕4月起，孕妈妈应每天早晨和晚上各做5次，每次10分钟左右。

❾ 孕妈妈应常做凯格尔运动

调查发现，70%的女性在怀孕期间容易出现压力性尿失禁现象，很是困扰。研究表明，凯格尔运动不仅能够缓解这种尿失禁现象，还能使第二产程的时间变短。凯格尔运动，也称骨盆底收缩运动，即一套能够增强骨盆底肌肉力量的练习。骨盆底肌肉承担着子宫、直肠、膀胱、尿道，而这套运动方案能够强健骨盆底肌肉。

最初做凯格尔运动时，孕妇可以每天按规律地做，早晨醒来或睡觉前都可以做。随着孕妇骨盆底肌肉力量的逐渐增强，孕妇可以增加每天做运动的次数，以及每次骨盆底肌肉收缩的时间。比如，孕妇可每天做3次凯格尔运动，一次做3~4组练习。

孕妇要将这一运动作为孕期生活的一个组成部分，要坚持练习，对孕妇以及胎儿都有很大的益处。

凯格尔运动具体步骤

孕妇在做凯格尔运动之前，应先将膀胱内的尿液排净。而且孕妇还可以垫上护垫。在整个过程中，孕妇应放松心情，按照平常呼吸的节奏呼吸，除了骨盆底肌肉用力外，要保证身体的其余部位完全放松。此时，孕妇可用手轻触腹部，若腹部紧缩，说明身体并未完全放松。

孕妇平躺下，两膝弯曲。

慢慢地收缩臀部的肌肉，并向上提肛。

紧闭阴道、尿道、肛门。此时，孕妇的动作类似于尿急而又不能上厕所时的动作。而且在练习过程中，孕妇可用干净的手指放入阴道中，若手指能有压迫感的话，证明运动的方法是对的。

保持骨盆底肌肉持续收缩5秒钟，而后逐渐地放松。5～10秒后，再次收缩。

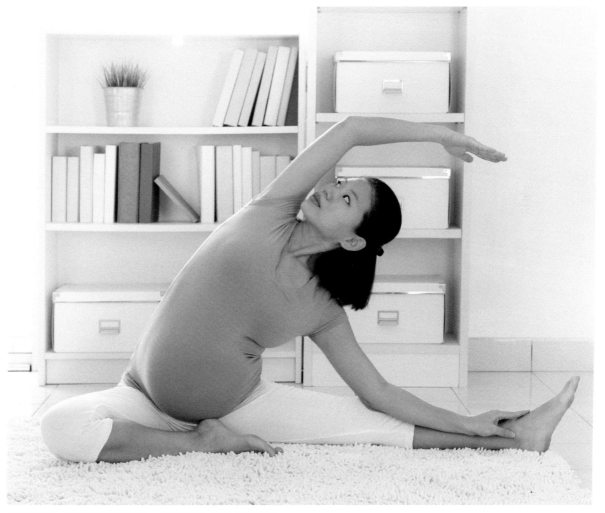

▲孕妇操是一种不错的有氧运动，节奏感强，适合孕期锻炼。

四 科学的饮食安排

孕4月属于怀孕中期。此时，孕吐现象已经消失，胎儿也正以较快的速度发育着，孕妇需要大幅度地加强营养了。

❶ 孕中期的饮食原则

在具体的饮食中，要遵循以下原则。

由于孕妈妈机体代谢加快，因而孕妇对糖分的需求增多。同时，与怀孕早期相比，孕妇需要的热量也明显增多。因此，此时准爸爸可以为孕妈妈准备富含这些营养物质的主食和辅助饮食。

摄取充足的蛋白质。此时，孕妇的早孕反应已经消失。胎儿生长很快，胎儿和母体都需要充足的蛋白质。孕妇需要的蛋白质主要分动物蛋白和植物蛋白两种。每天需要的蛋白质约为75~108克，两者的需求量应该相同。动物蛋白，主要有鱼、蛋奶类、瘦肉、家禽等。这些食物不但富含蛋白质，而且含有大量的维生素、矿物质，营养价值极高。植物蛋白主要包括豆类制品、坚果等。

孕妇每天应摄取约为60克的脂肪。为了满足孕妇机体的生理需要，也为了日后分娩和产后哺乳做储备，此时孕妇每日要摄取适量的动植物脂肪。而且，孕妇对这两者的摄入量应该合理。肥肉和动物油中富含动物脂肪，而豆油、花生油、核桃、菜油中则富含植物性脂肪。

孕妇应保证每天摄入适量的铁。孕4月属于妊娠中期，极易发生贫血。因此，孕妇应多吃富含铁的食物，如动物血、动物的肝、精肉、蛋等。同时，孕妇还可以多吃一些深色蔬菜、水果等，这些食物能够促进孕妇对铁质的消化吸收。

切忌挑食、偏食。此时，孕妇不可以过多地吃自己偏爱的食物，也不可以拒绝吃某些富含胎儿必需营养物质的食物。

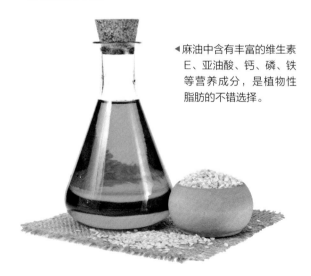

◀麻油中含有丰富的维生素E、亚油酸、钙、磷、铁等营养成分，是植物性脂肪的不错选择。

❷ 开始摄入具有补脑作用的食物

妊娠第4月是胎儿大脑开始形成的时期，因此孕妈妈应从饮食中摄入更多有助于胎儿脑部发育的食物。

多吃脑黄金

脑黄金，指DHA（即二十二碳六烯酸），是人体所必需的一种多不饱和脂肪酸。DHA是促进人体神经系统细胞生长的一种重要物质，也是大脑和视网膜的主要组成部分。

孕妇摄入适量DHA，具有非常重要的意义。适量的DHA能够有效地预防早产，并适当增加新生儿的体重。孕妇坚持服用一定量的DHA，能够使胎儿的早产率降低1%。同时，宝宝出生后的体重也会平均增加100克。孕妇适量吃DHA，还有助于胎儿大脑和视网膜光感细胞的健康发育。

为了保证胎儿的正常发育，孕妇可以适当吃富含DHA的营养品，还可以多吃富含DHA的食物。一般，富含DHA的食物主要有肥肉、蛋黄、鱼、大豆、木耳、大蒜、香蕉、鲜杏、牛奶等。

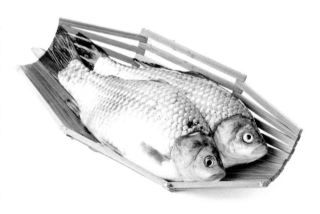

▲鱼肉中含有较多不饱和脂肪酸，有助于宝宝大脑发育。

表4-3　常见的补脑食物

牛油、猪油等	富含动物性脂肪
大豆油、花生油、菜籽油等	富含植物性脂肪
猪牛羊的肉、肝、腰子以及鸡、鸭、鱼、虾、牛奶、羊奶等	富含动物蛋白
黄豆、青豆、黑豆、豆浆、米、面、花生、核桃、榛子等	富含植物蛋白
牛奶、大豆、芝麻、绿色蔬菜等	富含钙
大米、大枣、水果、甘蔗、萝卜等	富含糖
各种海产品，尤其以海带、海蜇、紫菜为最佳	富含碘
鱼类、海产品等	富含维生素A
芦笋、杏仁、蛋等	富含B族维生素
樱桃、猕猴桃、西红柿、柠檬、苦瓜、草莓等	富含维生素C
谷物、麦芽、植物油、绿叶蔬菜等	富含维生素E

孕4月的胎教安排

当女性妊娠第4个月时，胎儿渐渐长大，胎儿对外界声音的刺激非常敏感，能够辨别出所听到的各种不同的声音。而且，胎儿还会模仿这些声音，并形成某种"记忆"，为出生后的早教打下基础。

因此，准父母可以根据胎儿这个特点，选择一些有助于刺激其听觉器官的胎教，如对话胎教、音乐胎教、阅读胎教等。在对话胎教时，孕妈妈如果经常夸奖胎儿，胎儿能感受到来自母体的情绪，自己的情绪也会非常良好，有助于脑部发育。如果此时配上胎儿爱听的音乐或者孕妈妈轻声地哼唱，对胎儿进行音乐胎教，效果也很不错。

同时，在妊娠第4个月时，胎儿对光线的反应已经非常敏感了。因此，孕妈妈还可以对胎儿进行视觉胎教，以便锻炼胎儿的视觉功能。在视觉胎教时，孕妈妈可以将手电筒放在腹部并有规律地进行照射。而且，每次照射时间以30秒为最佳，每天照射3次，并将胎儿的反应一一记下。

❶ 准父母要经常一起散步

孕妇妊娠第4个月时，为了胎儿更好地发育，准父母要经常一起散步。

准爸爸要选择孕妈妈精神状态最稳定的时候外出散步，最好在每天的上午10点到下午2两点之间陪同孕妈妈一起散步。不过，散步的时间也无须这样严格，只是应该避免受到强紫外线的照射。一般而言，孕妇坚持每天散步30分钟，对胎儿和母体都有很大的益处。每个星期以散步3～5次为最佳，当然孕妇也可以依照自己的身体状态而决定散步的次数。

同时，准父母在散步时还应注意很多细节。在散步期间，若孕妇感觉到疲劳，可以暂时停下来休息片刻后再继续散步。如果孕妇过度疲劳，则孕妇的腹部很容易出现疼痛的现象。因此，一旦孕妇产生疲倦、腹部阵痛时，应马上停止散步。假如孕妇在散步时出现冒冷汗、眩晕的现象，应马上去医院进行相关检查和治疗。

准父母在散步前，要做好充分准备

应确保孕妇的身体状态良好，没有任何不适症状出现。

孕妇应选择轻便舒适的鞋子，如鞋子的开口要宽、鞋面要低、鞋子的弹性要好。同时，孕妇还需要穿上舒适的袜子，以便很好地保护脚部。

要注意水分的适量补充，以便防止孕妇出现脱水现象。为此，准父母应提前准备一些矿物质饮料、大麦茶等。

应避免空腹散步，否则很容易使孕妇感到极度的疲惫。所以，在散步1个小时以前，孕妇应吃适量的食物。

❷ 孕妈妈要经常构想宝宝的形象

随着妊娠中期的到来，胎儿的发育也逐渐变快，此时，胎儿已经越发"人模人样"了。为了配合胎教，孕妈妈还应常常想象腹中宝宝的形象。

如果孕妈妈心中保存着美好愿望，那么孕妈妈的一言一行就会做得很好。正因为孕妈妈对未来的宝宝有了一种美好期待，因而孕妈妈就会时常非美丽的事物不看、非称心的事情不做。这样，孕妈妈可以不断强化心中宝宝的美好形象，经常想象期望中宝宝的形象。

孕妈妈在构想心目中的宝宝时，不要笼统地想象，要将这种构想具体化、形象化。比如，孕妈妈可以经常欣赏一些可爱、美丽的儿童画以及儿童的照片。孕妈妈可以将准父母的优点集中起来，在大脑中为宝宝构想一个清晰的画像，且不停地强化这个画像。每次构想这个画像时，孕妈妈可以轻柔地告诉宝宝："宝宝，你会长得这样哦。"久而久之，孕妈妈的这些构想就会被胎儿接受，也就成为一种很好的胎教。

❸ 为宝宝唱摇篮曲

孕妈妈应懂得胎儿喜欢听熟悉的曲子。选择胎教音乐时，尽量多选一些短但旋律优美的曲子，并且要多听几遍，让胎儿熟悉起来。要知道，胎儿不怕重复，他更喜欢熟悉的东西，一次又一次，不厌其烦。

▼听音乐可帮妈妈放松心情，起到情绪胎教的作用。

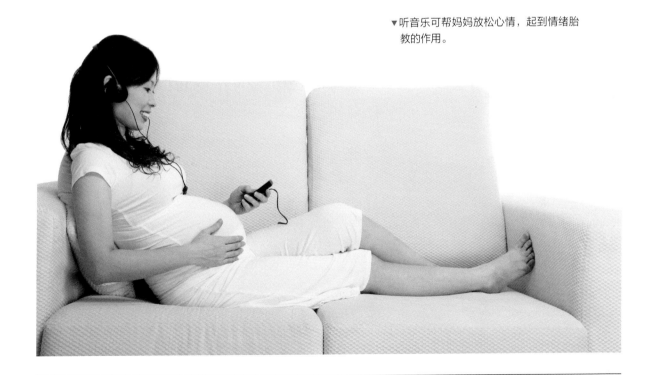

④ 准爸爸要多多参与胎教

胎教不仅是孕妈妈要做的工作，同样也应有准爸爸的积极参与。准爸爸还应关心和体贴妻子，经常陪妻子散步，主动做家务，与妻子一起选择胎教音乐、购买胎教书籍，并帮助妻子记好胎儿发育日记。

科学表明，胎儿很容易接受低频率的声音，因此准爸爸那种低沉、浑厚、粗犷的声音非常适合锻炼胎儿的听觉功能。因此，妻子怀孕后，丈夫应隔着妻子的肚皮常常轻柔地抚摸胎儿，与胎儿对话、讲故事，有助于胎儿听觉器官的健康发育。

而且，准爸爸应常常保持愉快的心情，加入到对胎儿的胎教中。因为准爸爸的情绪能够对孕妈妈产生影响，孕妈妈轻松愉快的心情可以使大脑皮层兴奋起来，并使孕妈妈的血压、脉搏、呼吸、消化液的分泌都处于稳定、协调的状态，从而有助于改善胎盘供血量，促进胎儿健康生长。因此，准爸爸在胎教中所起的作用是孕妈妈无法替代的。

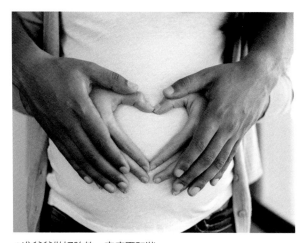

▲准爸爸做好胎教，家庭更和谐。

⑤ 三种胎教方法

对话胎教

女性在妊娠第4个月时，可以对胎儿进行对话胎教了。

准父母可以为胎儿朗读文学作品，特别是那些优美的散文、诗歌。在朗读文学作品时，孕妈妈需先陶醉在作品描绘的优美意境中，然后再用温和、轻柔的语调读给胎儿听，有助于胎儿将来语言能力的发展。

为了更好地进行对话胎教，孕妈妈还可以向胎儿诉说日常生活中的一些简单用语、期望性话语，如"我的宝贝，你快快长大吧""宝贝长得胖胖的""宝贝长得高高的""宝贝的眼睛大大的，像妈妈""宝贝像妈妈一样白，像爸爸那样聪明"；赞美性话语，如"你真是爸爸妈妈的好宝贝""宝贝最懂事了""宝贝真乖"；问候性话语，如"宝贝，早上好""宝贝，昨晚睡得香吗""宝贝，开心吗"。在胎教前后，适合孕妈妈的话语有"宝贝，醒醒吧""宝贝，我们开始上课咯""宝贝，让我们一起听乐曲吧""宝贝，晚安咯""宝贝，好好休息吧"。

孕妈妈还可以通过对胎儿进行诱导来实施对话胎教。比如，孕妈妈洗澡时，可以说："宝贝，听，这是流水声，妈妈在洗澡澡"；孕妈妈在感觉到胎动时，可以说："宝贝，又开始淘气了""宝贝，又踢妈妈了"；孕妈妈欣赏音乐时，可以说："宝贝，陪妈妈听听音乐吧""宝贝，听到音乐了吗"等；孕妈妈对胎儿进行动作刺激时，可以说："宝贝，让妈妈抚摸你一下""宝贝，妈妈拍拍你""宝贝，我们散步吧"等。

孕妈妈进行对话胎教注意事项：

- 孕妈妈的声音经过羊水后会有些模糊不清，因而孕妈妈的声音需适当提高一点，吐字需清晰，语速应缓慢，内容应发自内心。
- 孕妈妈要坚持进行这种对话胎教。每次持续的时间可以长短不一，但应尽量每天都做一次对话胎教。
- 在对话胎教时，孕妈妈的内心不要存有烦躁之感，应保持愉快的心情，不要心存负担。

音乐胎教

女性怀孕4个月时，胎儿听觉器官已经基本发育，对外界声音的刺激能够做出相应的回应。因此，在这个阶段对胎儿进行音乐胎教能够收到很好的效果。

在挑选音乐的时候，孕妈妈要掌握挑选胎教音乐的细节。孕妈妈选胎教音乐最重要的一点是自己喜欢。如果别人说莫扎特的音乐对胎儿有多么好多么好，但只要你听了心烦，就不用犹豫，把CD放在一旁或干脆扔了它，强迫自己听可就是大错特错了。

不仅仅要孕妈妈自己喜欢，所选择的曲子还应该有助于胎儿发育。应避免那些听了之后就令人慷慨激昂或满腔愁绪的曲目，适宜听一些优美、宁静的能够使你感到轻松愉快、情绪稳定的曲目。如果在孕妈妈听音乐时，突然冒出一段高亢的音乐，使孕妈妈受到惊吓，可能会导致胎儿畸形或形成闭锁心理。

为了增强音乐胎教的效果，孕妈妈在选择音乐时还要注重音质。那些杂音大、放音效果失真的音乐，不但会降低音乐胎教的效果，甚至会变成影响胎儿神经系统发育的噪声。

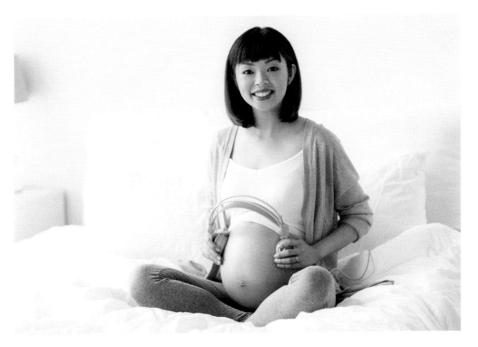

▶不要选择节奏太快的音乐做胎教音乐，否则胎儿会紧张。

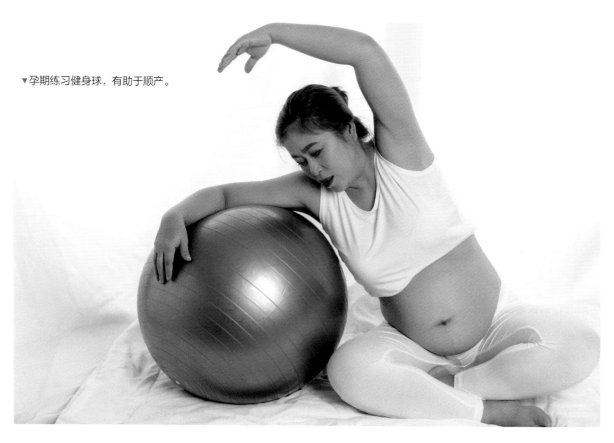

▼孕期练习健身球，有助于顺产。

运动胎教

运动胎教能够有效地辅助胎儿活动，并促进胎儿大脑和肌肉的正常发育。科学研究表明，在母体内就接受过一定锻炼的胎儿，出生后翻、爬、坐、立、走、跳等动作的发育都会比普通宝宝早。尤其是运动胎教能够有效促进胎儿小肌肉的良好发育。人们常说心灵手巧，说明心灵与手巧之间有密切的联系，胎儿动作的发育一定程度上也能预示胎儿大脑的发育状况。因此，孕妈妈应该重视运动胎教。

孕4个月的孕妈妈在对胎儿进行运动胎教时，首先要保证全身放松，应采用仰卧的姿势。孕妈妈双手在腹部一来一回地轻柔抚摸，随后可以用手指轻触腹部的各个地方，同时仔细留意胎儿对此的反应。

最初对胎儿进行运动胎教时，孕妈妈的动作一定要轻柔，时间也不宜过长，一般以5~10分钟为佳。同时，孕妈妈要在胎儿精神状态最佳的情况下进行运动胎教。一般而言，胎儿在早晨和晚上的精神状况很好，适宜进行运动胎教。对于运动胎教，胎儿此时已能做出反应，只是这种反应较为缓慢而有节奏。

孕4月常见不适及防治

孕妇怀孕第4个月时，胎儿的生长发育加快，母体也会随之发生很多变化。

❶ 变得爱发脾气

孕妇体内的雌激素会出现显著变化，从而影响到孕妇的情绪变化。当孕妇体内的雌激素水平下降时，孕妇的心情极易出现很大的波动，容易出现焦躁、低落等不良情绪。因而，孕妇体内雌激素的高低变化，容易引起孕妇的情绪异常。孕妇经常会因一点鸡毛蒜皮的小事而心情抑郁，动辄发脾气，甚至悲伤流泪。为此，孕妇的家人会觉得女性怀孕后容易折腾。这是女性在妊娠期的常见行为，孕妇的家人应体谅孕妇的心情，经常给予孕妇安慰和关怀。丈夫更应加倍体贴和关心妻子，经常和妻子谈论轻松愉快的话题，使妻子心态平和、心情愉悦。

❷ 可能开始有牙病

妊娠后，孕妇体内雌激素和孕激素会增加，使牙龈毛细血管出现扩张、弯曲、弹性变弱的现象，导致血液瘀滞、血管壁通透性增强，从而诱发牙龈炎。而且，孕妇的饮食习惯以及身体状况也在发生改变，很容易忽视口腔卫生，也极易诱发牙周疾病。孕4月时，孕妇一旦出现牙病，可以在医生的指导下进行相关治疗。

预防妊娠期牙病的措施

避免吃容易粘在牙齿缝隙中的甜食，如软糖、太妃糖等。因为，这类甜食的渣滓会留在牙齿缝隙中，且不易清除，容易导致牙病的发生。

可以选用电动牙刷。电动牙刷不仅能较为彻底的清洁牙齿，还能对牙龈进行按摩，从而更好地保护牙龈健康。

应摄入充足的钙质和维生素C。孕妇体内如果缺乏必要的维生素C，就很容易出现牙龈疾病。因而，孕妇应保证摄入充足的维生素C。

应养成饭后刷牙的生活习惯。孕妇可以在办公室准备一套刷牙用具，这样有利于孕妇及时清除食物残留，有利于保护牙齿健康。

可以随身携带一小瓶漱口水，有利于清洁牙齿。

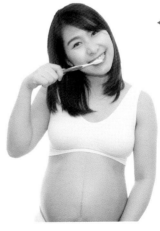

◀ 建议孕妇每天早晚各刷一次牙，餐后及时漱口。

❸ 容易鼻塞

孕妇怀孕后，由内分泌系统所分泌的激素会增多，进而使鼻黏膜受到刺激，导致鼻黏膜血管充血肿胀，从而出现鼻塞。孕妇顺利生产后，这种鼻塞现象就会消失，也不会留下后遗症。所以，孕妈妈应放松心情，不要过度紧张，否则会使鼻塞症状变得更加严重。

一旦出现鼻塞，孕妇可以用热毛巾敷在鼻子上，或者用热蒸汽熏鼻子，能够有效地缓解鼻塞症状。而且，

孕妇应谨记不要滥用滴鼻药物，如滴鼻净、麻黄素等。尤其是当孕妇血压稍高时，更应避免使用麻黄素等药物，否则会使血压升得更高。

同时，孕妇在妊娠期间应做好预防鼻塞的工作。比如，孕妇不要接触含有过敏原的物质、污染物，如不要到烟雾多以及有人吸烟的地方。孕妇每天应多喝水，每天坚持用盐水清洗鼻子。此外，孕妇也可以用一条热毛巾敷在脸上，或者洗个热水澡，也有助于缓解鼻塞症状。

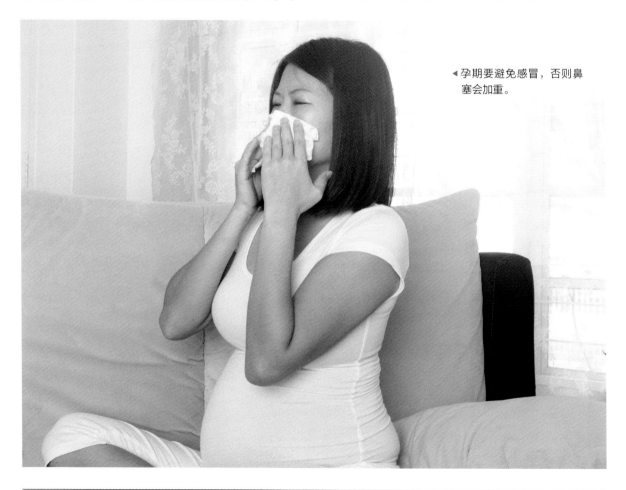

◀孕期要避免感冒，否则鼻塞会加重。

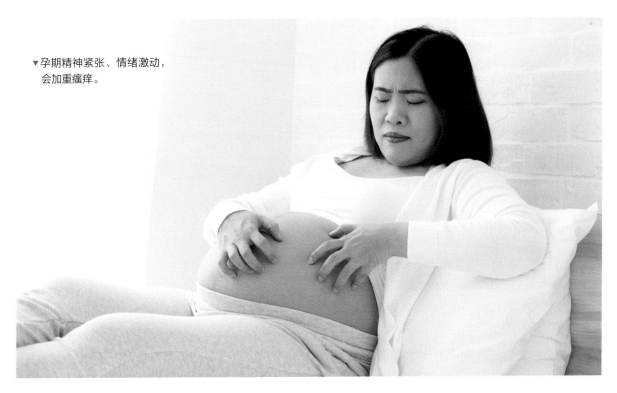

▼孕期精神紧张、情绪激动，
会加重瘙痒。

❹ 皮肤瘙痒

女性妊娠4个月时，由于胆管受到胎儿的压迫，导致胆汁引流受阻，影响了胆盐的排泄。这样，胆盐就会在淤积在孕妇的肝脏内和血液中，从而产生黄疸。而神经末梢受到血液中胆盐的刺激，在临床中就表现为皮肤瘙痒的症状。

一般而言，孕妇瘙痒的部位多为腹部，也有少数人的瘙痒会遍布全身。而且，瘙痒的程度也因人而异。通常，瘙痒症状在孕妇产后就会消失。

为了更好地预防皮肤瘙痒的发生，孕妇应严格注意日常的饮食起居，并养成良好的生活习惯。孕妇应避免吃某些容易致敏的食物、辣椒等刺激性强的食物、异性蛋白类食物。同时，孕妇应保持身体清洁，经常换洗内衣裤，应穿着纯棉衣物。

治疗皮肤瘙痒的方法

一旦出现皮肤瘙痒症状，孕妇应尽量保持轻松的心情，否则会加重瘙痒。

孕妇不要过度地抓挠瘙痒部位，否则留下的抓痕很容易引起化脓性感染。

皮肤瘙痒严重时，孕妇可以在医生的指导下选用药物治疗。

若是局部瘙痒，孕妇可以适当在瘙痒处涂抹薄荷粉。

若是全身瘙痒，孕妇可以在短期内适量服用镇静剂、脱敏剂。

⑤ 贫血

怀孕4个月的孕妇比较容易产生贫血现象，而且多是缺铁性贫血。孕妇表现为头晕，疲劳，脸色苍白，胸口疼，指甲变薄、易折，心悸，呼吸困难等；胎儿则发育缓慢，宝宝出生后也易发生贫血现象，学习能力低下。

对于血色素在 100 克 / 升以上者，可食补

多食用黑木耳、红枣、红豆。这三种物质中含有丰富的铁，能够有效地预防与治疗孕妇的缺铁性贫血，还能起到强壮滋补的作用。

注意多从动物内脏中吸收营养。孕妇多食用猪肝、鸡肝、牛肝、羊肝等，能够对缺铁性贫血起到很好的辅助治疗作用。

从动物的血液中吸收营养。孕妇经常食用动物血与内酯豆腐做的汤，能够有效防治缺铁性贫血。

孕妇每天都要食用一定量的水果。水果中富含大量的维生素C，能帮助孕妇更好地吸收食物中的铁。

孕妇还可以食用一些粥汤来防治缺铁性贫血。如桂圆莲子汤、黑木耳肉羹汤、参枣汤、鲤鱼补血汤、血糯红枣粥、龙眼粥、羊骨粥等，均有很好的补血功效。

对于血色素低于 100 克 / 升者，应在食补的基础上口服铁剂

对于中度以上的贫血，一般口服铁剂能够有效地治疗贫血，多用硫酸亚铁、葡萄糖酸亚铁、维血冲剂等。其中，服用硫酸亚铁时，每次0.3 ~ 0.6克，一日3次。

孕妇服用铁剂时，还要知道一些注意事项。可以用果汁送服，促进对铁的吸收；铁剂会对胃黏膜产生刺激，服用会出现恶心、呕吐、胃部不舒服等现象，故应在饭后或餐中服用铁剂。服用铁剂后，大便会呈现黑色，为正常现象。

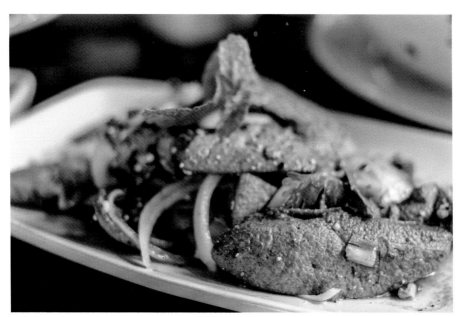

◀猪肝营养丰富，可帮孕妇补充铁、钙、锌等营养素。

❻腹泻

一旦出现孕期腹泻，很多孕妇就会十分紧张不安，纷纷吃药、打针，生怕影响胎儿。

一般正常人每天大便一次，而孕妇则隔日或几天大便一次。当孕妇妊娠时，每天大便的次数变多，大便呈稀状，且伴有腹痛或肠鸣现象时，就意味着孕妇出现腹泻了。

孕妇腹泻时，会出现脱水现象，影响对营养物质的吸收，进而不利于胎儿的正常发育。孕期腹泻严重时，会使子宫收缩，极易导致流产。

如果孕妇出现腹泻症状，应适当补液，不仅是为了补充由于腹泻而消耗掉的水分和电解质（特别是钾离子），也是为了补充由于腹泻而导致孕妇丢失的热量。而且，孕妇还应注意观察胎儿的状况是否正常，是否有早产或流产的先兆。

同时，有些孕妇为了治疗腹泻会急着服用抗生素。其实，有些抗生素不仅会使孕妇出现不良反应，还有导致胎儿畸形的危险，因而孕妇应慎用抗生素。相比之下，某些药性和缓的抗腹泻剂有助于吸收水分减少胃肠蠕动，适宜孕妇服用。思密达属于八面蒙脱石的一种，具有抗腹泻的功效，吸附面较大，不会被人体吸收，还能吸附一些致病细菌，十分安全有效。

引起孕妇腹泻的因素

- 感染极易引发孕妇腹泻，如肠道感染、病毒性感染。导致感染的常见病原体，主要包括病毒、沙门菌、弯曲杆菌等。
- 饮食不当也容易导致孕妇发生腹泻。孕妇怀孕时，若食物粗糙或变质、饮食习惯不良、对海鲜类食物过敏等都极易导致孕妇出现腹泻症状。

某些慢性疾病也会导致孕妇腹泻，如结核、结肠炎、甲状腺疾病等。

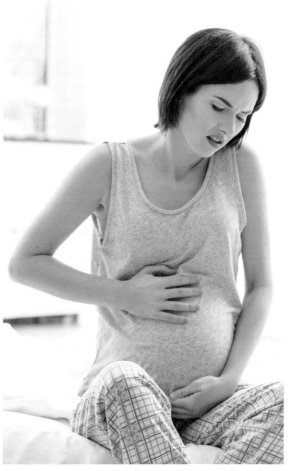

▲腹泻孕妇要多喝水，不吃辛辣刺激、生冷食物，同时密切观察胎儿情况。

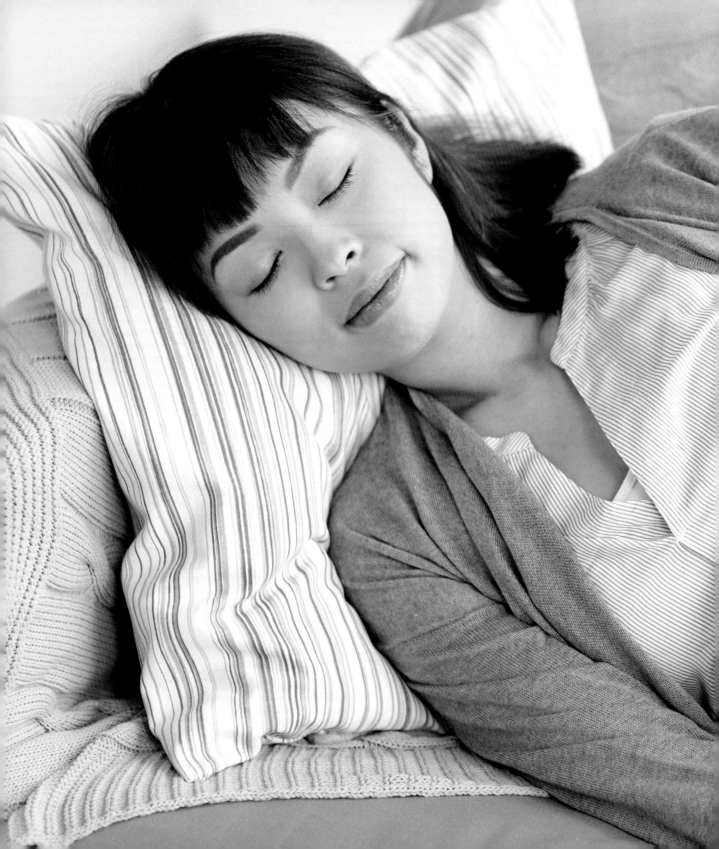

第五章

孕5月，神奇的胎动

在妊娠第5个月时，
胎儿的身长、
体重都有了明显的增加，
也进入了生长发育较为快速的时期，
孕妈妈应及时补充营养。
此时，孕妈妈会感觉到胎动更加明显了。

孕5月胎儿和孕妇的变化

孕 5 月胎儿的发育情况

第17周的胎儿：自己玩脐带

女性怀孕17周时，腹中的胎儿好像一只梨子，身长约18厘米，体重约为170克。胎儿在妈妈的腹中更加调皮了，胎儿已经拥有了他（她）的第一件玩具，也就是脐带。

第18周的胎儿：会对父母的话做出反应了

在孕妇妊娠第18周时，胎动已经变得十分明显了，胎儿已长约20厘米，重约200克了。而且，这个时候是准父母与胎儿交流的绝佳时机。

第19周的胎儿：对外界的回应方式越发活跃

19周时，胎儿的身长约为22厘米，体重约为220克。胎儿在子宫内可以进行双腿交叉、踢腿、伸腰、翻滚等动作。

第20周的胎儿：开始对光线有感应

女性妊娠20周时，胎儿的身长已有25厘米左右，体重约为250克。胎儿的视网膜已经形成，开始对外界光线有了一定的感应。

表5-1 孕5月胎儿指标

胎重	约为160～300克
胎长	约为18～25厘米
五官	头部占身体的1/3，头发和眉毛发育完备；牙床逐步形成；耳朵入口已张开
四肢	手指和脚趾的指甲开始生长，并呈隆起状
器官	骨骼和肌肉渐渐结实，听觉器官已形成，生殖器明显可见，感觉器官已逐步发育完善
胎动	胎动位置在肚脐眼周围，胎动反应不太强烈。孕妇会有胀气、肠胃蠕动，或鱼儿游泳般的感觉
对羊水的反应	开始吞咽羊水

孕5月孕妇的变化

喜欢宅在家中

进入妊娠中期，孕妈妈的早孕反应已经消失，食欲大增，腹部隆起也愈加明显了。随之而来的还有，孕妈妈的行动变得十分不便，没有了往日的敏捷、灵活和苗条身材。此时，孕妈妈更愿意安静地待在家中，而不愿意外出。其实，一直宅在家中，对胎儿和母体都是不利的。适当地外出，不仅能够呼吸新鲜空气，还有助于强健孕妈妈的体质，为以后的分娩做身体上的准备。

莫名其妙产生恐惧

随着腹中宝宝的生长发育，孕妈妈的身体也发生了很多变化，身材和面容都会受到影响，因而孕妈妈会变得讨厌自己现在的样子并认为自己现在的样子十分丑陋。而且，孕妈妈的心情也会变得日渐沮丧，并对怀孕产生了一种说不清的恐惧感。此时，丈夫应经常安慰妻子，并告诉妻子她还是那么漂亮迷人。尽管孕妈妈不会将这些话当真，但是孕妈妈内心里却是十分高兴的，心情也会随之好转起来。

大肚子日益明显

进入妊娠的第17~20周时，大部分孕妈妈已经孕味十足了！孕妈妈会感觉所有的事情都十分顺利且美好，并觉得腹部日益增大了，也让周围的人看出来自己的腹部正在孕育一个小小的生命。

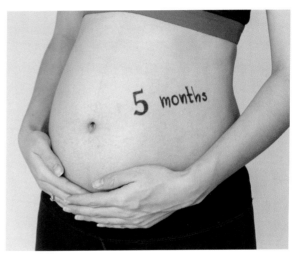

▲由于体重等因素，不是所有孕妇的肚子都一样大小。

表5-2 孕5月孕妇指标

体重	体重增加2~5千克
子宫	子宫底高度位于耻骨联合上缘的15~18厘米，妊娠19周后，子宫底每周会升高约1厘米
乳房	乳房膨胀加剧，还能挤出透明、黏稠的微白液体
排尿变化	子宫对膀胱的刺激减小，尿频现象基本消失
腹部	腹部明显隆起
妊娠反应	早孕反应已经完全消失，孕妇身心舒畅

定期孕检并进行优生咨询

妊娠第5个月时,孕妇应按时做超声波检查,以便确定孕龄,监测胎动。此时,羊水会有所增加,胎儿大小适宜,在子宫内能自由地活动,因而通过超声波检查能观测到胎儿的诸多器官,对胎儿从头到肢体进行全面检测。一旦发现胎儿畸形或发育异常,医生还可以及时采取一些措施,如羊水穿刺、提前结束妊娠等,以便确保母体安全。而且,此时一部分畸形胎儿的胎心音仍然是正常的,因此及时做超声波检查是非常有必要的。

❶ 学会数胎动

一般地讲,从胎动的次数、强弱、快慢中可以看出胎儿的发育状况。如果胎动正常,则表明胎盘内氧气充足,胎儿健康地生长着。假如胎动在12小时内少于10次,或在1个小时内少于3次,就表明胎动异常,应马上咨询医生。可见,孕妇应了解并学会数胎动,以便更好地把握胎儿的发育状况。

数胎动时,还应注意一些细节,如周围环境需安静,孕妇应左侧卧并集中精神。一般而言,孕妇每天可以分三次数胎动,可在上午8~9点、下午1~2点、晚上6~7点进行计数。每次计数时间为一个小时,将三次的计数结果相加后再乘以4,即可得到胎儿在12个小时内的胎动次数。

胎动并非越多越好,正常情况下,12个小时内胎动为30次。假如12小时内胎动次数少于10次,或在一定时间内胎动次数多于30次,都表明胎儿缺氧,应立即就医。如果胎动停止,也应马上就医。

❷ 进行口服葡萄糖耐量实验

在妊娠期间,一部分孕妈妈体内的血糖会高于正常孕妇体内血糖含量的平均值,即医学上常说的妊娠葡萄糖不耐症。通常,孕妈妈可以通过做口服葡萄糖耐量试验来检查是否患有这种病症。

如果孕妈妈在怀孕期间一直处于高血糖状态,那么宝宝有可能会超重,进而在分娩时会出现早产、难产等现象。而且,一旦宝宝出生后,由于血糖量急剧降低,极易诱发呼吸不畅而面临生命危险。

在进行口服葡萄糖耐量试验时,孕妈妈需空腹服下一杯糖水,1个小时后测试血糖含量。如果结果显示血糖过高,医生会为孕妈妈做第二次测试。如果两次测试都表明孕妈妈体内的血糖异常,医生会建议孕妈妈在以后的妊娠期依照糖尿病患者的饮食要求进食。

❸ 进行染色体异常疾病的筛查

孕妇怀孕15~20周时，孕妈妈要及时进行染色体异常疾病的筛查，能够有效地避免生出发育异常的宝宝。通常情况下，这种筛查包括21—三体综合征（即唐氏综合征）、18—三体综合征、13—三体综合征三种。

这种检查主要是通过抽取孕妈妈的静脉血来实现的。染色体异常疾病筛查，不但检测方式简便，而且对胎儿和母体都没有伤害。通过这种筛查，有些孕妈妈会被初步诊断为高危人群。不过，这也不能一测定终身，还应做进一步的检查才能确定是否胎儿出现染色体异常情况。

❹ 进行神经管畸形筛查

如果胎儿的神经管在胚胎时由于某种原因而无法闭合，那么此时胎儿的神经管就十分容易出现畸形等问题。因此，孕妈妈有必要做神经管缺陷筛查。

一旦出现神经管畸形，如何治疗呢？神经管缺陷常见于胎儿发育的早期。其中，脊柱裂是最容易出现的一种症状，极易损害宝宝的神经系统，甚至导致宝宝瘫痪。目前，医学上仍然不能彻底治愈这种疾病。不过，某些外科手术、相关药物和物理治疗能够有效地减缓这种疾病症状。

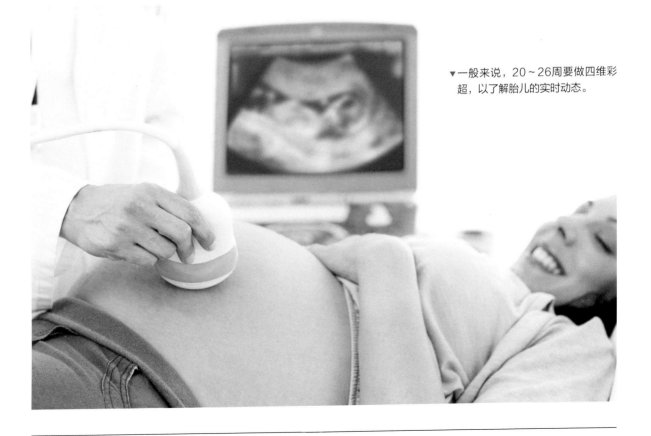

▼一般来说，20~26周要做四维彩超，以了解胎儿的实时动态。

日常起居安排

孕5月时，孕妈妈的腹部更加隆起，应该做好各种护理，如头发、乳房、手脚等护理。

◎女性妊娠后，体内激素的分泌会发生变化，孕妈妈的头发会变得较以前好，也会变得更油或变干枯。为此，孕妈妈应选用温和且适宜自己发质的洗发水和护发素，应多吃有助于改善发质的芝麻、核桃等食物。孕妈妈要经常洗头，最好每天洗一次。

◎随着孕妈妈乳房的逐渐胀大，左右乳头之间的距离增加，乳房的弹性减弱并开始下垂。为了减轻这些症状，孕妈妈应挑选合适的内衣，以便更好地支撑乳房；应时刻保持乳头的清洁；可以涂抹天然护肤油，做到既保护皮肤又减轻摩擦；还可以经常用手轻轻地给乳房做按摩，有助于乳腺的发育。而且，孕妈妈还可用热敷等方式来改善乳房肿痛现象。

◎孕妈妈还应做好手部、脚部护理。当孕妈妈内分泌发生变化后，其指甲的生长速度会加快，并变得很脆且容易折断。为了缓解这一现象，孕妈妈不要留长指甲、不要涂指甲油，并经常使用护手霜。而且，在做家务时，孕妈妈最好戴上塑胶手套。随着孕妈妈体重的增加，脚部承受的负担也日益加重，容易出现肿胀、疼痛等现象。孕妈妈应坚持用温水（40℃左右）泡脚，并适当涂抹保湿性好的足底护理霜。同时，孕妈妈还可以适当做脚底按摩，以便更好地保护脚部。

❶ 孕5月准爸爸的角色

准爸爸要参与产前训练： 在妊娠中期，孕妈妈需要开始相关的产前训练，如呼吸练习（腹式呼吸法、深呼吸等）、盘腿练习等。而这时准爸爸也不应闲着，应该与妻子共同进行产前训练。

准爸爸要分享妻子的感受： 孕5月时，孕妈妈的肚子已经明显隆起了，变得越发有孕味了。这时，准爸爸应学会分享妻子的感受，让妻子感受到爱的温暖。准爸爸要从生活的各个方面细心地照料妻子，让妻子放心、安心地度过妊娠的每一天。

❷ 孕中期性生活注意事项

孕妇怀孕5个月时，已经处于妊娠的安全期，虽然可以进行适当的性生活，但还是应注意一些细节问题。

夫妻生活以每周1次为适宜，而且每次性交时间不宜过长（不要超过10分钟）。性交前，夫妻俩要将下体清洗干净，孕妇还应将尿液排净。在性交过程中，丈夫要避免过度刺激孕妇下体，也不宜插入很深；动作应十分温柔，不宜过快。夫妻生活后，孕妇应马上排尿，然后仔细清洗外阴部。否则，很容易导致孕妇出现宫腔内感染。

在过性生活时，丈夫最好戴安全套，或采用体外排精的方式。如果精液流入阴道，阴道黏膜会吸收精液中的前列腺素，进而引发孕妇子宫极度收缩，导致孕妇出现腹痛现象，甚至会引发流产。

可见，如果此时性生活次数过多、时间过长、幅度过大，则孕妇腹部会受到强烈压迫，导致胎膜出现过早破裂、感染，从而引发流产。因此，夫妻过性生活时要格外注意这些事项。

❸ 孕妇该换宽松衣服了

孕5月，孕妇的腹部已有些隆起，应注重穿衣的讲究。

对于上衣，孕妇此时要选择十分宽松的T恤或者圆领长袖的运动衣。对于内衣来说，孕妇应选择合适的内衣和内裤。此时，孕妇的乳房已经十分膨胀了，而分娩或哺乳后容易下垂。所以，孕妇应选择具有托扶作用、宽肩带、深罩杯的棉质内衣。孕妇应该选择弹性大的内裤，以便适应不断变大的腹部，可以穿上口较低的迷你内裤、上口高的大型号内裤。

而为了适应孕妇不断变大的腰围，孕妇可以穿着宽松的运动裤。孕妇还应选择弹力很好的弹力袜，这不但有助于缓解孕妇疲倦、腿痒等症状，还可以预防脚踝肿胀、静脉曲张等症状。

此外，孕妇还可以选择背带装。背带装的肩带可以灵活调节，便于孕妇伸展四肢。其腹部和胯部的宽松设计，非常适合体态逐渐臃肿的孕妇。

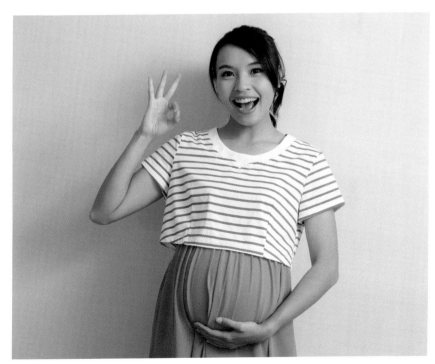

▶孕期如果穿紧身的衣服，会影响全身的血液循环，易患静脉曲张。

❹孕 5 月可以做的运动

多做强健踝关节的运动

进入妊娠中期，不少孕妈妈担心做运动会对宝宝产生不利影响。其实不然，适当的运动不仅能强健全身的肌肉，还能促进血液循环，有助于母体和胎儿之间的血液交换。其中，踝关节运动不仅能加速血液循环，还能强健孕妇脚部肌肉的力量。

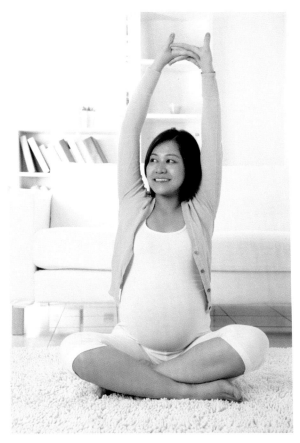

▶感到疲倦时，伸伸懒腰可以通畅血脉，活络筋骨，可以令全身舒爽。

那么，该怎样做踝关节运动呢？孕妈妈可以先坐在椅子上，一条腿压在另一条腿上，下面的那条腿应平踏在地面上，有些类似于"跷二郎腿"。然后，孕妈妈可以慢慢地活动上面的那条腿，连续活动多次。接着，向下伸脚背，使膝关节、踝关节和脚背保持在同一条直线上，保持两腿平放的姿势。然后，换另一条腿来做类似的动作，如此反复进行即可。

多做强健腹背肌肉的运动

为了在将来能顺利地分娩，孕5月时，孕妈妈应多做增强腹背肌肉力量的运动，可以选用"猫和骆驼放松运动"的方式来强健腹背肌肉。

在运动的时候，孕妈妈应双膝跪在垫子上，双手撑在地上。然后，开始低腰、抬头，使背部得到放松，这个姿势很像猫伸懒腰的姿势；随后，慢慢地收腹，轻轻地弓起背，并稍稍地低下头，这个姿势与骆驼的样子有些类似。在整个运动过程中，孕妈妈应坚持缓慢的原则。

这种运动不仅能缓解孕妇背部的疼痛，还能增强孕妇腹部肌肉的力量。当孕妈妈因宝宝频繁活动而颇感不适时，适当做这一运动还能有效地抚慰宝宝。

多做增加产道肌肉弹性的运动

产道是影响分娩顺利进行的主要因素之一，因而从孕中期起，孕妈妈就应多做增强产道肌肉收缩力量的运动。

具体做法为，孕妈妈先收缩腹壁，慢慢地向下压膀胱，就如同排便一样。接着，孕妈妈再收缩会阴部的肌肉，同时也使尿道和肛门处的肌肉也处于收缩状态，这就像努力憋住大小便一样，如此反复练习即可。

这种运动不仅有助于增强阴道和会阴部肌腱的弹性，还有助于避免阴道因分娩而撕伤或裂伤。

四 科学的饮食安排

孕5月时，胎儿进入了快速生长发育的时期，孕妈妈在满足一般性的营养物质的同时，尤其需要补充一些特殊营养素，如：脂肪酸、DHA、优质蛋白质等。

从第5个月开始，孕妈妈就应及时地补充钙质，每天应保证1000毫克钙的摄入量。当然，补钙最有效的方法是多吃富含钙质的食物，如牛奶、奶制品、小鱼干、虾米、杏仁、芝麻等。

孕妈妈还应掌握一些有助于钙质吸收的技巧。比如，维生素D就能促进人体对钙质的吸收，皮肤在阳光照射后身体能够合成维生素D，因此，在重视摄入钙质的同时，孕妈妈也不要忘了经常外出散散步、晒晒太阳哦！

❶ 适合孕5月孕妇的食物

为了充分满足胎儿发育的需求，孕妈妈应多吃一些富含蛋白质、脂肪的食物。

蛋白质含量丰富的食物

肉类、蛋、牛奶、豆制品、鱼虾等。

脂肪含量丰富的食物

核桃、鱼头、虾、鹌鹑、鸭、花生、芝麻、瓜子等。

此外，这个时期孕妈妈容易感染一些疾病，因此还应吃一些有助于清热解毒、利尿消肿的食物，如冬瓜、赤豆等。

❷ 有助于优生的食物

从孕5月开始，为了胎儿的健康，孕妈妈应适量补充一些矿物质以及多吃有助于增强体质和优生的食物。

表5-3　常见矿物质主要食物来源

矿物质	代表食物
钙	花生、大豆、鱼、海藻、海带、菠菜、虾、骨汤、核桃等
碘	紫菜、海虾、海带、海鱼等
铜	糙米、猪肉、蛤蜊、柿子、芝麻等
锌	大豆制品、粗面粉、羊肉、牛肉、奶制品、瘦肉、鱼等

❸孕 5 月饮食注意事项

不宜多吃精细食物

孕妇长时间吃精细食物，很容易导致胎儿和母体缺乏某些营养，如矿物质和维生素。矿物质是人体必需的营养物质之一，而对于孕妇和胎儿来说则更加重要。一旦孕妇缺乏矿物质，会出现早产、流产、死胎、胎儿畸形等严重后果。因此，孕妇应多吃没有经过加工或经过部分加工的食物。因为这些食物中富含各种矿物质，适量食用这些食物有助于满足母体和胎儿的营养需求。

对于经过精细加工的食物来说，其中富含的矿物质和维生素早已流失了。因而，孕妇长期食用精细食物，很容易导致身体缺乏矿物质和维生素。为了胎儿的健康发育，孕妇应多吃普通的谷类以及面粉。

进食鸡蛋要适量

众所周知，鸡蛋中含有丰富的营养物质。孕妇经常吃鸡蛋，有助于补充营养，强健体质。而科学研究表明，吃鸡蛋过多反而会造成适得其反的后果，如头晕目眩、浑身无力，甚至会出现昏迷等症状。因此，孕妇食用鸡蛋要适量，一般每天1~2个为宜。

孕妇妊娠后，胃肠机能会有所降低，而大量吃鸡蛋会加重孕妇体内消化器官的负担。一旦孕妇体内的蛋白质过多，孕妇肠道内极易出现异常分解，产生大量有害的氨。如果这些氨在血液中溶解了，那些还未被消化的蛋白质也会腐烂在肠道中，从而分解出很多对人体有害的化学物质，如酚、吲哚等。

不宜过量食用动物肝脏

动物肝脏中富含维生素A等营养物质，能够有效地预防孕妇出现营养缺乏性疾病。不过，孕妇不宜过多地食用动物肝脏。一般而言，孕妇每周食用1次动物肝脏，每次30~50克即可。

研究表明，孕妇过多地食用动物肝脏，极易使体内维生素A过多，进而危及胎儿正常发育，严重者会导致胎儿畸形。在妊娠早期，如果孕妇每天摄入的维生素A过多，那么很容易导致胎儿畸形。猪、羊、牛、鸡等动物肝脏中维生素A的含量都比较高。因而，孕妇不宜过量食用动物肝脏类食物。

不宜多吃盐、糖

孕5月时，孕妈妈应减少对食盐和糖分的摄入。其中，如果孕妇食用过多的盐，会使血容量增加，进而加重心血管和肾脏负担，引发妊娠高血压综合征、水肿等。因此，为了孕妇和胎儿的健康，孕妇在日常饮食中应制订均衡、合理的饮食方案，尽量不吃盐分较多的食物。如果条件允许的话，孕妇最好适当吃些富含磷脂、免疫球蛋白和螺旋藻的食物。

随着生活水平的逐渐提升，人们越来越多地食用精细食物，而这些食物中含有的糖分也很高。就孕妇而言，如果食用过多的糖分，则容易导致血糖升高，影响孕妈妈和胎儿的健康。

总之，在日常饮食中，为了母体和胎儿的健康，孕妇应减少对盐和糖分的摄入。

▼孕中期是补充营养的关键时期。

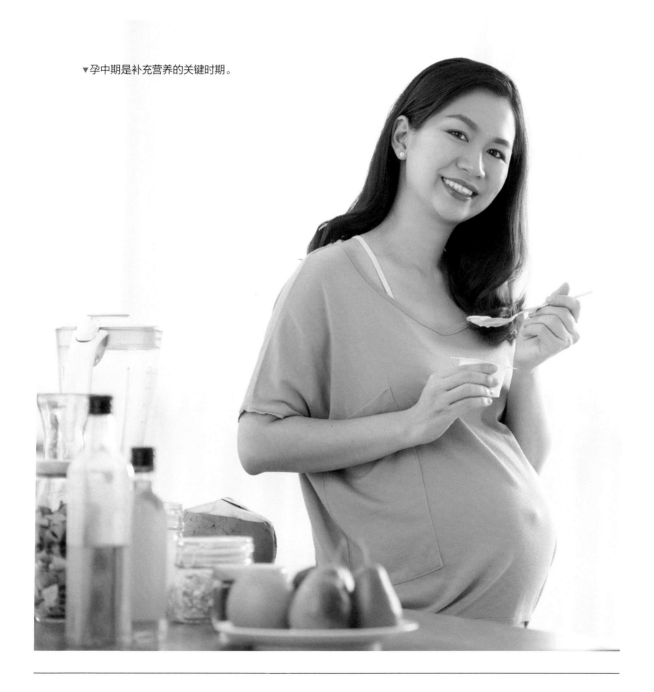

❹谨防体重增加过多、过快

女性妊娠时如果体重增加过快，尤其是从第5个月起，若每两个星期体重增加大于1千克，那么很容易引发妊娠高血压综合征。

同时，如果孕妇体重增加过多，对胎儿和母体也会产生不良影响。对于胎儿来说，孕妇体重增加过快，容易导致胎儿出现发育迟缓、宫内窘迫、胎盘早剥、死胎等现象；对于母体来说，也会出现很多并发症，如慢性高血压、先兆子痫、过期妊娠、血栓、脑出血、妊娠糖尿病、心力衰竭、产后大出血，甚至死亡。而且，剖宫产的概率也会增加。

如果孕妈妈的体重增加过快、过多，应适当进行锻炼，尽量减少晚饭的饭量，并少吃主食，多吃瓜果、蔬菜等。而且，孕妈妈还应定时到医院做产前检查，并通过检查看看是否怀上了双胞胎或多胞胎。此外，孕妈妈还应切记，不要在孕期过多地吃一些高营养的东西，否则也会导致孕妈妈体重出现异常变化。

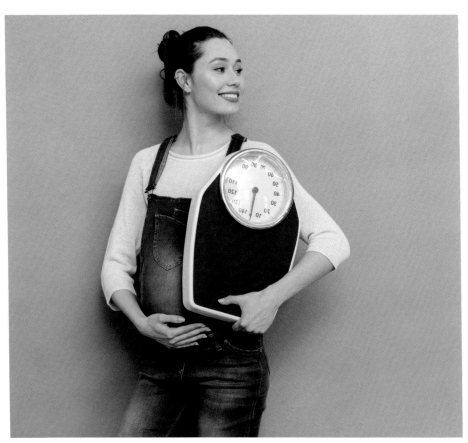

◀孕期要定期称体重，确保体重增加符合平均增重水平，预防出现巨大儿。

孕5月的胎教安排

一般而言，胎动多是好现象。这不仅说明胎儿发育很好，而且说明胎儿出生后种种动作会发展得很快，如抓、爬、握、坐等。不过，如果孕妈妈心情十分紧张，或劳累过度，或腹部受到很大的压力，那么胎儿也会变得焦躁不安，并伴随较大的动作。当孕妈妈出现这种现象时，应尽快向医生咨询。

在正常情况下，胎儿到第5个月时，胎动越来越频繁了，心跳也变得更为有力，感觉功能也逐渐完善，对外界刺激的反应也愈来愈强烈。这时，孕妈妈不仅可以继续前几月的胎教，还可以适当和宝宝做游戏、给宝宝讲故事等。

❶ 时常为宝宝讲述一天的生活

◎ 孕5月时，孕妈妈要经常为腹中的宝宝讲述每天的生活见闻。在一天中，孕妈妈以及家人都做了哪些事情，自己心里在想什么问题，都可以轻轻地告诉宝宝。这种讲述属于语言胎教的一种，能够增进孕妈妈和宝宝的感情，同时，这种讲述还能锻炼宝宝对外部世界的感受能力和思维能力。

◎ 每天起床后，孕妈妈可以将天气情况（晴天、下雨、下雪、阴天等）、外界的冷热等话题与宝宝对话。比如，孕妈妈可以对腹中的胎儿说："我最亲爱的宝贝儿，早上好！"孕妈妈打开窗户时，可以对宝宝说："宝贝，外面的空气很清新。看，太阳已经升起来了，金色的阳光洒满大地！"

◎ 孕妈妈还可以对宝宝讲述自己和家人的日常行为以及现象。如，孕妈妈自己为什么要洗脸、刷牙；爸爸为何要刮胡子；肥皂为何会起泡沫；吹风机为何可以将头发吹干等等。随后，孕妈妈还可以告诉宝宝自己为什么要穿衣服、打扮，并将镜子中自己的形象描绘给宝宝听。

总之，孕妈妈要仔细观察周围的一切，用一颗快乐的心去感受其中的美好，并将这些美好的点点滴滴传达给胎儿，能够对胎儿的发育起到很好的作用。

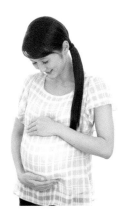

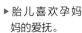
▶ 胎儿喜欢孕妈妈的爱抚。

❷ 给宝宝讲一些有趣的小故事

胎儿第5个月时，听觉器官逐渐发育完善，能够对外界声音的刺激做出回应了。因而在胎教时，孕妈妈还可以为胎儿讲述一些有意思的小故事。

在讲故事时，孕妈妈要将胎儿看成一个较大的孩子，用亲切的语言把故事内容传达给胎儿，使胎儿在逐渐变化的文化氛围中生长发育。而且，孕妈妈应避免用尖细的声音喊叫故事内容，也不要平淡无奇地读故事。重点是，孕妈妈要选择有趣的小故事，如《阿凡提的故事》《天鹅湖》《豌豆上的公主》《小熊过桥》《小青虫变蝴蝶》《小蚂蚁回家》《萤火虫和小星星》等。不过，故事的篇幅不宜很长，应以短小、轻松、有趣为原则。

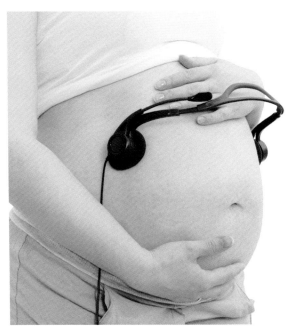

▲胎儿听音乐不能太大声、时间不宜太长。

❸ 经常给宝宝放音乐

在对宝宝进行音乐胎教时，孕妈妈可以选听一些节奏舒缓、韵律优美的曲子。同时，孕妈妈谨记不要选择节奏快且杂乱、频率较高、旋律怪邪且忧伤低沉、噪声较大的曲子，避免影响胎儿的正常发育。而且，每次听音乐的时间不要超过20分钟，每天1～2次即可。孕妈妈与音箱距离保持1.5～2米，且音箱的音强也要在65～70分贝。另外，孕妈妈不要频繁地让宝宝听音乐，否则会造成胎儿疲劳。

不同曲子的作用

能够催眠的音乐：《仲夏之夜》《小夜曲》《睡吧，宝贝》《小路》《雨打芭蕉》《甜蜜的梦》《爱之梦》《布拉加天使小夜曲》等。

能够使宝宝心情愉悦的音乐：《春天来了》《春江花月夜》《江南丝竹》《草原之夜》《小蘑菇》《乡间的小路》《悠悠淌水》《致爱丽丝》《牧童情歌》等。

❹ 准爸爸多与胎儿交流

孕妇怀孕第5个月时，准爸爸要经常与胎儿对话。准爸爸可以贴在孕妈妈的腹部，用十分轻柔、平静的语气与胎儿交谈。准爸爸坚持与胎儿交流，能够让胎儿熟悉并记住爸爸的声音，促进胎儿对声音的积极回应，有助于胎儿的健康发育，也有利于父子间感情的交流。

准爸爸要经常抚摸胎儿

在胎教时，准爸爸要经常抚摸胎儿，抚摸胎教是准爸爸和宝宝之间最早的触觉交流。准爸爸通过抚摸孕妈妈腹部，能够使腹中的宝宝清晰地感觉到爸爸的存在，且宝宝会做出反应。

首先，准爸爸的抚摸要坚持一定的规律。准爸爸要在相同的时间、相同的次数（每天2次，每次5～10分钟）抚摸胎儿，以便胎儿熟悉这种胎教并做出一定的回应。其次，在准爸爸抚摸腹部之前，孕妈妈应将尿液排净。同时，当孕妈妈心情不佳时，不宜进行抚摸。因此，准爸爸要在孕妈妈情绪稳定、轻松愉悦、心平气和的时候抚摸胎儿。

❺ 胎教不宜太频繁

不少准父母在对胎儿进行胎教时，往往抱着过高的期望，频繁地通过胎教对胎儿形成刺激，结果会适得其反。

如不少准父母在对胎儿进行语言胎教时，将耳机长期地放在腹部，最终使胎儿产生不耐烦、焦躁的情绪。等到宝宝出生后，他（她）就会表现得有些神经质，甚至极其讨厌语言。每种胎教都会对胎儿产生一定的积极作用，而一旦准父母对胎儿的胎教过于频繁，就会对胎儿的健康产生不利影响。

因此，准父母对胎儿实施胎教时，切记不能太过急切与频繁，而应坚持适度原则。

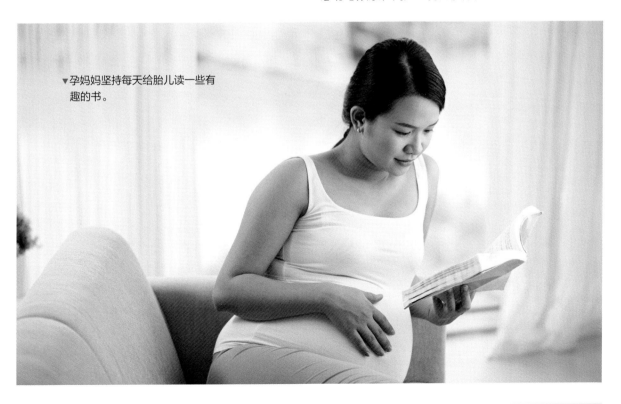

▼孕妈妈坚持每天给胎儿读一些有趣的书。

孕5月常见不适及防治

孕中期时，不少孕妈妈还会出现腹部瘙痒的现象，并为此不知所措。当孕妈妈体内的胆汁无法顺利地在肝脏内流动时，孕妈妈体内的胆盐就会堆叠在皮肤表层中，从而导致孕妈妈腹部严重瘙痒。不过，孕妈妈的腹部并没有明显的疹子。受不了瘙痒时，孕妈妈会挠抓腹部，导致腹部被挠得发红，还有可能发炎。如果瘙痒严重时，孕妈妈应马上到医院就诊，以免诱发更严重的问题。

❶ 预防腹部瘙痒的措施

◎ 紧张、压力过大、焦躁不安的情绪会使瘙痒加重，因而孕妈妈应避免紧张、激动、忧虑等情绪，时刻保持轻松愉快的心情。

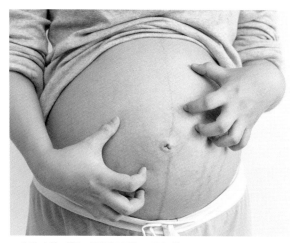

▲皮肤痒的时候，孕妈妈最好不要抓挠。

◎ 一旦腹部出现瘙痒，孕妈妈不应过度地挠抓，否则很容易导致皮肤被抓红，使皮肤表层脱落并形成血痂。久而久之，就会致使皮肤变厚、色素沉淀，进一步加重瘙痒程度，从而诱发化脓性感染。

◎ 孕妈妈经常换洗内衣内裤，保持个人卫生的清洁。

◎ 在洗澡的时候，孕妈妈不要用温度太高的水，也不要用碱性香皂过度擦拭腹部，否则会导致并加重腹部瘙痒。沐浴后，孕妈妈应使用不含香剂的保湿乳，因为香剂会使孕妈妈的皮肤受到不良刺激。

◎ 在日常饮食中，孕妈妈应避免吃刺激性较强的食物，如生姜、辣椒、生大蒜等。而且，孕妈妈还应少吃海鲜类食物，否则会加重皮肤的瘙痒程度。

◎ 在穿衣上，孕妈妈尽量穿棉质衣服，以免化纤衣物和皮肤互相摩擦而引发瘙痒。

◎ 孕妈妈还可以遵照医嘱适当使用一些药物进行治疗，如外涂薄荷粉、樟脑扑粉、樟脑霜等。

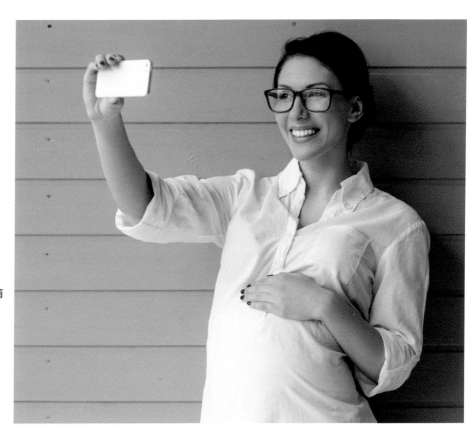

▶怀孕期间，孕妈妈的眼睛度数可能会发生改变。

❷ 视力改变

随着妊娠中期的到来，孕妈妈的身体也发生了很多变化。其中，孕妈妈还应做好视力发生改变的准备。由于孕妈妈体内的激素发生变化，加上水肿，孕妈妈眼角膜的弧度和厚度有可能随之改变，从而影响到孕妈妈的视力。

视力突然变差，孕妈妈可能会不知所措，不过一般没有太大问题。一旦出现视线中有黑点、闪光、视线模糊时，孕妈妈应马上去医院就诊。

怀孕期间，孕妇身体差不多所有地方都会受到影响，眼部亦不例外。由于视觉变化较易察觉，初为人母者不必为此而太过担心。怀孕4～9个月期间，孕妇的近视度数不稳定，变化幅度在25～150度。这是由于角膜中央弧度的改变所致，而晶状体的透水能力增加，使晶状体变厚，亦对近视的度数有暂时性的影响。

另一方面，由于怀孕期间激素分泌增加，孕妇身体的储水能力提高，身体各部分会出现水肿，而角膜亦会因此变厚，影响视力。怀孕期间角膜的敏感度会降低，使孕妇角膜容易受到伤害，因此孕妇在配戴隐形眼镜时要格外小心。

❸脚腕可能出现水肿

随着妊娠期的到来,孕妇体内的内分泌会发生相应变化。与以前相比,全身的血容量会增加近15%。胎儿逐渐发育,子宫也随之逐渐变大。逐渐增大的子宫会影响下腔静脉的回流,从而致使本应向心脏回流的血液淤积在下肢静脉中,导致孕妇脚腕出现水肿现象。

一般而言,轻度的水肿不需过多地限制盐和水的摄入量。经过夜间好好休息之后,白天出现的水肿即可消除。为了更好地预防和缓解脚腕水肿,孕妇不要长时间保持同一种姿势,而应减少站立的时间,经常走一走、动一动,使下肢血流增加;睡前用热水泡一会儿脚;应采用左侧卧的姿势睡眠,促进下腔静脉血回流。

此外,孕妇要选择舒适宽松的鞋子,不穿紧绷、压迫脚踝的袜子。

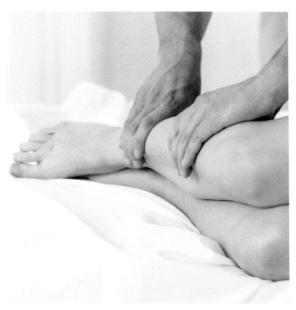

▲准爸爸可经常给孕妈妈按摩下肢,预防水肿。

❹预防妇科病

如果孕妇在妊娠期感染了病菌,那么胎儿就会受到很大的影响。

妊娠期间妇女外阴充血,加上阴道分泌物增加,这样会使外阴处在一个湿热的环境中,而这种环境恰好是病菌大量繁殖的温床。各种妇科炎症便缠上了孕妈妈。为了保持外阴的干爽、清洁,孕妈妈每天早晨和晚上都要用清水清洗外阴,也可以在清水中适当地加一些食用盐来进行清洗。

妊娠期感染的问题都是不容忽视的,所以,孕妈妈应了解下列常见的病毒感染种类、多发季节和时间,以提高警惕,保障自己与胎儿的健康。

霉菌感染: 主要是由于妊娠期间,孕妈妈体内的雌激素浓度上升,促使肝糖淤积在阴道壁,从而导致白色念珠菌的大量繁殖。

如果确诊为霉菌感染,孕妈妈可以遵医嘱适当地使用阴道塞剂,每天用1～2次,持续使用1～2周。如果症状仍未缓解,孕妈妈应马上到医院诊治。

而且,在日常生活中,孕妈妈应经常保持外阴的干燥与洁净,每天早晚各清洗1次外阴部。不过,孕妈妈千万不要使用专门的护理液清洗外阴,否则很容易使阴道自身的酸碱平衡受到破坏,从而诱发阴道炎。白天时,孕妈妈可以适当使用一些透气性好的护垫,并勤于更换,时刻保持外阴的干燥。

寄生虫感染: 寄生虫感染的主要来源有阴道鞭毛虫和弓形虫两种。其中,弓形虫是较为常见的一种,是温血动物身上所特有的一种原虫,而猫则是确定无疑的宿主。

在妊娠期间,染上这种寄生虫的大多数人没有明显

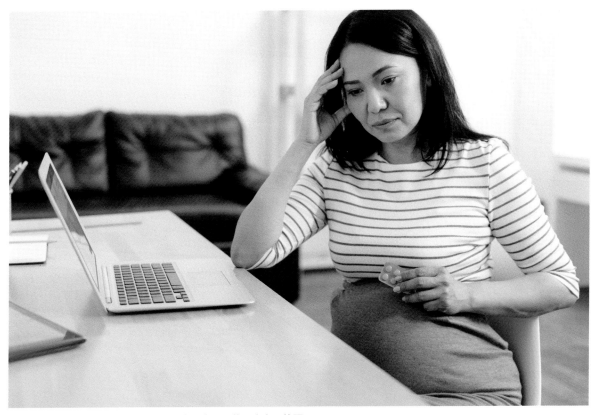

▲孕妈妈发现身体有异常，不要羞于启齿或盲目用药，应立即就医。

的症状。一旦患有这种病毒，孕妈妈不宜马上进行全身治疗，而首先应进行操作便捷的局部药物治疗。

一旦患有泌尿道感染，孕妈妈应及时到医院诊治，否则会严重影响胎儿的健康发育，严重时还会发生胎儿畸形、死胎等现象。

总之，孕妈妈感染病菌以后，容易导致流产、胎死宫内或严重影响胎儿发育。

如何预防病菌感染

◎孕妈妈尽量不要到人员密集的公共场所，不要接触传染患者，避开所有感染的来源。

◎孕妈妈应时常注意个人卫生，经常清洗外阴部。而且，孕妈妈也应注重居室卫生，并保证居室通风和日照良好。

◎在妊娠期间，夫妻过性生活时应戴避孕套，能够有效地防止疾病的传播。

◎最少每月或每隔一周到医院进行一次尿液检查，以便及早发现并治疗泌尿道感染。

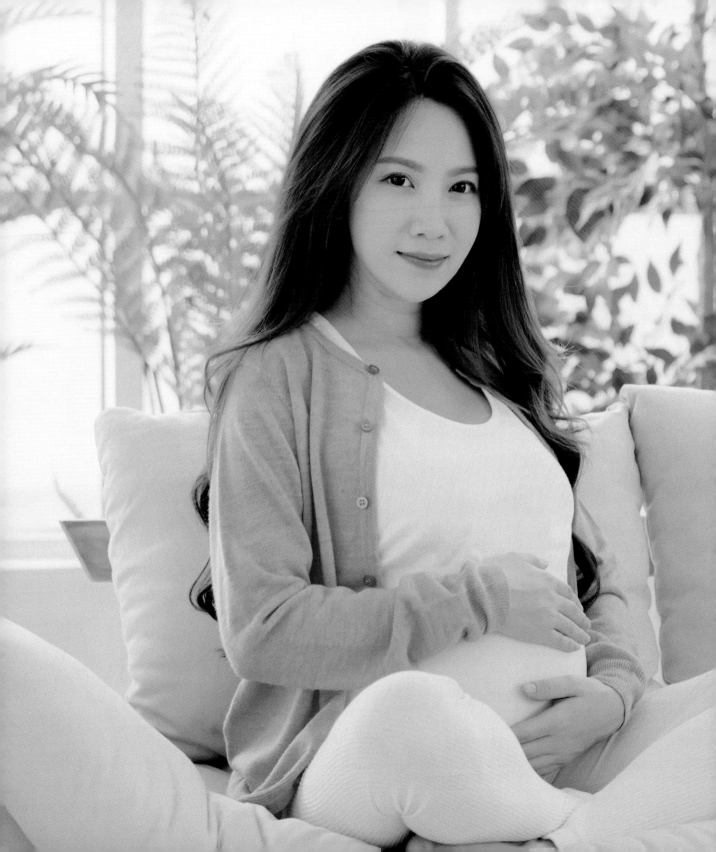

第六章

孕6月，宝宝开始长身体了

孕6月，宝宝的身体进一步长大，
在子宫中频繁地活动，
孕妈妈会感到强烈的胎动。
此时不必惊慌，
这恰恰说明宝宝发育良好。
孕妈妈的身体承受的压力也越来越大，
坐起站立也变得相对困难。

孕6月胎儿和孕妇的变化

🔔 孕 6 月胎儿的发育情况

第21周的胎儿：胎动频繁

胎儿的眉毛和眼睑都清晰可见。胎儿的肌肉和神经已经发育，可以比较自如地活动，再加上此时羊水量的增多，胎儿能够自由地在羊水中活动。

第22周的胎儿：快速增重

胎儿的体重开始大幅度增加，但仍不能把皮肤支撑起来，看上去依旧是皱皱的、红红的。

第23周的胎儿：缩小版的婴儿

胎儿看起来已经像一个微型宝宝了。这个时候，胎儿已经会咳嗽、皱眉、打嗝、眯眼、吸吮自己的拇指，另外宝宝还学会了吞咽羊水。

第24周的胎儿：胎动变得规律起来

24周，胎儿的身体开始变得匀称，皮肤薄而且有很多的小皱纹，浑身覆盖着细小的绒毛。他会常常伸手、踢腿，冲击着子宫壁。

表6-1　孕6月胎儿指标

胎重	300～630克
胎长	25～30厘米
五官	小宝宝的眉毛和眼睑已经可以很清晰地看见了，不过这个时候的皮肤仍然皱皱的、红红的。牙齿开始发育，主要是恒牙的牙胚
四肢	胎儿已经学会了用脚踢子宫壁而且会在羊水中游泳，指甲和趾甲也开始生长了
器官	胎儿的听力系统基本完成，能听见声音了。肺中的血管已经形成，呼吸系统正在建立。胎儿已经学会吞咽了，不过还不能排便
胎动	比较明显，当子宫收缩或受到压迫，胎儿就会十分用力地踢子宫壁，当他情绪不佳的时候也会频繁胎动

孕 6 月孕妇的变化

所有人都能看出来你怀孕了

本月孕妇身体上的变化主要有以下两点，由此，大家很容易就看出你是一个孕妇了。

体型变化： 孕妇的腰部开始明显增粗。由于子宫增大和加重，迫使脊柱向后仰，身体的重心不断前倾。孕妇的体型会显得更加臃肿，肚子越来越凸出，到本月末将会是大腹便便的标准孕妇模样。当孕妇在行走时，可能会出现左右摇摆的模样，大家看到你的体型就知道你已经怀孕了。

姿势变化： 由于腰部和背部对于身体的这种变化还不习惯，所以特别容易劳累，孕妇在坐下或站起来时会比较吃力，有时会需要旁人的帮助。有时为了保持身体的平衡，孕妇在站立和行走时常采用双腿分开、上身后仰的姿势。如果孕妇怀的是双胞胎或多胞胎，肚子会更大，站立或走路时需要用手托住腰部，让大家能一眼看出你是一个孕妇。

行动有些不太方便

怀孕6个月时，孕妇的肚子就开始变大凸出，身体的重心也发生改变，开始向前倾。同时，因为肚子的变大凸出，孕妇在睡觉时也会感觉很不舒服，长时间的左侧躺卧睡姿会让肚子处有一种下坠感。身体重心前倾，孕妇还不能适应这样的转变，在走路时会变得不平稳。上下楼、走路等都会感到十分吃力，容易劳累。此时的孕妈妈在上下楼、走路时要特别小心。

肚子的胀大，体重的增加，腰部的沉重，这些改变会使平时的动作难度增加、变得迟缓。再加上子宫的增大，压迫下腔静脉，导致末梢循环欠佳，此期的孕妇会出现脚面或小腿浮肿现象。她们站立、蹲坐太久或腰带太紧，浮肿就会加重。

在孕中期5个半月的时候，很多孕妇会感觉有些腹痛。这种腹痛多呈牵扯痛、钝痛或隐痛，孕妇走较远的路或者变换体位时，疼痛会变得更明显，行动十分不便。

表6-2　孕6月孕妇指标

体型	孕妇的体型呈现为孕妇特有的状态，腰部明显变得粗壮，身体重心前移。孕妇对此变化可能会有不适感，容易出现倾倒，坐下或站起的时候会感到吃力，腰部和背部也变得特别容易疲劳
子宫	子宫进一步增大
乳房	乳房变得越来越大，乳腺功能发达，在受到挤压时会有一些黄色稀薄乳汁流出
体重	孕妇的体重越来越重，并且以每周大约250克的速度增长着
情绪	此时，孕妇可能会因为身体变得笨拙而产生烦躁的情绪以及对家人的依赖心理

定期孕检并进行优生咨询

第二次的B超检查大概在23周左右。主要是系统筛查胎儿是否有发育情况及诊断胎儿是否有严重的畸形，包括无脑儿、脑膨出、单腔心、开放性脊柱裂、致命性软骨发育不全、胸腔壁缺损内脏外翻、心脏及神经管，并且对胎儿位置和羊水量进一步了解。

第二次B超检查十分重要，因为胎儿发育到这个时期，在子宫内所占的空间不太多，活动的空间较大，胎儿的活动较为舒展，我们可以通过B超检查从多个角度观察到胎儿大部分的器官形态结构，筛查排除胎儿畸形。这次检查包括9项筛选的内容，即结构的畸形筛选，主要看胎囊、胎头、胎心、胎动、胎盘、股骨长度、羊水、脊椎、脐带的情况。

❶ 糖尿病筛查

重视糖尿病筛查

不管是对孕妇还是对胎儿来说，糖尿病都会产生不良的影响。孕妇患了糖尿病，容易出现妊娠高血压综合征、尿路感染、流产、早产、死产、羊水过多、产后出血等。不仅如此，大约50%~70%患有妊娠糖尿病的孕妇在产后5~16年会转变为2型糖尿病，发病率比普通人群高6倍。

妊娠期糖尿病还会对胎儿产生一系列影响，导致胎儿畸形或巨大。因为胎儿的发育很大程度上取决于母体和胎盘的功能。母体将葡萄糖、蛋白质、脂肪等必需营养物通过胎盘输送给胎儿，两者的血糖水平只差15%~20%。如果孕妇的血糖控制不好，可导致胎儿高血糖，从而促使胎儿生长加速或过度，易出现巨大或畸形。此外还会增加新生儿产伤、产后出血的发生概率。

由此可见，无论对孕妇还是对胎儿，糖尿病的危害都是非常大的，于孕妇而言，做糖尿病筛查是很必要的。所以，妊娠糖尿病筛查已经成为孕检的一项常规项目，是每个孕妇孕检项目中的一部分。

易患妊娠期糖尿病的孕妇

◎ 糖尿病家族史者。

◎ 35岁以上的高龄产妇或者是有多吃、多喝、多尿及消瘦的人。

◎ 肥胖者。

◎ 有反复发作的阴道霉菌史者。

◎ 不良孕产史者。

◎ 妊娠过程体重增长过多，以及有血糖高、蛋白尿、水肿症状者。

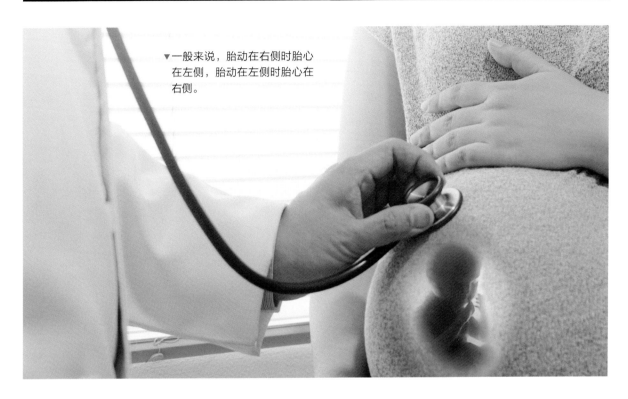

▼一般来说，胎动在右侧时胎心在左侧，胎动在左侧时胎心在右侧。

❷ 胎动、胎心

开始听胎心

胎心是胎儿在子宫内心脏跳动的声音，节律整齐，很像钟表的滴答声。胎心的速率可以提示胎儿的健康情况，正常女性怀孕6个月后，可清晰地听到胎儿心脏跳动所发出的声音。

听胎心时间最好选择在每晚临睡前。听的时候，孕妇要保持心情平稳，平躺在床上，由丈夫或家人使用胎心听诊器或简单的喇叭形听筒，贴在孕妇腹部仔细听。每天1次，每次1分钟，听者可在孕妇脐部上、下、左、右四个部位听，把听到的胎心率记录下来。从不同的位置听，胎心音的清晰度是不一样的。监听胎心音是对胎儿生长发育的一种监护。

在怀孕24周前，胎心音最清晰的位置大多在腹部脐下正中处或稍微偏左偏右些。在24周后，则胎心音可在脐部的左下方、左上方或者是右下方、右上方，孕妇可在做B超时，向医生请教胎儿的头部位置，以便回家听胎心时，能够准确、快速地找到胎心的位置。

正常的胎心跳动为120～160次/分。如果每分钟胎心率大于160次或者是小于120次，或者胎心音不规律等，都属于异常情况。可过一段时间再听一次，如果仍然异常，就表示胎儿有宫内缺氧、窒息的可能，要及时到医院进行检查。

数胎动

正常的胎动次数是每小时3～5次，12小时大概30～40次。但是胎动的强弱和次数，个体差异很大。有的12小时多达100次，有的只有30～40次。但只要胎动有规律，有节奏，变化曲线不大，就说明胎儿发育没有问题，是正常的。

计算胎动的方法有两种，一是每日3次计算法，就是每天早、中、晚固定的三段时间，各数1次胎动，每次进行1个小时。然后把3次的数字相加再乘以4，这就是胎儿12小时的胎动数。另一个是每日1次计数法，即每天在临睡的前1小时计数1次，每天的监测时间是固定的。

数过胎动之后，要将每日的胎动数字记录下来，描绘成曲线。在听的时候要注意，连续的胎动只能算是一次，隔5分钟再动才算是另一次。

数胎动时，孕妇最好用左侧卧位的姿势，思想要集中，周围的环境要安静。一般来说，心情平静时的胎动数据准确度要高一些。

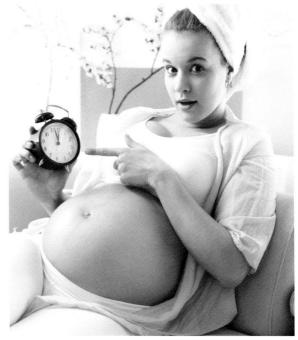

▲孕妈妈6个月之后会感觉到比较明显的胎动，可以尝试着数胎动了。

表6-3　胎动频繁的时间

夜晚睡觉前	一般胎儿在晚上是动的最多的时候，一方面是比较有精神，另一方面则是孕妈妈在这个时间能静下心来感受胎儿的胎动
吃饭以后	此时，孕妇刚刚补充过能量，体内的血糖含量增加，胎儿也变得有力气了，所以胎动会比饭前要频繁一些
洗澡时	孕妇在洗澡时会觉得比较放松，这样的情绪也会传达给胎儿，胎儿也会因此变得比较有精神
对着肚子说话的时候	准爸爸和孕妈妈在和胎儿说话时，胎儿是有所回应的，他会用胎动的方式表达自己的感觉
听音乐的时候	受到音乐的影响，胎儿会变得比较好动，这也是传达情绪的一种方法

日常起居的安排

孕6月，孕妇在生活上需要注意的事项主要有以下几点。

○ 到医院进行常规孕检，检查项目和上个月差不多。此外，还要进行B超检查。

○ 此时孕妇的身体开始臃肿，要注意穿上孕妇装。

○ 孕妇不要长时间站立或蹲坐，要注意多休息。

○ 本月的营养重点是补铁，如果孕妇感觉不需要补铁，那么要保证多吃含铁的食物，像蛋黄、牛肉、肝、猪腰等。

○ 孕妇不要开灯睡觉，以防光源污染。此外在睡觉前关灯的同时还要将窗户打开10～15分钟通风换气。白天在各种灯下工作的孕妇，要注意去室外晒太阳。

○ 孕妇要注意做妊娠期糖尿病筛查。

○ 由于大腹便便，身体重心不稳，眼睛无法看到脚部，特别在上下楼梯和走路时要十分小心。

❶ 不要长时间仰卧或右侧卧

从孕6月开始，孕妇的肚子就比较大，怎么睡都会不舒服，而且不正确的睡姿还会对胎儿产生影响。此时尽量不要长时间仰卧或右侧卧，建议采用左侧卧位。

长时间仰卧会出现以下情况

○ 仰卧会使孕妇出现胸闷、血压下降、头晕目眩的症状。长时间仰卧还不利于孕妇身体内有毒物质的及时排出，压迫下肢静脉血管，会加重下肢浮肿，还会给尿路感染造成隐患。

○ 6个月时，胎儿已经开始在孕妇的子宫中自由旋转。

仰卧容易使脐带缠住胎儿的脖子，给胎儿带来危险。

○ 仰卧时，胎儿会呼吸不畅，有缺氧的危险。

○ 仰卧会让增大的子宫压在子宫后方的主动脉上，使子宫的供血量明显减少，直接影响到胎儿的营养和发育。

一般情况下，最好也不要右侧卧，长时间的右侧卧会加重子宫的右旋程度，影响胎儿的血液供给，造成胎儿慢性缺血缺氧。不仅如此，长时间右侧卧，还容易导致孕妇出现水肿症状，有时还会压迫神经。一些孕妇在右侧卧之后，还会有心慌、肚子下坠等不适感。

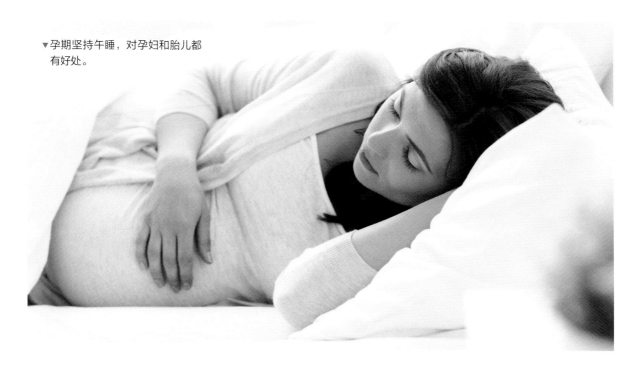

▼孕期坚持午睡，对孕妇和胎儿都有好处。

❷ 坚持每天睡午觉

专家认为，午睡可以增强孕妇体力、消除疲劳，特别是在孕妇下肢水肿时，可以帮助身体尽快缓解疲劳，放松精神，同时减轻下肢水肿症状。午睡不但有利于补足孕妇必需的睡眠时间，使身体得到充分的休息，还能改善孕妇脑部供血系统的功能，增强机体防御功能。此期孕妇不仅容易疲劳，也容易精神紧张，引发早产。因此，孕妇可以在白天坚持睡午觉，增加一些睡眠时间。

午睡注意事项

午睡对孕妇来说是必不可少的，但这并不意味着午睡可以毫无章法地进行，孕妇还需要注意以下事项。

饭后不要急着午睡。很多人都选择午饭后就睡，这时胃刚被食物充满，午睡会让大量血液流向胃部，血压下降。最好在饭后半小时入睡，或者活动10分钟后再睡。

入睡时间的选择。专家建议孕妇最好在中午1点左右入睡。这个时候人的警觉处于自然下降期，午睡会让身体得到很好的休息。

午睡前不要吃得太油腻。午睡前不要吃太油腻的东西，也不要吃得太饱。因为油腻和过饱都会加重胃的负担，延长胃排空的时间。

午睡时间不宜太长。健康的午睡以30～60分钟为宜。长时间午睡不仅不能增加休息的效果，还会让孕妇感到轻微的头疼和全身无力，而且不容易醒。

❸ 注重劳逸结合

6个月时，孕妇的身体已经能充分适应怀孕状态。可以经常散步、做一些体操活动等，要注意劳逸结合。

这时的孕妇不宜从事重体力劳动和劳动量过大的工作；不宜做长时间弯腰和下蹲的工作，因为这种姿势会增加腹部的压力，影响血液循环，压迫胎儿，不利其生长发育；也不宜静坐不动。

孕妇应该参加轻体力劳动。因为适当的活动能促进血液循环和新陈代谢、增强心肺功能、有助睡眠、减轻腰腿酸疼、预防和减轻下肢水肿。怀孕6个月时劳逸结合，能够促进食欲、加强营养、保证此时胎儿正常生长的营养需要。

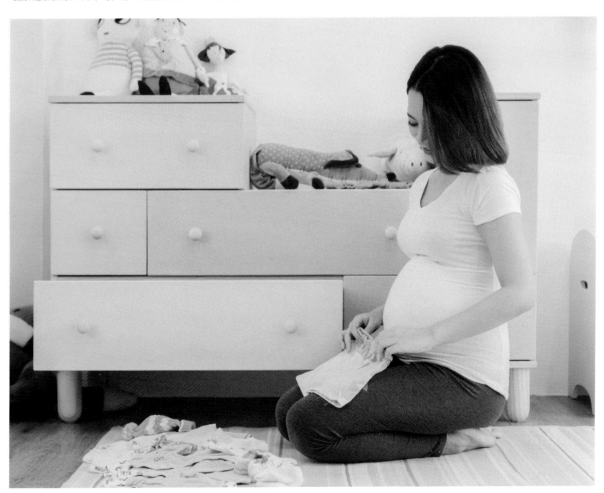

▲宝宝的衣物、用品，可以慢慢准备起来了！

❹上班妈妈孕中期注意事项

虽然女性怀孕之后坚持上班有一定的好处，但现在已经到了大腹便便的孕6月了，孕妈妈的身体开始迅速增重，虽然可以继续上班，也还是要小心一点。

上班的孕妈妈应注意以下事项

在工作时要避免重体力的劳作和长时间站立或蹲坐。因为增大的子宫压迫静脉回流，会造成下肢静脉曲张和痔疮。

孕妇应该做一些简单轻便、力所能及的工作。

孕妇在工作时要经常休息，劳逸结合。

在工作的同时，孕妇还要注意营养的摄取和吸收，保证胎儿的正常发育和生长。

如果孕妇在工作期间出现了任何异常的情况，要立刻停止工作，到医院进行检查。

孕妇要注意工作环境。如果从事的工作离不开电脑，那么孕妇就要马上终止这项工作。因为电脑辐射对孕妇和胎儿都不好。如果从事的工作有噪声污染，那么这项工作也应该停止。孕妇长时间待在超过50分贝的噪声环境中，可能会出现内分泌功能紊乱、头痛、烦躁等症状。而且此时胎儿的内耳耳蜗正处于成长阶段，噪声会使胎儿大脑部分区域受损，影响大脑发育，致使胎儿智力下降。

▼充实的工作也许能让孕妈妈心情
　变得愉悦。

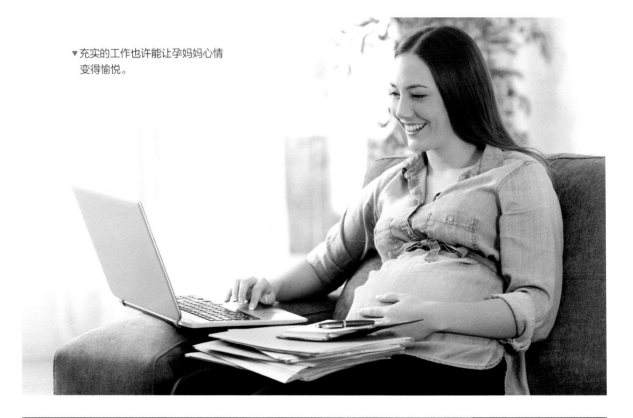

❺孕妈妈个人护理

孕妈妈的个人护理，主要指个人的清洁护理，本月，孕妈妈要特别注意的是口腔、乳头、阴道以及身体一些小部位的护理。

口腔

孕妇有时会出现牙痛、口腔炎、牙龈出血、牙龈肿胀等口腔问题，不仅影响孕妇的进食和营养摄入，而且影响胎儿的生长发育。所以这时就要特别注意口腔的卫生和清洁。

- 要认真刷牙。刷牙的时候，要选择合适的牙刷，毛丝要稍软一些。
- 牙刷刷头要小一点。这样各个部位都能刷到。另外毛丝尖应该是圆的，这样不会刺激到牙龈。
- 养成良好的口腔卫生习惯，还要按摩牙龈，定期进行口腔检查。
- 多吃水果和含膳食纤维比较多的蔬菜，每天坚持用淡盐水漱口。

阴道

因为随着妊娠的进展，孕妇阴道的分泌物会增多，孕妇有时会有痛痒的感觉，所以要经常清洁和护理外阴。

乳头

乳头的护理主要是为了产后顺利授乳，在孕6月以后，孕妇就要开始护理乳头了。

身体一些小部位

孕6月后，孕妈妈要特别注意身体上一些小部位的护理，这些部位是身体藏污纳垢比较多的地方，比如肚脐、耳朵、指甲、趾甲等部位，孕妈妈要特别注意。

耳朵：耳郭和耳背要经常用清水清洗，但是一般不主张经常掏耳屎，因为耳屎有很多功能，可以阻止细菌的进入等。

指甲（趾甲）：手指甲和脚趾甲要勤剪。注意对指甲（趾甲）钳进行清洗消毒。此外，孕妇尽量不要使用指甲油。

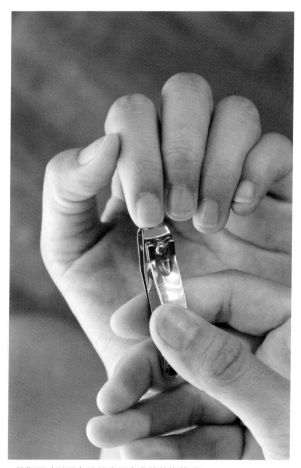

▲剪指甲（趾甲）这件事可由准爸爸代劳哦！

⑥ 开始做孕妇体操

在进入孕6月时，孕妇的早孕反应已经逐渐减轻，食欲也开始增加，这时孕妇可以开始进行一些体操锻炼。

体操运动不仅有利于孕妇自身的身体健康，还有利于胎儿的生长发育。因为适当的运动不仅能解除孕妇的疲劳，缓解紧张的情绪，减轻下肢水肿、静脉曲张、便秘等症状，有效地调节神经系统的平衡；还能促进孕妇的血液循环，增加氧的吸入量，提高血氧含量，加速羊水的循环，从而有助于胎儿大脑、感觉器官及循环和呼吸系统等的发育，增强胎儿的免疫功能，使胎儿处于最佳状态。

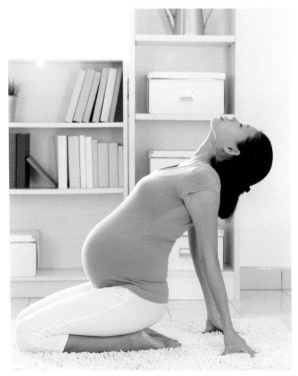

▲拉伸运动能增强体力和肌肉张力。

孕妇体操的四个节拍运动

热身运动。热身运动要适中，让身体轻微出汗就可以了。热身运动主要包括头颈运动、上肢运动、健胸运动、腰部及下肢运动。

站姿运动。站姿运动主要包括上肢运动、下肢运动两项。

垫上运动。垫上运动主要包括头颈部练习、上肢练习、骨盆与背部摇摆运动、髋关节运动、腿部练习。

放松运动。放松运动能使人从开始运动到停止运动之间有个缓冲调整的过程。舒展的动作和正确的气息运用可以使紧张的肌肉逐渐放松，过速的脉搏也会逐渐减慢。

放松运动的基本姿势是：双膝屈曲跪于垫上，臀部坐于足跟之上，两臂自然下垂，上身保持挺直。这时会感到大腿和小腿处有一股拉扯力。

⑦ 适当做放松伸展训练

孕中期是一个相对比较稳定的时期，孕妇可以适当多做一些放松伸展训练。孕妇在做放松伸展训练时可以选择一些强度比较小的体育训练，比如游泳、慢舞、球操等可行的项目，还可以进行产前锻炼骨盆四周及骨盆底的运动。这些锻炼有助于增加骨盆四周、骨盆底关节韧带的弹性，更有利于胎儿的顺产。

体操运动也是放松伸展训练的一种，比较适合孕中期的孕妇。体操运动最好安排在早晨和傍晚，做操前一般不要进食，保持空腹。锻炼结束30分钟后再吃东西。做操时衣服要宽大，同时还可以播放一些轻松的音乐。

此外，孕妇还可以结合自身情况，选择一些轻微的放松伸展训练，比如散步、坐健身球等。孕妇此时不适合做爬山、登高、蹦跳之类的训练，以免发生意外。

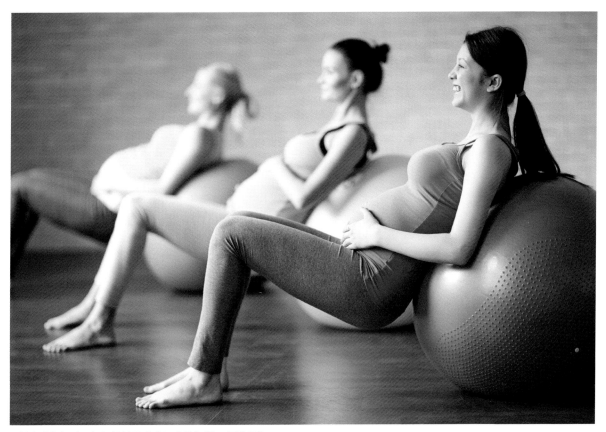

▲健身球能帮助孕妈妈锻炼骨盆底肌肉的韧带，促进分娩。

⑧ 开始学习分娩课程

孕妈妈和准爸爸要开始学习分娩课程，从生理因素和心理因素两方面关注分娩，提高自然分娩的安全性。

分娩课程可以学到什么

分娩时的生理和心理特点。在分娩的时候，孕妇会有一定的生理和心理反应，这些都是分娩过程的自然表现。

分娩知识。了解一定的分娩知识，有助于产妇顺利分娩，因此，每个孕妈妈都应该积极学习分娩知识。

正确认识自然分娩和剖宫产的利弊。很多孕妇都在纠结自己该选择自然分娩还是剖宫产，相对来说，自然分娩好处更多一些，但是，孕妇一定要根据自身的情况，根据医生的建议来选择适合自己的分娩方式。

如何减轻分娩时的疼痛。在分娩课堂中，孕妇还会学习到如何减轻分娩的痛苦，例如分散注意力法、宣泄法、增强信心法、呼吸法等。

❾ 孕 6 月准爸爸的角色

孕6月，孕妈妈会发现她们的体重开始飞速增长、腹部膨大、身体臃肿、行动不便。面对这些变化，孕妇会感到不适应，情绪也会变得很不稳定。这时，准爸爸就要扮好他的角色了。

准爸爸需要扮演的角色

要学会倾听和赞美。丈夫要多听妻子的倾诉和抱怨，还有偶尔的唠叨。丈夫还要经常赞美妻子，告诉她怀孕的女人是最美的，告诉她你喜欢她怀孕的样子。

尽量陪妻子去做产前检查。孕6月，孕妇已经开始有些不方便了，这时，丈夫要陪同妻子去做产前检查，这样不仅会使妻子感到心里温暖，还会感到踏实。

帮妻子练习分娩呼吸法。准爸爸要尽量抽时间陪妻子去分娩课堂练习呼吸法和放松法，并且在家里也要坚持帮助妻子练习。

和妻子共同布置宝宝的房间。丈夫可以和妻子共同布置宝宝的房间，一起挑选宝宝用品，丈夫的参与也会让妻子感到欣慰。

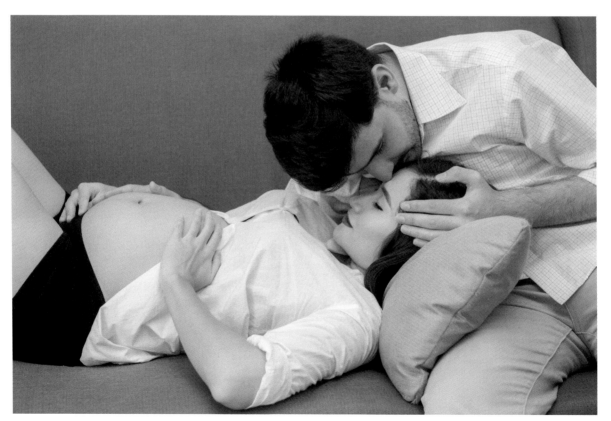

▲准爸爸的理解与呵护是孕妈妈最大的宽慰。

科学的饮食安排

孕6月，此时胎儿的嗅觉渐渐成熟，食物营养的质和量都会对胎儿的生长产生很大的影响。此时孕妇的饮食不仅关系到胎儿的正常发育，还会对胎儿出生后的体质和智力发育产生影响。所以此时孕妇的饮食原则要多样化，多吃营养高、易消化吸收的食物。

表6-4 孕6月需要补充的营养素

蛋白质	胎儿发育、孕妇子宫和乳腺增生都需要大量的蛋白质，所以此时孕妇所需的蛋白质约是平常女性的1.5倍。孕妇要多吃含蛋白质丰富的食物，比如鸡蛋、鱼、瘦肉、豆制品等
铁、钙	平时要多吃蔬菜和水果，特别是芹菜、白菜等富含膳食纤维的蔬菜类，有助于防治便秘。此时胎儿的骨骼、神经等的发育需要大量铁、钙、磷和各种维生素。还应多吃动物肝脏、贝壳类水产、豆类、牛奶、小鱼干、虾米等
锌	锌是胎儿生长发育不可缺少的营养元素。如果孕妇体内缺锌，会造成胎儿发育迟缓。因此，孕妇应多吃一些富含锌的食物，例如肝脏、瘦肉等

❶ 适合孕 6 月的食物

孕6月，由于胎儿的快速发育和孕妇的消耗增加，此时孕妇在注意营养均衡的情况下，还要特别注意增加维生素和铁的摄入。此时，孕妇除了燥热、寒凉、辛辣的食物不要吃以外，其他食物都可以适当食用。

全麦制品：包括麦片粥、全麦饼干、全麦面包等。麦片不仅能使孕妇保持充沛的精力，还能降低孕妇体内胆固醇的水平。麦片要选择天然的、没有任何糖类或其他添加成分的。全麦面包则可以提供丰富的铁和锌。

瘦肉、肝脏：瘦肉、动物的肝脏等都富含铁，容易被人体吸收。此时孕妇为了保证胎儿的营养，对铁的需求会成倍地增加。如果体内储存的铁元素不够，会出现贫血的现象。所以要通过食用瘦肉、肝脏等补充铁元素。

豆、奶制品：孕妇每天应该摄取的钙质大约为1000毫克，相当于3杯脱脂牛奶。酸奶也含有丰富的钙和蛋白质，有助于肠道健康。豆制品中则富含蛋白质，可以满足孕妇对蛋白质的需求。

水果：此时，孕妇应当多吃水果，水果可以补充维生素和膳食纤维，满足胎儿的发育需要。比如柑橘，虽

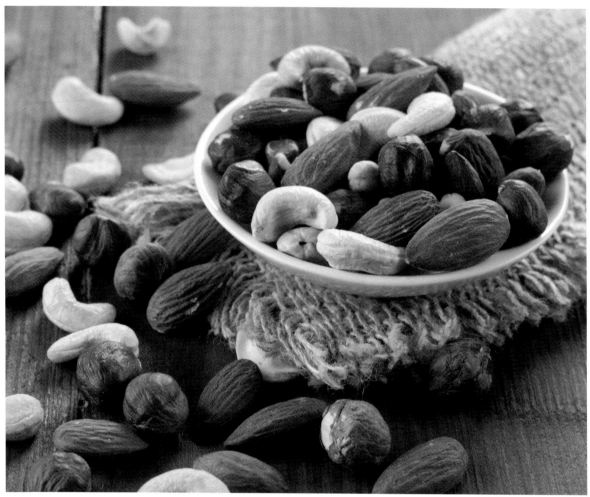

▲坚果的脂肪以不饱和脂肪酸为主，孕期吃坚果好处多。

然它90%都是水分，但是它同时也含有丰富的维生素C、叶酸和大量的膳食纤维，有助于帮助孕妇保持体力。

蔬菜：新鲜的蔬菜含有丰富的营养物质。比如深颜色的蔬菜维生素含量高；甘蓝可以提供丰富的钙元素；花椰菜富含钙和叶酸，含有大量的膳食纤维和抵抗疾病的抗氧化剂，同时还有助于其他绿色蔬菜中铁的吸收。

坚果：花生之类的坚果含有对心脏健康有益的不饱和脂肪酸。但是坚果本身的热量和脂肪含量比较高，所以孕妇每天吃坚果的量要控制在30克左右。

❷ 多吃核桃

核桃富含不饱和脂肪酸、磷脂、蛋白质等各种营养素，还含有钙、钛、锰、锌、铜等多种矿物质。核桃还具有补气养血、温肺润肠、治疗大便燥结的作用。核桃炒熟捣碎后，它还可以治疗皮炎和湿疹。它的营养成分结构对胎儿的脑发育十分有利，常食有益于胎儿脑的营养补充，有利于胎儿的智力发育。所以孕妇可以每天吃3~5个核桃。

嚼核桃仁还能防治牙本质过敏。如果怕干吃核桃会上火，孕妇还可以多喝一些现榨的核桃仁汁。在用豆浆机榨汁的时候可以加入黄豆，这样效果会更好。核桃仁含有大量的维生素E，经常食用有润肤、乌发的作用，可令皮肤滋润光滑、富有弹性。当感到疲惫时，嚼些核桃仁，有缓解疲劳和压力的作用。

核桃中还含有亚麻酸，亚麻酸的摄入对孕妇来说更加重要。因为亚麻酸不仅对胎儿的脑部有益，还对胎儿的视网膜、皮肤和肾功能的健全十分重要。所以孕妇要特别注意亚麻酸的摄入，多吃核桃。

❸ 多吃防治水肿的食物

此时的子宫已经膨大到一定的程度，有可能会影响静脉回流，静脉回流不好的孕妇，此阶段容易出现下肢水肿的现象。随着怀孕周数的增加，孕妇的水肿现象会日益明显，特别是在28周以后。因此，此时要多吃些防治水肿的食物。

选择高蛋白、低盐饮食。孕妇每天都应该摄取优质的蛋白质。比如肉类、鱼类、海鲜、蛋类、奶类及奶制品、黄豆制品等，同时还要配以洋葱、芹菜、香菜等味浓的蔬菜。

进食足量的蔬菜水果。蔬菜和水果中含有人体必需的各种微量元素和维生素。多食蔬菜水果可提高机体抵抗力，促进新陈代谢。

由食物中摄取维生素B_1或补充B族维生素。富含维生素B_1的食物主要包括肝脏、黄豆、小麦胚芽、土豆、全谷类等。

多吃具有利尿作用的食物。有利尿作用的食物主要包括西瓜、冬瓜、红豆、西红柿、葡萄等。

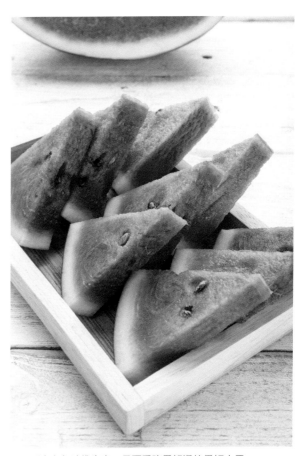

▲西瓜含有各种维生素，是夏季降暑解渴的最好水果。

孕6月的胎教安排

尽管此时胎儿不能看到外面的景色，但是能感受到相关的信息，所以孕妈妈应尽量简洁地描述所看到的事物。蓝天、红叶、季节的变化都可被用来进行胎教。孕妈妈可以经常说："宝宝，天空是蓝色的，很蓝很蓝。天上还飘着很多的云，有的像马、有的像兔子、有的像一团棉花，真漂亮啊。"

❶ 进行视觉训练

从怀孕4个月起，胎儿就开始对光线有非常细微的敏感。但是胎儿的视觉较其他感觉功能发育缓慢。准爸妈可以在24周时开始对胎儿进行光照胎教法、联想描述法等，有目的地训练胎儿的视觉功能。

光照胎教法

怀孕6个月后，准爸妈可以每天用手电筒（弱光）紧贴着孕妇腹壁照射胎头部位，一闪一灭地直接进行光线照射，每天3次，每次30秒。结束时，可以反复关闭、开启手电筒。进行这样的视觉训练可以促进胎儿视觉发育，增加视觉范围。

❷ 该为宝宝取乳名了

6个月的胎儿不仅具有听觉，还能对听到的声音做出不同的反应。准爸妈可以提前给胎儿起个亲切的乳名。比如：宝宝、贝贝、乐乐、嘟嘟、毛毛、小小、小亮、菲儿等。在进行胎教或者平时的时候，可以用乳名来呼唤胎儿，让胎儿在潜意识中记住自己的名字。

准爸妈每次和胎儿对话时，可以先呼唤他的乳名。

这样做一方面可以把父母的爱传递给宝宝，有利于情感交流的形成；另一方面还可以让宝宝记住自己的名字，出生后再喊他，他会感到熟悉、亲切并有安全感。

准爸妈为宝宝起乳名后，可随时随地呼唤他，比如，每天早上起来先轻轻地喊一声："宝宝，早上好！你醒了吗？咱们要起床喽，跟爸妈打个招呼吧。"在呼唤宝宝的同时用手轻轻抚摸他。为宝宝起乳名，并经常喊他的名字。宝宝出生后会更容易对爸爸妈妈的亲切呼唤做出反应，也容易与爸爸建立亲密的关系。

❸ 孕妈妈要经常学习

怀孕后，很多孕妈妈容易发懒，什么都不想干，什么都不愿想。很多人认为这是孕妈妈的怀孕反应，不用太在意。其实，这是胎教学上的一大忌讳。

如果孕妈妈不思考、不学习，胎儿也会受其影响，变得懒惰起来，这样做会影响胎儿的大脑发育。相反的，如果孕妈妈始终保持着旺盛的求知欲，经常学习，则可促使胎儿不断接受刺激，促进大脑神经细胞的发育。孕妈妈经常学习也是一种胎教。

所以，孕妈妈要勤于动脑，不断学习，勇于探索，在生活上注意观察，把自己看到的、听到的事物通过语言等传递给胎儿。要拥有浓厚的生活情趣，凡事多问为什么，要不断发现问题、学习、解决问题，不断探索新的问题。

孕妈妈可以经常读一些好的书籍，比如：《世界经典音乐童话绘本》《小木屋系列》《玩出一个聪明宝宝》《孕妈妈预备课——年轻妈妈系列》等，还可以经常听一些胎教音乐和童谣，自己学习和练习，然后唱给宝宝听。

❹ 配合音乐轻拍宝宝

在宝宝的胎教中，音乐胎教很重要。如果准爸妈在音乐胎教时再轻拍宝宝，那么胎教的效果会更好。准爸妈可以在每天放音乐给宝宝听的时候，轻拍或抚摸肚皮。通过这些轻拍和抚摸，不仅可以了解胎动的情况，还可以让宝宝感受到爸爸妈妈的关爱。

在拍抚宝宝时动作一定要轻柔，不能用力。在轻拍过程中，要时刻注意宝宝的反应。如果宝宝轻轻地蠕动，则表示可以继续轻拍；如果宝宝乱动，甚至是拳打脚踢，则表示宝宝可能不舒服，要停下来。

准爸爸也应该经常轻拍宝宝，配合着音乐轻轻地指压，可以区分出宝宝圆而硬的头部、平坦的背部、圆而软的臀部及不规则且经常移动的四肢。轻拍宝宝背部时，胎儿有时会翻身，手脚转动，这时也可以用手轻轻抚摸他。

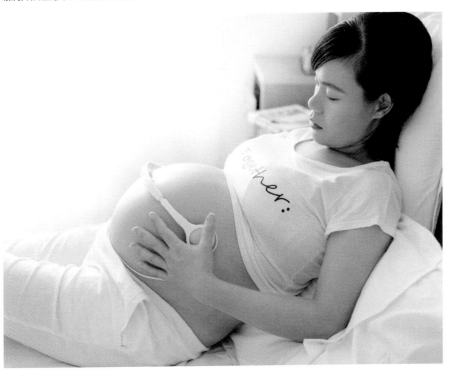

▶ 合理安排音乐胎教课程，可让胎儿接受更科学的音乐胎教。

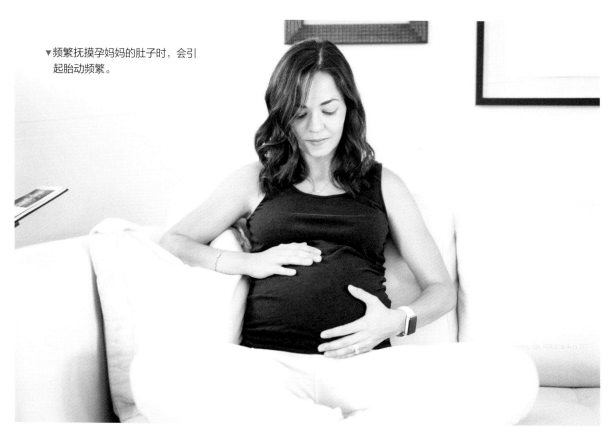

▼频繁抚摸孕妈妈的肚子时，会引
起胎动频繁。

❺ 避免宝宝频繁胎动

有人认为宝宝胎动比较频繁，出生后也会比较活泼聪明，所以就会想办法让宝宝频繁地进行胎动，或者是胎动比较频繁时也不在意。其实这样的想法和做法是不正确的，宝宝不是动得越厉害越好。如果胎儿一直是特别的好动，是正常胎动的话，当然会没事。但是如果是突然动得比较频繁，那么就必须要注意，这可能就是一个警讯。比如受外力撞击或是胎盘剥离时，宝宝也会有暂时性的频繁胎动，这时是需要立即去医院就医的。

此时宝宝的适当胎动是正常的，也就是每小时3～5次。如果过于频繁，孕妈妈就应该想办法尽量避免了。

孕妈妈要避免宝宝频繁胎动

- 避免喝咖啡或服用兴奋剂。避免经常吃甜食、冷饮。不偏食，饮食尽可能广泛多样化。
- 多吃优质蛋白质食物和蔬菜水果。不喝酒，要戒烟。
- 不接触有毒物质和辐射源。
- 保证每天8小时的睡眠和左侧卧的姿势。
- 在宝宝胎动比较频繁时，要多安抚宝宝，有助于减少胎动。

孕6月常见不适及防治

孕妇腿部肌肉痉挛，就是我们常说的腿部抽筋，多发生妊娠中期，特别是6、7月，而且随着妊娠期的增加，情况会越来越严重。腿部抽筋主要是因为孕妇血液中缺钙。另一个原因是孕妇身体重心改变，使腿部肌肉的负担大于其他部位，因此腿部肌肉发生痉挛比较常见，多表现在小腿上。另外，若孕妇受寒、休息不好，也会引起腿部抽筋。

❶ 腿部肌肉痉挛

在孕妇发生腿部抽筋时，可根据具体情况选用以下一些方法来预防和治疗，不必在心理上产生过重的负担。

- 平时起居多注意。多注意休息，避免长时间站立或行走，减轻双脚的负担；多注意腿部保暖，睡前可用热水袋温暖被褥，用热水泡脚，对小腿后方进行3～5分钟的按摩；睡觉时注意不要贸然伸腿，若抽筋刚开始，立即将腿伸直，脚尖向上翘。

- 适当多吃含钙丰富的食物。营养专家建议孕妇每天的钙摄入量应该为1500毫克，但是按照我国居民的膳食习惯，一般每天只能得到400毫克的钙，所以孕妇要多吃虾、骨头、牛奶、鸡蛋、蔬菜、豆腐，同时还要适量口服钙片、维生素D，多晒太阳。经常发生腿部抽筋的孕妇，应该在医生指导下服用钙剂治疗，常用的药物有：乳酸钙0.6克，每天3次；葡萄糖酸钙0.3～0.5克，每天3次，连服1～2周。

- 抽筋发作时，可按摩抽筋部位的肌肉，使其缓解，或慢慢将腿伸直，使痉挛缓解。对于明显的抽筋，孕妇可握紧椅背作为支撑站直，使腿后部肌肉伸展，髋部稍向前并弯曲，膝部伸直，均匀地呼吸。为了预防腿部抽筋，孕妇平时要穿软底鞋，不要走太多路。

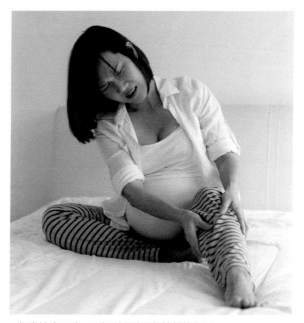

▲经常按摩下肢，可起到预防腿部抽筋的作用。

❷ 尿失禁

在临床上，导致尿失禁出现的原因主要是精神因素、神经系统疾病、分娩、外伤等。孕妇出现尿失禁主要是因为子宫逐渐变大，渐渐压迫到膀胱，导致支持膀胱的骨盆底肌群松弛。要防治尿失禁，做体操来锻炼支撑子宫和膀胱的骨盆底肌群是很好的方法。即四肢着地呈爬行状，背部伸直，收缩臀部肌肉，将骨盆推向腹部，并弓起背，保持此姿势几秒后放松。

尿失禁主要有以下三种

- 压力性尿失禁：一般情况下尚能控制小便，但在咳嗽、打喷嚏、大笑、用力、突然站立时尿液会不自觉地流出。
- 功能性尿失禁：这种尿失禁主要表现为在精神紧张、情绪激动时会不由自主地流出尿液。
- 反射性尿失禁：这种主要是由于膀胱有尿液积聚而没有将信息传达到大脑控制中枢，反射性地随膀胱压力上升而排尿。这种尿失禁孕妇本人是无知觉的。

❸ 静脉曲张

孕妇怀孕时，下肢和外阴部静脉曲张是常见的现象。怀孕可能会造成静脉曲张，因为大量的激素会对全身静脉产生不利影响。而孕期全身的血流量增加，让这些本已被激素削弱的组织更加不堪重负。此外，胎儿本身的重量也对腿部的静脉产生压力，成为诱发静脉曲张的原因之一。静脉曲张会随着妊娠月份的增加逐渐加重。

防治和减轻静脉曲张

- 不要用太热或太冷的水洗澡，洗澡用水的温度要与人体温度相同。
- 午休或晚间睡觉时两腿应稍微抬高，可以在脚下垫一个枕头或坐垫，使足部抬高30厘米以上。
- 已经出现静脉曲张的孕妇应避免长时间进行日光浴，应尽量避免靠近热源，比如暖气片、壁炉或火炉等，因为热气会使血管扩张。
- 避免长时间站立或静坐。如果因工作需要站立应每隔几分钟交换一下支撑腿，休息时尽量将腿抬高。静坐时双腿应平行，并每隔40分钟站起来活动一会儿。
- 养成每天走半小时的习惯，不穿高跟鞋或高筒靴。
- 在医生的指导下穿戴压力在20～30毫米汞柱的医用弹力袜。

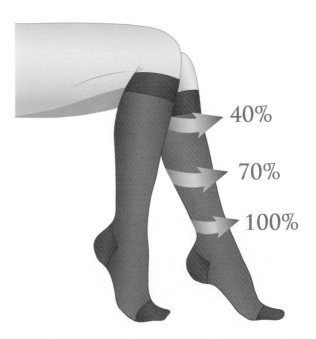

▲在妊娠中后期，孕妇可准备一双静脉曲张袜，预防下肢静脉疾病。

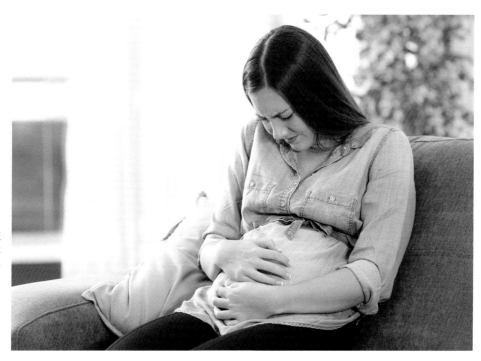

▶孕期腹痛可分为生理性腹痛和病理性腹痛，要根据情况选择进一步的处理方式。

❹ 腹痛

从孕早期开始，一直到孕晚期，大部分孕妇都会有肚皮硬起来的感觉。特别是在孕中期5、6月的时候，很多孕妇会感觉有些腹痛。腹痛部位多位于下腹部子宫一侧或两侧，呈牵扯痛、钝痛或隐痛，走较远的路或者变换体位时，疼痛会变得更明显，而卧床休息后则能缓解。这种腹痛主要分为生理性腹痛和病理性腹痛。生理性腹痛主要是在孕中期，子宫迅速增大，子宫四周的韧带由原来的松弛状态变为紧张状态，特别是位于子宫前侧的一对圆韧带被牵扯，因此出现腹痛。病理性腹痛主要是此时胎儿逐渐长大，孕妇腹内压力也随着升高。如果孕妇胸腔与腹腔之间膈肌的食管裂孔（食管通过此裂孔下行与胃相连）增宽，可能会出现"食管裂孔疝"，从而引发腹痛。这种腹痛还会伴有胸闷、气短、打嗝、胸痛、胃里反酸等症状。

孕妇腹痛的处理方法

- 腹痛时，如果没有出现阴道出血或破水症状，胎动正常，那么孕妇就不要紧张，这只是正常的子宫收缩，应该注意休息。
- 平时孕妇要多注意运动，避免拿重东西或者长时间保持一个姿势。
- 如果腹痛出现时，孕妇正在上班，应该先放下手中的工作，坐下来休息一会儿就可以了。
- 如果腹痛剧烈，还伴有阴道出血、破水等症状，那么就可能是流产、异位妊娠或早产的征兆，要立即上医院检查治疗。

❺ 容易便秘

便秘是贯穿妊娠始终的一种病症，其中以怀孕中后期最为严重。子宫的不断增大和重量增加会压迫到大肠，造成血液循环不良，因而减弱了排便的功能。再加上孕妇心理的变化和饮食的失调，孕妇就会比正常人更容易出现便秘症状。

孕妇发生便秘，如果用药物治疗，很有可能对胎儿不利。所以，最好的改善方式是从生活方式入手，靠孕妇自己的努力，采取预防为主、防治结合的方法进行治疗。

日常生活中预防便秘的方法

养成定时排便的良好习惯：在每天早晨空腹喝一杯开水或凉白开，这也是促进肠道蠕动的好方法，有利于排便。

进行一些轻量的活动：有助于促进肠道蠕动。

注意调理好饮食：多吃一些富含膳食纤维的绿叶蔬菜和水果。

多补充水分：每天至少要喝1000毫升的水。

适当运动：运动可以帮助促进血液循环和肠道蠕动。

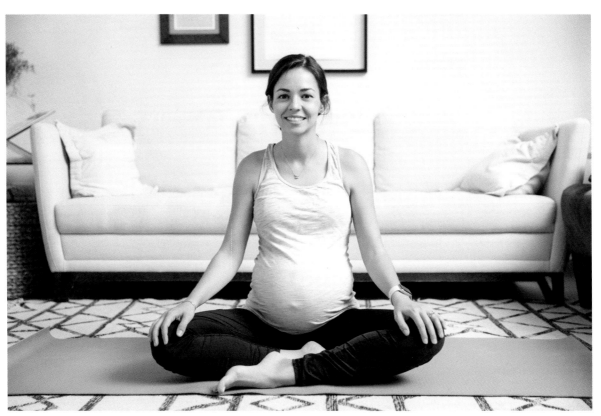

▲孕期养成良好的运动习惯，每天适量运动可预防便秘。

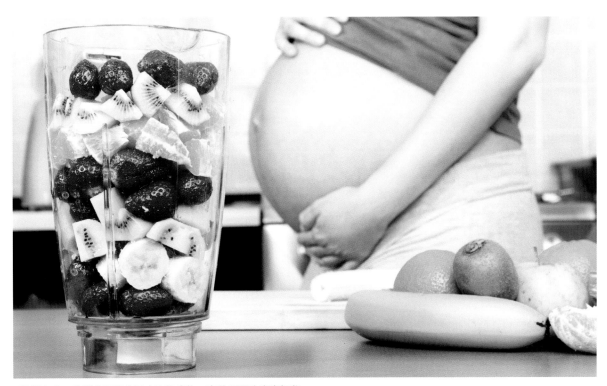

▲孕期多吃一些膳食纤维含量丰富的食物，有助于预防痔疮复发。

❻痔疮复发

孕妇在怀孕期间，子宫的增大造成腹压增大，增大的子宫压迫盆腔内的血管，使腿部、外阴部及直肠等处的静脉血不能畅通地回到心脏。这就使得直肠下端和肛门周围的静脉充血膨大而诱使痔疮复发。

痔疮的防治

痔疮本身不会影响到孕妇和胎儿，但是随着后期痔疮病情的加重，会给治疗和之后的分娩带来困难，因此最好提前对痔疮进行治疗或防治。

○ 女性在准备怀孕之前，最好检查是否患有痔疮，若有，应该在根治后再怀孕。

○ 在怀孕期间，要多喝白开水，保持充足的水分。

○ 饮食以清淡为主，多吃水果、韭菜、芹菜、白菜等富含膳食纤维的食物，预防便秘。

○ 避免进食辛辣刺激的食物，如辣椒、生姜等，以免给痔疮的发作提供诱因。

○ 适当进行一些体力活动和肛门保健。孕妇不应久坐不动，要多做一些散步、体操活动。每天可做两次肛门运动，每次30~40遍。

○ 经常做肛门按摩。排便后先用温水清洗局部，再用热毛巾按压肛门，按顺时针和逆时针方向各按摩15次。

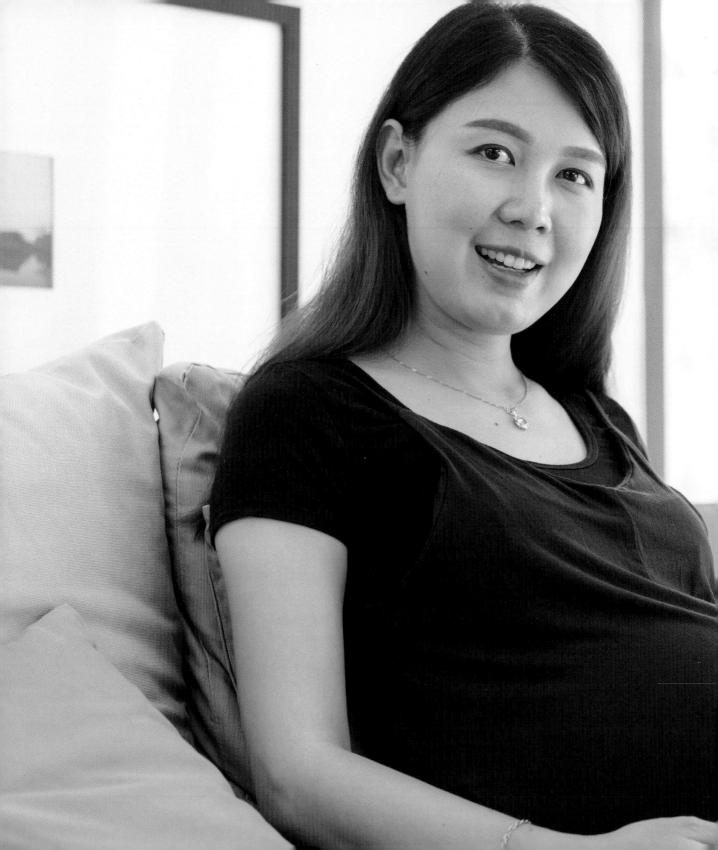

第七章

孕7月，行动越来越不便

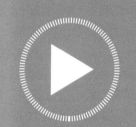

孕7月，孕妈妈除了会出现
身体不适以外，
还很容易出现心理的不适，
会紧张、害怕，
担心孩子的出生、早产等。
孕妈妈一定要保持愉快的心情，
否则你紧张的情绪，
会影响到宝宝的成长发育。

孕7月胎儿和孕妇的变化

◑孕7月胎儿的发育情况

第25周的胎儿：对光亮有了反应

25周的胎儿体重稳定增长，比上周又增加了100克。胎儿大脑的发育进入了一个高峰期，大脑细胞迅速增殖分化，体积增大。另外，胎儿此时的眼睛对光亮已经有了感觉。

第26周的胎儿：活动空间越来越小了

26周的胎儿比上周重了，而且体积也增大了，顶臀长（坐高）约21厘米，从头到脚长约32厘米。妈妈的子宫开始显得有点拥挤了，胎儿的活动空间越来越小。

第27周的胎儿：会睁眼闭眼了

27周胎儿的眼睛已经可以睁开和闭合了，睡眠周期非常有规律。胎儿的头上也已经长出短短的胎发。此时胎儿的大脑已经发育到了一定的水平，听觉及神经系统也已经发育完全。

第28周的胎儿：逐渐形成自己的活动周期

胎儿内脏的形状和机能已经接近成人的状态，睫毛也已经完全长出来了。如果外部有光亮，会自觉地把头部转向光束，还形成了自己的睡眠周期。

表7-1　孕7月胎儿指标

胎重	800~1000克
胎长	28~35厘米
五官	此时胎儿的五官已经比较清晰，头发也显现出来，大约有5毫米那么长。但是，脸上布满了皱纹，仿佛一个老人。不过，在接下来的日子里，婴儿的皮肤皱纹会逐渐减少
四肢	胎儿的四肢已经发育得非常灵活，可以在羊水中自由游动，会发生比较频繁的胎动
器官	脑组织开始出现皱缩，大脑皮层已经非常发达，可以分辨声音，也会表达出对声音的喜恶。视网膜已经成型，可以感受到光线。呼吸系统进一步发育，已经有了很浅的呼吸。男宝宝有了明显的阴囊，女宝宝的小阴唇、阴核也已经突起
胎动	有明显的胎动。此时，胎儿已经出现了呃逆，表现为孕妇腹部有阵发性跳动，每天会有1~5次，这是正常的，不必担心
胎位	此时的胎位还不能确定，胎儿可以在子宫中自由活动，胎位也会发生很大的变化

孕7月孕妇的变化

很容易累

此时，由于胎儿的进一步生长发育，孕妇的疲劳感也会进一步增加。因为腰部越来越沉，孕妇为了保持身体平衡，需要腰部肌肉持续向后用力，长时间保持这样的姿势，会使孕妇感到非常辛苦。不但如此，孕妇各个器官的负担也随之加重，有的时候，即使什么都不做，孕妇还是会感到十分疲劳。除了身体上的劳累，在心理上，孕妇也会随着生产的临近而容易感到不安，对即将承担的母亲的责任感到忧虑。此时孕妇会出现睡眠不安、多梦的现象，导致孕妇没有精神。

由于在怀孕期间孕妇的心肺都承受着双重的负担，所以孕妇要避免疲劳过度。要学会用最小的消耗去做以下动作。

○ 要尽可能地避免俯身弯腰的动作，实在需要从地面上捡起什么东西时，要轻轻向前，还要先屈膝并把全身的重量分配到膝盖上。

○ 起身站立时要缓慢有序，仰卧时起身要先侧身，肩部前倾，屈膝，然后用肘关节支撑起身体，盘腿并坐起来。

○ 正确的坐姿是把后背紧靠在椅背上，必要时还可以在靠腰部的地方放一个小枕头。如果孕妇是坐着工作，要经常起来走动一下。

○ 在走路时身体要注意保持挺直，双肩放松，一旦感到疲劳，就要马上停下来，休息5~10分钟。散步前要选择舒适的鞋，要低跟、掌面宽松。

感觉越来越不方便

有的孕妇直到临产都觉得身体很灵活，但有的孕妇在7个月时就感觉身体很笨重，行动越来越不方便了。

很多孕妇会有以下这些感觉。

上下楼梯不方便：即使扶着楼梯还是有种向下栽的感觉。

弯腰不方便：以前孕妇可以弯下腰捡东西，但现在弯下腰也捡不起来了，甚至连弯腰都觉得很困难。

走路不方便：笨重的身体，突出的肚子，让孕妇在走路时很难看清楚前面的路。

站立坐起不方便：随着体重的增加，孕妇会发现自己站立坐起都很不方便。

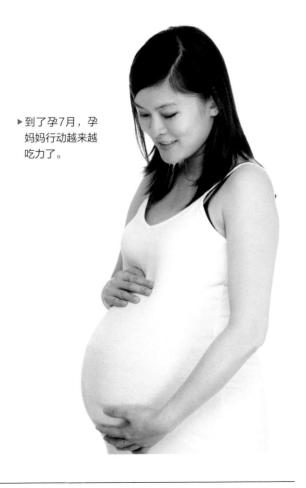

▶到了孕7月，孕妈妈行动越来越吃力了。

产生初乳

怀孕7月时，孕妇的子宫位置接近肋缘，约在肚脐上约7厘米处，宫高约27厘米。这时，有些孕妇会发现乳房发生一些变化，比如乳腺和腺泡增生，脂肪沉积，乳头增大变黑、易勃起，乳晕变黑等，甚至还会有少量的乳汁分泌出来，这就是初乳，是真正乳汁产生之前的分泌物。

孕妇可在胸罩两侧塞入棉质手帕或纱布，以吸收分泌物。药房、美容用品店也有专门处理乳汁分泌物的棉垫，不管是纱布还是棉垫，沾湿后都要立即更换。如果分泌物变干变硬，在乳头上形成结痂，可以用温水沾湿后，再轻轻拭去。

妊娠纹变得明显

妊娠纹一般是在怀孕5、6个月时出现，7个月时会更加明显，主要是因为胎儿的不断生长，腹部不断膨胀。在膨胀超过一定限度时，皮肤弹性纤维发生断裂，腹直肌腱也会发生不同程度的分离，于是就出现了妊娠纹。而此时的妊娠纹也会越长越明显，颜色越来越深。

这种现象不会影响身体的健康，也不会影响正常的皮肤功能，只是影响腹部的美观。它从本质上来说主要有两个问题：一个是色素脱失，这使得妊娠纹呈现出一种白色的条索状外观，是影响腹部美观的主要原因。另一个是皮肤不同程度的萎缩，使得皮肤呈现出一种皱纹纸样外观。

避免或减轻妊娠纹，可以从以下几方面着手。

◎ 在孕前要注意锻炼身体，经常做按摩，坚持冷水擦浴，增强皮肤的弹性。同时也要注意营养，多吃富含蛋白质、维生素的食物。

◎ 在怀孕后，要保证饮食均衡、营养丰富，避免摄入过多的碳水化合物和热量，以免导致体重增长过多。

◎ 淋浴时水温不宜过高。

表7-2　孕7月孕妇指标

体型	孕妇的体型已经完全呈现出标准孕妇体型，不过还算灵活
子宫	宫底上升至脐上1~2横指，子宫高度为24~26厘米
皮肤	此时，孕妇的肚子、乳房部位开始出现妊娠纹，但并不是所有的孕妇都有，约有一半的孕妇会产生。加强锻炼，增强皮肤的韧性，有助于减少妊娠纹的出现
体重	因为胎盘增大、胎儿成长以及羊水增多，孕妇的体重迅速增加，大约每周可以增加500克
妊娠反应	这个时候，孕妈妈会出现一些身体上的不适，比如眼睛怕光、发干、发涩，呼吸困难、急促等，这些都是正常的妊娠反应，孕妇可以进行适当休息，不要过度劳累，也可遵医嘱使用一些眼药水来消除眼部疲劳
情绪	此时的孕妇容易出现焦虑、易怒、注意力不集中、疲劳、无食欲、喜怒无常、无精打采等情绪，有时这些变化就集中在10秒钟内，并且神经特别敏感，常会因为一点小事而大动肝火，严重的还会有孕期抑郁症

定期孕检并进行优生咨询

孕7月是一个关键时期，此时胎儿的生长发育已经基本完成，只有个别器官仍在成长，体重也在不断增加，很容易出现早产。因此，在做孕检的时候要注意以下几点。

◎ 这时期孕妇的贫血率增加，所以一定要做贫血检查，如果发现贫血，最好在分娩前治愈。

◎ 这个时候，孕妇容易出现各种疼痛，比如头痛、腰背痛、胸痛、骨盆痛、腹痛等，如果这些疼痛比较厉害，一定要及时检查。

◎ 应把血压作为重点检查对象，因为此时的孕妇很容易出现妊娠期高血压综合征。

◎ 血糖检查，此时是妊娠期糖尿病的高发期，孕妇一定要及时检查有关方面的项目。

❶ 高危孕妇的检查

高危孕妇，是指妊娠期有某种病理因素或致病因素，或许会危害到孕妇本人、胎儿或新生儿，以及容易导致难产的孕妇。

高危孕妇一般来说很容易引起围产期母婴并发症以及死亡，因此要特别注意。高危孕妇除了一般的体检外，还应当增加风疹病毒检查、单纯疱疹病毒检查、弓形虫检查、巨细胞病毒检查等，尽可能地降低胎儿畸形的可能性。

高危孕妇的种类

年龄大于或等于35岁者；生过不良或畸形胎儿者；有自然流产或反复流产史者；身高低于1.4米者；胎盘功能不全者；各种妊娠合并症者；曾发生分娩异常者；盆腔肿瘤或有盆腔手术史者等。

❷ 每周测体重

通常情况下，怀孕妈妈的体重在整个孕期会增加10～15千克。怀孕妈妈体重的变化与胎儿的发育和健康有着紧密的联系，特别是到了孕7月，体重的增长会加速，但不管孕妇的体重增长过快还是过慢，都是不正常的。因此，孕妈妈要每周测体重，及时了解自己身体的变化，这也是对胎儿的负责。

妊娠中、晚期体重增加异常的原因

◎ 妊娠水肿。在孕中晚期，水肿是普遍出现的症状，大约有一半的孕妇会出现，过度的水肿也会引起体重的异常增长。如果水肿比较严重，孕妇需要到医院体检，查出水肿的原因。

◎ 羊水过多。羊水过多会导致孕妇体重增加异常，还容易引起胎儿畸形。

◎ 双胞胎或者多胞胎孕妇。这些孕妇由于胎儿数量的原因，体重会比一般孕妇要重。

◎ 体重增加缓慢或者停止增长。可能是因为胎儿发育迟缓或者异常，要及时到医院确诊，以免出现危险。

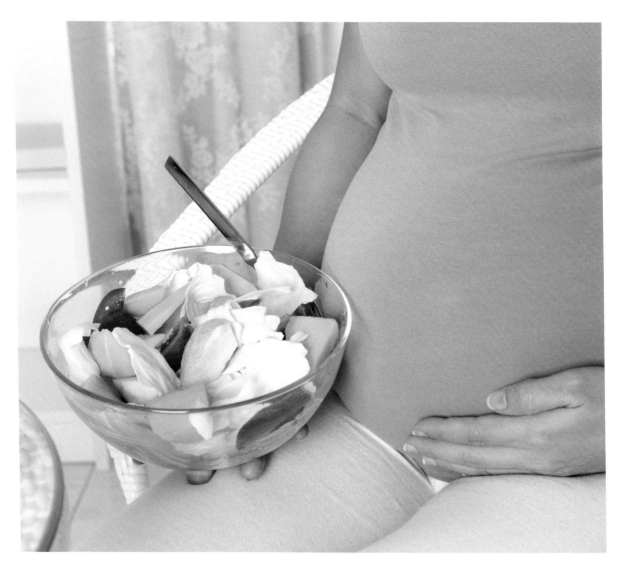

▲到了孕晚期，孕妈妈要适当控制体重了，预防增速过快。

日常起居安排

孕7月，可以在家中挂上一些可爱活泼的婴幼儿照片、图画等，看到这些犹如天使一般可爱的小婴儿，孕妇会产生很多美好的遐想，能使孕妇保持愉快的心情，也有利于胎儿的发育。

孕妇也可以在室内点缀一些花花草草。花草最好选用一些小型的，花香不能过于浓郁，要给人放松、温柔、平静的感觉，不要过于鲜艳、花枝招展。也可以根据孕妇的喜好来选择。

此外，孕妇还可以养一些金鱼、小乌龟等，或者是学习编织一些东西，比如织毛衣、绣十字绣等，都可以让孕妇获得一个好心情。

❶ 孕妈妈个人护理

孕7月，孕妈妈的身体越来越笨重了，除了日常的护理以外，孕妈妈也要注意一些特别的身体症状，比如妊娠纹、腿部肌肉痉挛、坐骨神经痛等。

妊娠纹

妊娠纹一般会出现在肚皮、乳房、大腿处，妊娠纹并不是每个孕妈妈都会出现的，但是为了防止妊娠纹出现或者加重，在饮食和运动上都要多加注意。

腿部肌肉筋挛

孕7月，孕妈妈会经常遇到小腿肌肉痉挛的情况，这时，孕妈妈可以从下向上按摩小腿肚以及大拇趾和整条腿，按摩的时候力道要轻柔；也可以用温水泡脚并热敷小腿，扳动足部。这些都可以有效缓解肌肉痉挛。

坐骨神经痛

坐骨神经痛也是困扰孕妈妈的一个难题，如果出现

了这种症状，孕妈妈要注意以下几点。

◎ 要注意睡觉的姿势。孕妇可以采取左侧卧睡，同时在两腿之间放一个枕头，可以有效缓解此症状。

◎ 不要长时间站立或坐着，要合理安排活动和休息的时间。

◎ 可以适量地进行运动。通过按摩、瑜伽等运动，能有效地缓解坐骨神经痛。

❷ 避免长时间站立

孕7月了，孕妈妈逐渐增大的子宫压迫着腔内静脉，阻碍了下肢静脉的血液回流。因此，孕妇十分容易发生腿部静脉曲张或者会阴静脉曲张。如果孕妇长时间站立，可能会由于重力导致身体下部的静脉扩张，血容量增加，血液回流缓慢，造成静脉中的血液滞留在下肢，从而形成静脉曲张。

如果出现静脉曲张，一般会有下肢酸痛、脚踝水

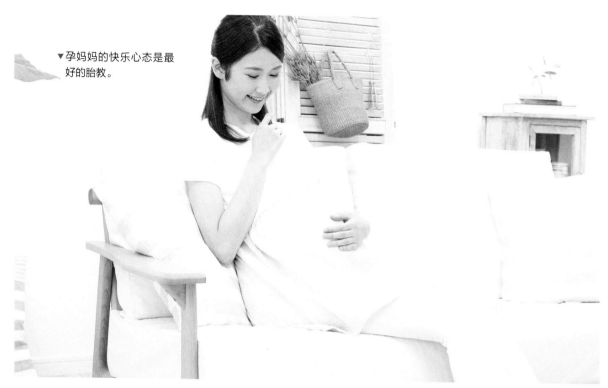

▼孕妈妈的快乐心态是最好的胎教。

肿、足部水肿、小腿隐痛等症状，给孕妇的行动带来很大的不便。因此，孕妇要避免长时间站立，在站立的时候也要尽量变换一下姿势，让自己处于一种轻松、舒适的状态。

❸ 避免受刺激

孕妇的情绪与胎儿的健康息息相关。如果孕妇出现不良情绪，就会传递给胎儿，让胎儿感到不适，造成胎动过多，严重的还会导致流产、畸形儿等。

在妊娠早期，如果孕妇受到刺激，导致情绪过度紧张，就会造成胎儿发生畸形或者流产，唇腭裂就是比较常见的胎儿畸形之一；妊娠中期，孕妇受到刺激时，会导致胎动过多；妊娠晚期，也就是孕7月以后，孕妇受到大的刺激后，会导致子宫出血、胎盘早剥、胎儿死亡等。

虽然胎儿在妈妈的肚子里，但胎儿对妈妈的情绪很敏感，如果妈妈兴奋、愤怒、犹豫、惊恐，胎儿是可以感知到的，同时也会做出相应的反应。

所以孕妇要保持良好的情绪，不要大悲大喜。孕妇可以通过听音乐、参加娱乐活动等方式，让自己保持一种乐观、愉快的心情。此外，家人也要多多爱护和体贴孕妇，让孕妇感受到关怀，保持心情舒畅。

❹ 双胞胎、多胞胎妊娠后期应避免发生意外

怀上双胞胎或者多胞胎的孕妇，身体的负担要远远高于单胞胎的孕妈妈们，特别是到了孕晚期，身体基本上一直处于超负荷的状态，如果生活上不注意，很容易出现各种状况。因此，双胞胎或者多胞胎孕妇要特别注意，避免发生意外。

一般来说，双胞胎、多胞胎孕妇容易出现以下状况。

营养不良：双胞胎或者多胞胎孕妇很容易发生营养不良、贫血的症状。因此，在饮食上要加强营养，保证孕妇和胎儿的需求。除了饮食调节，也可以适当补充一些维生素、叶酸、铁等营养素。

容易早产：在孕晚期，双胞胎或者多胞胎孕妇因为承受着巨大的压力，子宫过度膨胀，非常容易出现早产的现象。因此，孕妇应当在医生的指导下做好预防措施。

容易难产：因为胎儿是两个或者更多，在分娩的时候，很容易出现难产现象。所以，孕妇要及时检查胎儿的胎位，以防出现不测。

容易得妊娠病：双胞胎或者多胞胎孕妇是妊娠期高血压综合征的高发人群，还可能并发仰卧位低血压综合征。因此，孕妇要特别注意饮食以及家居生活，不要摄入过多盐和糖分，不要过久站立、坐卧或保持同一个姿势等。

❺ 做好住院准备

孕7月，孕妈妈即将面临分娩，所以，此时，孕妈妈要为分娩住院做好准备，以免到时候手忙脚乱。住院准备应当包括以下几个方面。

确定医院：这个时候，孕妇就要确定分娩的医院了，最好选择进行产前保健的医院，因为这家医院了解你的孕期情况，有利于分娩。如果想要换医院，那么，从这个月起的孕期检查就要在确定分娩的医院进行。

准备好住院物品：产妇住院需要准备成人纸尿裤或者夜用加长卫生巾1~2包，产后排恶露时用；换洗衣物至少2套，最好多准备几套；吸奶器一个；防溢乳垫1包；饮食用具，包括调羹、筷子、水杯、吸管等；洗漱用品，包括毛巾、脸盆、牙刷等；一些必备的食品，例如红糖、巧克力等。

准备好婴儿出生物品：婴儿的衣服、尿布、包单、小被子、帽子、奶瓶、奶粉、湿巾、纸巾、口水巾、小毛巾、棉签等。

孕妇要做好待产住院的心理准备：心理准备对于孕妇来说也是很重要的。孕妈妈要给自己信心，坚信自己一定可以顺利分娩，不必过分紧张，过度的紧张反而会给分娩造成困难。

上班族的妈妈要尽早安排休息时间：很多孕妈妈都是上班族，现在已经孕7月了，应当将自己的休息时间确定下来，告知上司，安排产假，将手头的工作处理好，免去后顾之忧，安心待产。

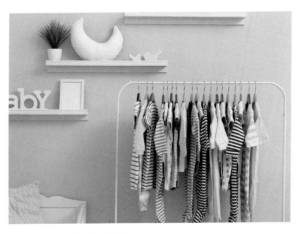

▲孕7月，可以准备婴儿服了。

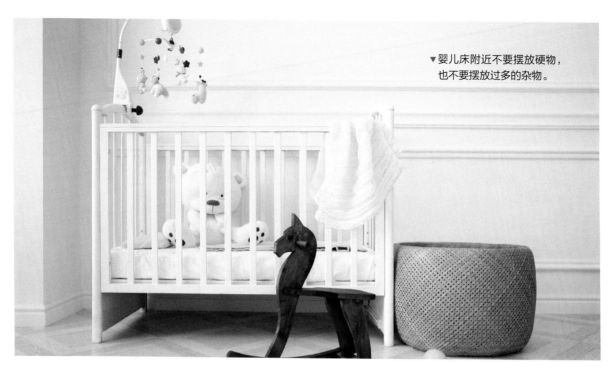

▼婴儿床附近不要摆放硬物，也不要摆放过多的杂物。

❻ 准备好婴儿床

婴儿马上就要出生了，作为孕妈妈、准爸爸们，为孩子准备一张舒适的婴儿床是非常必要的。

在购买婴儿床的时候，很多父母会有一个误区，那就是购买一张比较大的床，认为宝宝长大后照样可以使用，其实这样做并不妥当。当婴儿还在哺乳期的时候，睡觉时是很难离开妈妈的，因此，婴儿床应当放在父母的床边，方便父母晚上照顾。因此，我们应当购置一张能够放在准爸爸、孕妈妈卧室的婴儿床。

婴儿床的选择

○ 材质。婴儿床的材质有很多，最常见是实木和铁艺的，可以根据准爸妈的爱好来选择，一般来说，实木床相对好一些，冬天不至于太凉。如果选择铁艺的，要注意涂料材质的环保性，以防孩子接触过多而导致铅中毒。

○ 护栏的高度。最低要达到孩子的肩膀处，否则当孩子会站立时，有掉下去的危险。

❼ 准备好婴儿房

○ 婴儿房最好选择空间较大、阳光充足的房间。

○ 婴儿房中不宜放太多的电器，比如电视、电脑等。

○ 婴儿房要具有安全性，选择的涂料、家具要做到环保无毒。

○ 婴儿房颜色的选择上，最好选用明快、亮丽的色彩。

○ 婴儿房中最好不要铺地毯。

○ 准备婴儿房的时候，要留有一定的备用空间。

❽ 孕 7 月准爸爸的角色

随着孕妇的身体越来越笨重，准爸爸也要担负起自己的责任，除了主动承担起家务以外，准爸爸还要在生活中多照顾孕妈妈。因为这个时期孕妈妈的身体日益笨重，有很多事情自己都做不了，可能会因此产生烦躁的心理。此时，准爸爸不妨出手帮助孕妈妈，照顾孕妈妈的生活起居。

孕7月，准爸爸们该为孕妈妈做些什么呢？

洗脚、剪指甲：此时，孕妈妈的肚子日益增大，她们已经很难看到自己的脚了，她们不能再像平时那样弯下腰来为自己洗脚剪脚趾甲。准爸爸不妨每天为孕妇端上一盆热热的洗脚水，帮妻子洗洗脚，不仅有利于睡眠，还对健康大有裨益。定期为孕妇剪脚趾甲，不仅是关心妻子的体现，也可以促进夫妻感情，更是准爸爸责任心的体现。

系鞋带：孕7月，孕妇在穿鞋的时候可能会遇到困难，如果是系鞋带的鞋子，他们就很难自己穿上了。作为准爸爸，在享受迎接孩子的喜悦时，也不妨帮助一下自己的妻子，为她们系一下鞋带，让孕妈妈的生活更加便利一点。

适时搀扶一下孕妇：作为准爸爸，要无微不至地关心孕妈妈，适时地搀扶孕妈妈一把，给她们足够的安全感。

按摩：孕7月，孕妈妈很容易出现浮肿、腰酸背痛的现象，准爸爸不妨多抽出一些时间为妻子按摩，缓解一下妻子的痛苦。

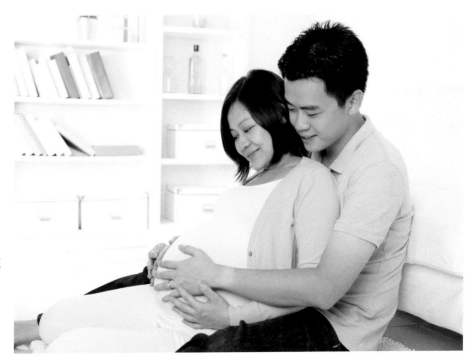

▶ 到了孕晚期，准爸爸要更加细心地呵护孕妈妈。

四 科学的饮食安排

孕7月，孕妈妈要适量地食用以下几种食物。

豆类： 孕7月，是胎儿迅速生长发育的阶段，对蛋白质的需求量更大，所以，孕妈妈要多吃一些豆类食物，以便补充蛋白质，豆腐、豆浆、豆腐干、豆芽等都是不错的选择。

动物的肝脏： 孕7月是孕妇最容易缺乏铁的时候。孕妇要多吃一些富含铁的食物，动物的肝脏就是一个不错的选择，不妨在饮食中多加入一些。

海产品： 孕妇要在饮食中适当加入一些海产品，比如海带、紫菜、虾米等。因为海产品中含有大量的钙质，可以满足孕妇以及胎儿发育所需的钙质。

蔬菜： 蔬菜是孕妇必不可少的食物。蔬菜中含有大量的维生素和膳食纤维，营养丰富，有利于孕妇和胎儿的健康。

❶ 开始增加零食和夜餐

孕7月，已经开始进入孕晚期，这个时候，孕妈妈所需要的营养更多。可是，因为肚子越来越大，胃部承受的压力也就越来越大，每餐的进食量反而会减少一点。为了补充必需的营养，孕妈妈们要增加进餐次数，适当增加一些零食和夜餐，以便满足自己和胎儿所需。例如牛奶、饼干、干果、水果等，都是营养丰富的食物。

❷ 确保饮食的多样化

孕7月，孕妇的饮食结构变得非常重要。因为此时孕妇所需要的营养必须要全面，否则会对胎儿和妈妈的健康产生不利影响，所以，孕妇应当确保饮食多样化，要在谷物主食的基础上，注意蛋白质、脂肪、维生素、矿物质、碳水化合物等营养素的摄入，做到粗细搭配、营养均衡。

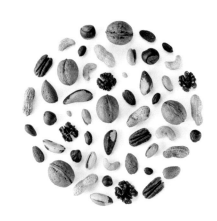

▲孕晚期，孕妈妈更适合吃体积小而营养价值高的食物。

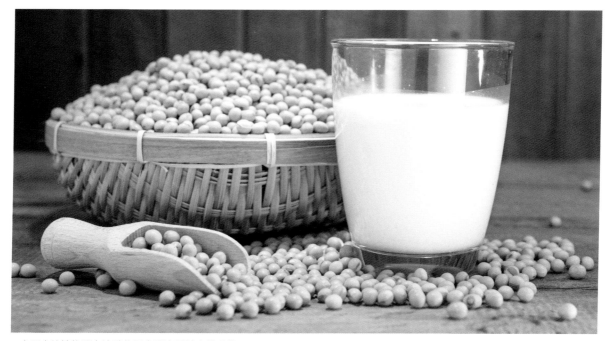

▲大豆中的植物蛋白比动物蛋白更容易被人体吸收。

孕妇必不可少的食物

主食：主食应当以谷麦类为主，要多样化。孕妇每日摄入的主食量为400～450克，其中要涵盖大米、白面、豆类、玉米以及各种粗细粮等。孕妇适当吃一些燕麦、全麦、玉米糁、高粱等谷物，有利于胎儿发育。

动植物蛋白：蛋白质是这一时期比较重要的营养素之一，而肉类和蛋类是其主要来源。因此，孕妇可以多吃一些肉类和蛋类。另外，坚果、豆类也是富含蛋白质的食物，孕妇也可以适量地补充一些，此类蛋白属于植物性蛋白质。

富含维生素和矿物质的食物：维生素和矿物质是人体必需的营养素，孕妇更需要多补充一些。一般来说，蔬菜、水果、肉类、海产品等都含有这些营养素。如果孕妇不缺乏这些营养素，就不必刻意补充。

脂肪：一般来讲，孕妇每天需要摄入60克左右的脂肪。因此，孕妇的饭食不能过于清淡，如果不喜欢动物油，可以多摄入一些植物油，或者多吃一些核桃、花生之类的食物。

❸ 增加豆类蛋白

孕妇所需的蛋白质是根据身体的变化而变化的。随着妊娠期的增长，其对蛋白质的需求也就越多。

孕妇在本月必须要摄入充足的蛋白质，一方面满足胎儿的发育，另一方面也是为分娩做准备。除了鱼、肉、蛋、奶以外，还要适量补充豆类蛋白，比如多吃一些豆腐、豆浆、豆腐干、豆芽等。

❹ 孕妈妈不宜肥胖

很多孕妈妈在怀孕期间，为了增加营养就无所顾忌地大吃大喝，最终导致体重超标，给自己和孩子都带来了麻烦。一般来说，整个孕期的体重增加应当在10～12千克，孕10周末应当增加0.65千克左右，孕20周末应当增加4千克左右，孕30周末应当增加8.5千克左右。孕7月开始，孕妇每周的体重增加应当为0.5千克左右，过多或者过少都不好，孕妈妈一定要特别注意。

孕妇过于肥胖的危害

引起妊娠高血压综合征：孕妇过于肥胖，很容易引起妊娠高血压综合征，从而导致胎盘早剥、心脏病、肺水肿、凝血功能障碍、脑出血、急性肾功能衰竭、肝脏损害、产后出血、产后循环衰竭等危险情况出现。

引起妊娠期糖尿病：据统计，肥胖的孕妇患上此病的概率是一般孕妇的4倍，而妊娠期糖尿病会导致产后出血、巨大儿、畸形儿等。也有一些严重的患者在生产后的5年到10年内患上真正的糖尿病。

增加难产的概率：孕妇肥胖，会导致盆腔内脂肪堆积，脂肪过多就会减弱肌肉的力量，子宫收缩时会感到乏力，自然会增加产程的时间，难产的概率会高于普通孕妇。所以，肥胖孕妇多数都是剖宫产。

对胎儿的影响：肥胖的孕妇孕育巨大儿的概率更高，巨大儿在生产的时候，出现危险情况的概率也比普通婴儿高。

孕妇控制体重的方法

合理膳食：要想控制体重，首先就要做到合理膳食、营养均衡。不要吃多盐、多糖、多油的食物。

适当运动：孕晚期要适量地增加运动，不仅有利于控制体重，还有助于生产。

坚持每周称体重：坚持定期称体重，可以密切观察自己的体重增长状况。

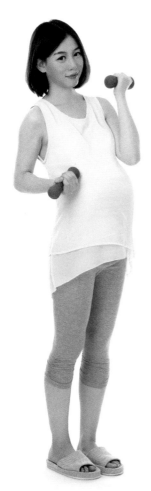

◄孕期多运动，不但抵抗力更强，而且还可预防肥胖。

孕7月的胎教安排

孕7月，胎儿基本上已经发育完全，声音感应神经系统也将要完成发育，大脑有了一定的思考能力，对外界的感觉更加敏感。此时的胎儿已经具有一定的学习能力，成熟度也非常高了。所以从孕7月开始，除了基本的抚摩胎教、语言胎教、情绪胎教等，家长还可以进行一些深层次的胎教，如色彩胎教、美学胎教、环境胎教等。

❶ 孕七月胎教注意事项

具体来说，无论进行哪种层次的胎教，家长都要做到以下几点。

孕妈妈一定要保持良好的情绪：情绪胎教贯穿孕育过程的始终，孕妈妈一定要保持舒畅、愉悦的心情，扫除心烦意乱、惶恐不安的情绪。7个月的胎儿感知能力已经很强了，如果让其感觉到妈妈的情绪不佳，就会出现频繁的胎动，妈妈的这种消极情绪也会影响到胎儿的接受能力。孕妈妈在出现烦躁情绪的时候，不妨调整一下呼吸，平复一下心情，尤其是在进行胎教以前是很有必要的。

多抚摩胎儿：抚摩胎儿的工作一般从怀孕3个月起就开始，此时家长要加强对胎儿的抚摩胎教，经常抚摩胎儿可以刺激胎儿的感觉系统、神经系统及大脑的发育。抚摩的时间最好是固定的，比如下午或者晚上等，抚摩的时候要有一定的间隔，比如每5分钟一次，让胎宝宝在时间上有一定的信息反应。

环境要舒适：周围的环境对孕妇和胎儿都有很大影响，能直接影响孕妇的心情，而胎儿可以直接感知妈妈的心情，如果孕妇心情不好必然会影响胎儿。一般来说，孕妇不仅要有一个舒适的居住环境，也要到室外一些环境优美的地方走一走，让胎儿感知一下外面美丽的世界。

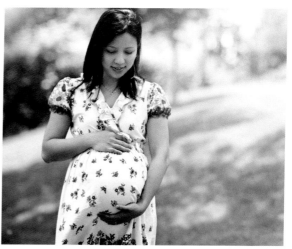

▲孕妇经常到大自然中欣赏风景，愉悦的心情可促进胎儿大脑发育。

❷ 常为宝宝讲童话故事

语言胎教是一种非常重要的胎教方式，可以训练宝宝的听觉。孕7月，妈妈在进行语言胎教的时候，可以采用讲故事的方式，这是一个既方便又有很好效果的语言胎教方法。

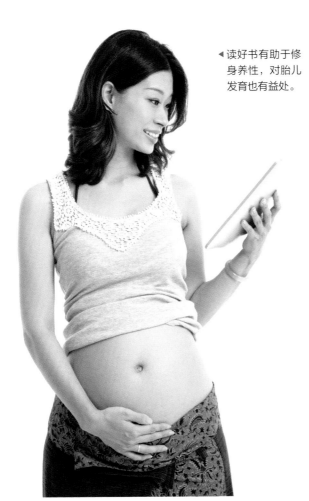

◀ 读好书有助于修身养性，对胎儿发育也有益处。

为胎儿讲故事的时候，孕妈妈首先要让自己处于一个舒服的环境中，孕妇的心情舒畅了，才可以将好的信息完整地传达给胎儿。讲故事的时候，妈妈要精力集中，将注意力和感情全都投入到故事中。讲故事时的声音高低要适中，不能过高，否则会给胎儿带来不好的影响，也有可能吓着胎儿。讲故事的时候还要注意不能枯燥地照着书来念，而是要绘声绘色地讲述，并注意声音的变化，也可以配合表情，让胎儿感受到你的喜怒哀乐。只有起伏变幻的故事和声音才能更好地吸引胎儿的注意力。

❸ 多为宝宝读好书

孕7月，准父母在胎教的时候，应当多给宝宝读书，而且要读好书。为什么要强调读好书呢？因为胎教是宝宝对这个世界最初的认知，如果你传递给宝宝的是丑恶罪过，那么，宝宝就会认为这个世界是丑陋的；如果你传递给宝宝的是真善美，那么，宝宝就会认为这个世界是美好的。所以，我们要多为宝宝读好书，给宝宝传递一些美好的思想，让宝宝能够在一个优美的环境中健康成长。

准父母在选择胎教书籍的时候，不妨挑选一些赞颂真善美思想的幼儿画册，在读画册的时候，爸爸妈妈们也可以根据自己的理解将图画描绘给胎儿，让胎儿对图画有一个模糊的概念，这样可以培养孩子的想象力、创造力以及进取精神。在描绘的时候，爸爸妈妈要尽量详细一点，生动一点，以便让胎儿接受得更加具体。

孕7月常见不适及防治

孕妇的子宫越来越大，其腰背部承受的压力也越来越大，而且此时腰腹部的肌肉也变得松弛，不能很好地支撑内脏，腰椎的负担也随之增加，脊柱的后伸会比以前严重，所以，孕妇很容易出现浮肿、心悸、腰背痛等情况。

❶ 浮肿的预防

在怀孕期间，大约有一半的孕妇会出现浮肿现象，特别是在28周以后，子宫已经增大到一定程度，长大的胎儿很容易压迫妈妈腹股沟处的大静脉。静脉回流不好的话，妈妈就很容易出现下肢浮肿。随着怀孕月份的逐渐增大，孕妇的浮肿现象也会越来越严重。

预防浮肿的具体方法

多吃利尿食物：多吃一些利尿的食物，有助于维护肾脏功能的正常运行，比如芹菜、豆瓣菜、苹果、柑橘、洋葱、西瓜等。

多吃富含维生素C和维生素E的食物：多吃富含维生素C和维生素E的食物也可以有效预防浮肿，比如富含维生素C的食物有柑橘、土豆、西红柿、西蓝花；富含维生素E的食物有小麦胚芽油、葵花子、甜玉米、腰果、杏仁、黄油等。

不要摄入过多盐分：过多的盐分也会导致浮肿，因为盐分会使水分滞留体内加重浮肿。所以要少吃盐以及一些腌制品。

避免过于肥胖：肥胖的孕妇，或者体重增长过快的孕妇是最容易出现浮肿现象的。因此，孕妇应当尽量避免肥胖，在保证饮食均衡、营养全面的基础上，少吃高脂、高糖食品。

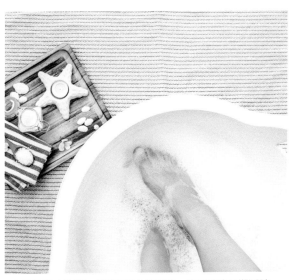

▲每天用温水泡脚，促进下肢血液循环，也可防治孕期浮肿。

❷ 浮肿的改善和治疗

浮肿是孕妇在孕期的正常现象，不必感到惊慌。一般孕妇腿部出现水肿有两种可能。如果是在脚踝以下出现水肿，可能是由于子宫增大，压迫下腔静脉，引起末梢循环欠佳，属于正常生理现象，一般不需要治疗；如果是在脚踝以上出现水肿，这时就需要到医院检查是否患上了妊娠期高血压综合征。

浮肿的缓解方法

将脚抬高：在平躺或者坐着的时候，要将脚适当垫高一点，这样有利于血液的回流，能有效缓解浮肿现象。

适当运动：适当的运动也有助于缓解浮肿现象。

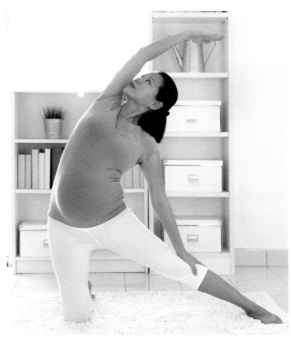

▲孕晚期经常伸展腿部，动动脚跟、脚趾，旋转脚踝关节，有助于预防浮肿。

最好的运动方式就是散步，在散步的时候小腿肌肉会收缩，可以促使静脉血液更好地回流到心脏。

按摩：按摩可以促进血液循环，有效缓解浮肿。

饮食均衡：饮食均衡可以有效控制体重，有助于缓解浮肿，同时也要控制盐分的摄入。

泡脚：用热水泡脚，把脚抬高，有利于下肢静脉中的血液回流到心脏，减轻浮肿带来的不适。

休息：消除水肿最好的方法是静养，充分休息。尽量避免长时间站立或活动。

❸ 阴道流血及其防治

在孕晚期，孕妇如果出现无痛性和反复性的阴道流血现象，很可能是胎盘前置导致的，容易造成胎盘早剥。出现此种情况后，孕妇要及时到医院进行检查。如果出血比较严重，还可能导致孕妇流产、早产或者死胎等。

预防阴道出血的注意事项

○ 注意休息，不要过度劳累。过度劳累很容易导致孕妇出现危险情况，对原本压力就很大的身体来说，无疑是雪上加霜。

○ 营养要全面。很多营养不良的孕妇特别容易出现危险情况，充足而全面的营养是孕妇和胎儿健康的保证。

○ 愉快的心情也很重要。如果孕妇脾气暴躁、易怒、易冲动，很容易出现不良情况，胎儿会变得十分敏感、脆弱，出现并发症的可能性很大。因此，孕妇一定要保持愉快的心情。

○ 孕妇不要到人多拥挤的地方。如果条件允许，孕妇要处于一个相对安静、舒适的环境，以免人多嘈杂的环境刺激孕妇，导致子宫收缩，子宫出血。

❹ 心悸及其防治

心悸，是一种自我感觉心脏跳动不舒服或者有心慌感的疾病。患者有心跳加快、心跳减慢或者时快时慢的感觉。到了孕晚期，孕妇很容易出现心悸的感觉。

孕妇如何预防心悸

孕妇有心悸感觉是正常的，尤其是活动量增多的时候，所以不要慌张。平时可以从以下两个方面预防心悸的产生。

◎ 适当运动。孕妇平时要适当地运动，以减少心悸的产生。但需要注意的是，孕妇不能进行大量的刺激性运动，只适合轻微的运动。如果在运动中出现不适，孕妇应当立即停止。

◎ 孕妇要保证充足的休息和睡眠。充足的休息和睡眠是孕妇健康的保证。有了充足的休息和睡眠，才能够保证新陈代谢正常进行，并有效地缓解身体的疲劳。所以，孕妇不要过于劳累，注意休息。

❺ 背痛的预防

孕妇要学会预防和保养自己的背部。预防背痛，可以从以下几个方面做起。

◎ 预防背痛要从怀孕前开始。如果在怀孕前几个月，孕妇进行了适当而有规律的运动，那么，孕妇在孕期的背痛就会减轻很多。这是因为在运动中可以活动身体的各个关节，使其得到伸展。

◎ 怀孕前期也要适当运动，最好不要长时间站立或久坐，这样也可以预防孕妇背痛。

◎ 注意让肌肉休息。怀孕期间，一定要让背部肌肉得到充分的休息，以缓解背痛症状。孕妇要避免提重物，不要过度体力劳动，可以适当按摩背部。

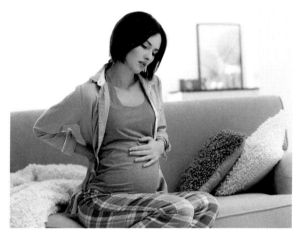

▲孕晚期，很多孕妇出现背部疼痛、酸痛等症状。

◎ 不要穿高跟鞋。在孕期是不可以穿高跟鞋的，有背痛症状的孕妇更不能穿，因为穿高跟鞋走路会使重心前移，身体需要承受的压力更大。

改善背痛的具体方法

保持良好的姿势：要想有效缓解背痛的症状，保持良好的姿势是很有必要的，无论是坐姿、站姿还是睡姿，都要认真对待。

适当运动：有人认为背痛时不便多运动，其实不然，背痛的孕妇也要适当地运动，有助于缓解疼痛，比如散步、孕妇瑜伽、游泳等。但是，运动时一定要把握好运动量，不然会加重病情。

进行按摩：按摩也是缓解背痛的有效方法，可以使背部的肌肉得到放松，促进血液循环。

使用托腹带：托腹带能更好地支撑腰部，减轻背部的负担。

不要进行不当的治疗：很多孕妇出现背痛的症状

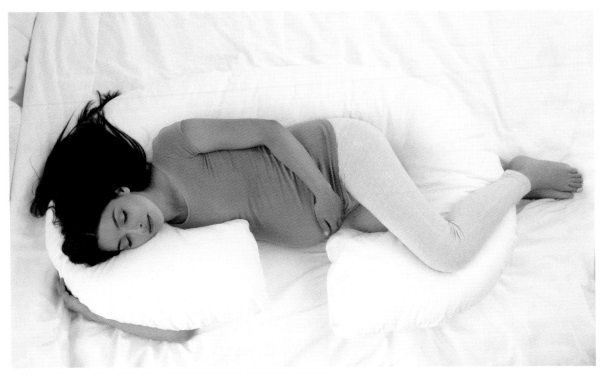

▲孕妇枕不但可以缓解腰酸背痛，而且其高度还有助于预防胃食道逆流。

后，会采取一定的治疗手段，比如服用止痛药、推拿等。其实，这些措施是不能擅自进行的。如果需要服药或治疗，一定要在医生的指导下进行。

⑥ 胃部灼烧感及其防治

到了孕7月以后，随着子宫越来越大，孕妈妈的胃部承受的压力也是前所未有的，所以胃部也会出现各种各样的不适，胃灼烧感就是其中之一。不过孕妈妈也不要过于担心，只要采取有效的方法，就可以最大限度地减轻胃部的不适感。

◎ 到了孕晚期，孕妈妈应当合理调整自己的饮食，遵守少食多餐的原则，一次不可进食过多，否则会造成胃部过度膨胀，导致胃酸逆流。

◎ 此时孕妈妈要尽量避免吃油腻、过冷、过热、辛辣、酸性的食物。

◎ 在睡觉的时候，要将枕头适当垫高一些，让头部处于高位，避免发生逆流，导致胃部不适。

◎ 孕妇要注意控制体重，不要过于肥胖，否则会加重胃部的灼烧感。

◎ 孕妇不要喝茶、咖啡等饮料，否则会加速胃酸的回流；更不能抽烟，不但对胃不好，还可能造成胎儿畸形。

❼ 预防妊娠期高血压综合征

妊娠期高血压综合征，简称妊高征，是妊娠期妇女常见的疾病之一，伴随有高血压、水肿、蛋白尿、抽搐、昏迷、心肾功能衰竭等症状，严重的话，还可能导致母子死亡。

妊娠期高血压综合征分为轻度、中度和重度三种，一般来说，高危孕妇比较容易患上此病。妊高征患者在以后的日子中患高血压的概率很高。因此，有效地防治妊娠期高血压综合征也是非常重要的。

孕妇在妊娠期可以采取以下几个方法来预防此病的发生。

◎ 孕妇在妊娠期间，要定时做相关检查，包括测血压、查尿蛋白、测体重等，特别在20周到32周之间，是妊娠期高血压最易出现的时候，一定要坚持每周测量，密切观察有无浮肿现象，一旦发现要尽早采取措施。轻度的妊娠期高血压比较容易治疗和控制，一旦病情加重不仅不利于治疗，还会对孕妇和胎儿造成更大的伤害。

◎ 孕妇在妊娠期间要注意休息，合理搭配饮食，保持愉快的心情。在生活上，孕妇要保证每天卧床休息10小时以上，尽量采用侧卧位，以改善血液循环，避免处于强光、噪声的环境中。在饮食上，要保证充足的营养，注意维生素和蛋白质的摄入，减少食盐用量。

◎ 如果孕妇出现异常症状，一定要及时补救，比如贫血、下肢浮肿等，要采取合理的措施缓解病情，如卧床休息、补充铁元素。如果血压过高，还要在医生的指导下服用降压药物。

◎ 曾经患有肾炎、高血压等疾病或者以前怀孕患过妊高征的孕妇是妊娠期高血压综合征的高发人群，一定要在医生的指导下采取有效的预防和监护措施。

◎ 如果患有妊娠期高血压综合征的孕妇需要使用降压药，一定要通过医生的指导，千万不能擅自用药，以免对自身和胎儿造成不利影响。

❽ 妊娠中毒症防治方法

◎ 孕妇要保证充足的营养，饮食要规范、科学，要以低盐、低热量、高蛋白为原则，保持营养均衡，满足胎儿各个生长时期的营养需要。

◎ 孕妇要注意调节自己的情绪，保持一种轻松、愉快的心情，消除恐惧、紧张的心理。

◎ 孕妇一定要做好每一个产前检查，特别是妊娠5个月以后，一定要注意血压、水肿、体重的变化，一旦发现异常情况，应立刻就医，以免加重病情。

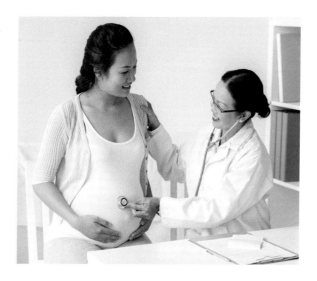

▲ 当出现下肢水肿时，要增加产检次数，可每周一次。

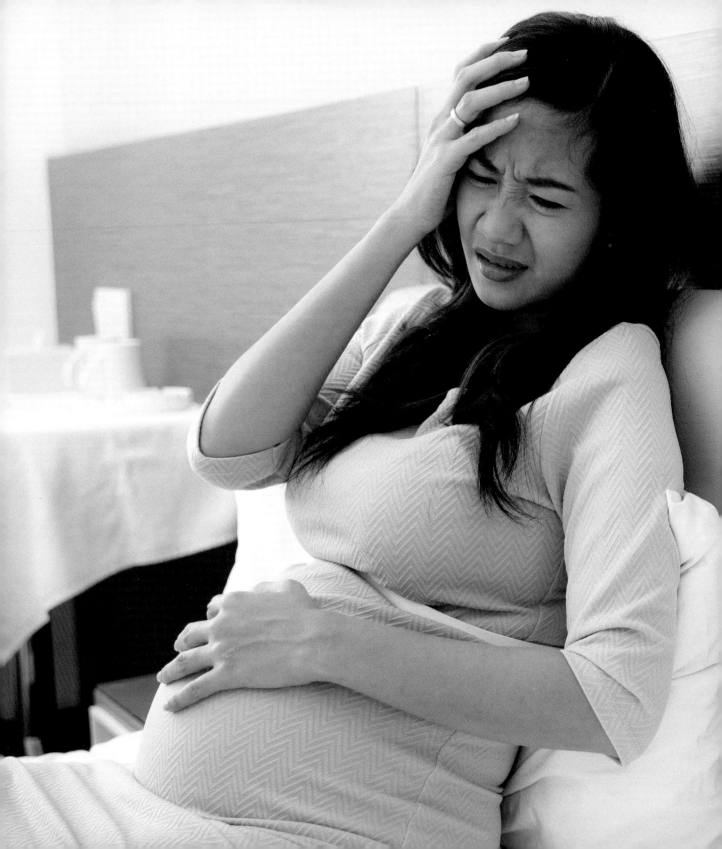

第八章
孕8月，应对新的变化

孕8月，胎儿已经基本发育完全，
看起来很像一个新生儿了。
随着胎儿的增长，
孕妈妈的体态会进一步发生变化，
身体的不适也越来越多，
会感到非常辛苦和不方便。
孕妈妈应当停下手头的工作，
安心静养，等待宝宝的到来。

孕8月胎儿和孕妇的变化

❶孕 8 月胎儿的发育情况

第29周的胎儿：器官基本发育完全

胎儿的各个器官已经基本发育完全，肠胃系统、呼吸系统、大脑等都接近于成熟；听觉系统已经发育完全，可以听到外界的声音；视觉系统已经能够感光，对光源有了一定的感受力。

第30周的胎儿：体型已经接近新生儿

胎儿的体型已经明显增大了，接近新生儿的形态，胎儿在子宫中占据的空间越来越大，骨骼和关节已经比较发达。相应地，胎儿的活动也变得少了，孕妈妈只能偶尔感觉到一点胎动。

第31周的胎儿：会将头转向光源

胎儿已经能够睁开眼睛了，时开时闭，可以看清楚子宫中的景象，也能看到光线。如果有亮光照进腹部，胎儿会随着光线转头，还可能会用手触摸光线。

第32周的胎儿：胎动越来越少

胎儿的四肢还在继续生长，要和头部大小保持一定的比例。但是，胎儿的发育速度已经明显慢了下来，体型基本已经固定，但体重依旧在增加，会以每周200克的速度增长。

表8-1 孕8月胎儿指标

胎重	1500～1700克
胎长	约44厘米
五官	胎儿听觉神经系统已经发育完成；胎儿的头发也长长了；胎儿皮肤触觉也已经发育完全
四肢	身体和四肢在不断长大，基本成形，不过还没有与头部形成比例；可以很清晰地看见胎儿的指甲
器官	男孩的睾丸已经从腹腔中出来，正沿着腹沟向阴囊下降；女孩的阴蒂也已经突出来，可以通过B超很清晰地判断出性别
胎动	本月胎动的次数明显减少，胎儿的动作也没有从前那么大了，不会再在子宫里游来游去
胎位	胎儿越来越大，几乎占满了子宫的空间，不会再漂来漂去，位置基本固定

孕 8 月孕妇的变化

全身所有部位都变胖了

本月，孕妈妈可能会发现自己所有的部位都变胖了，包括肚子、背部、胳膊、腿、脚、手以及脸部等。这是因为随着妊娠月份的增加，子宫越来越大，带给孕妇的压力也越来越大，为了承受这些压力，孕妇的身体自然就会变得更胖一点。也有一些孕妇可能会出现水肿的现象，也会使身体变胖。

相信所有的孕妈妈看到自己圆圆的、胖胖的身体都会感到失落，原先那个苗条的身材已经一去不复返了。但是，孕妈妈不必过于担心，因为这是每个孕妇都必须经历的过程，只要孕妈妈在孕期合理饮食，没有过度肥胖，当分娩过后，体型是能够很快恢复的。甚至有些体质好的孕妇，分娩之后的身材比以前更好!

腰部酸痛

到了孕8月，胎儿的身体迅速增长，孕妇的肚子也越来越大，在站立或者行走的时候，会通过向后仰的方式来平衡身体，这样就将所有的压力都转移到腰部，所以，孕妇很容易感到腰部酸痛。此外，由于妊娠，孕妇体内还会分泌一种能够让婴儿顺利通过产道的激素，可以使盆骨的韧带变松弛，加大脊椎部位的弯度，容易引起腰痛。到了孕晚期，孕妈妈的活动量减少、体力下降，很难保持正常的姿势，也会加重腰部酸痛。

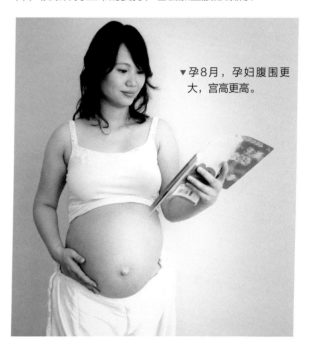

▼孕8月，孕妇腹围更大，宫高更高。

表8-2 孕8月孕妇指标

体型	孕妇身体已经完全变形，显得肥胖而臃肿，身体的每个部位几乎都胖了起来
子宫	到8月末，宫高基本可达剑突下5指，孕妇也会感到轻微的不规律的无痛子宫收缩
皮肤	孕妇的皮肤会变得越来越差，妊娠纹更加明显
体重	孕妈妈的体重依旧在增长
乳房	孕妇的乳房已经高高隆起，或许还会出现妊娠纹，乳晕也会在激素的作用下变得越来越深
骨骼	受到激素的影响，孕妇的关节、韧带会出现松弛现象，引起关节炎、关节疼痛等
妊娠反应	孕妇的身体变得愈加沉重，不愿意活动，胃口也可能会变差。妊娠纹明显增多，脸上也会出现妊娠斑、雀斑等
情绪	孕妇的情绪十分容易低落，时常会表现得焦虑不安，更加敏感脆弱、容易发怒，一些小事都会让她特别激动

腰部酸痛对孕妈妈来说确实是一件十分烦恼的事情，虽然难以完全消除，但是，也能通过以下几种方法缓解一下症状。

- 孕妇要注意休息，减少疲劳，尽量让自己的身体处于一个轻松的状态。
- 孕晚期时，孕妇不要去做那些粗重的活，比如洗衣服、提重物、背重包等，否则很容易闪到腰，不但会加重腰部的不适，还会对胎儿造成很大伤害。
- 孕妇的运动要适量，出门散步或者走路的时间不要过长，也不能久坐久站。
- 如果孕妇感到腰部不适，可以做一个局部热敷，用热毛巾、热水袋敷在腰部，效果很不错。
- 孕妇的腰部尽量不要着凉，否则会加重病情。

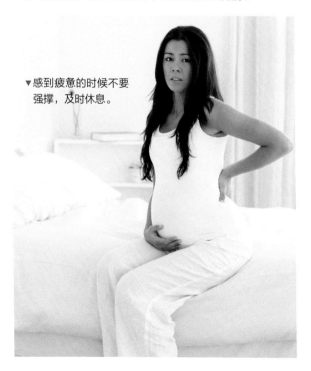

▼感到疲惫的时候不要强撑，及时休息。

呼吸困难

孕8月，孕妈妈经常会出现呼吸困难的现象，觉得胸口上不来气，甚至还需要在肩膀的协助下才能完成呼吸。

这是因为随着子宫的不断增大，其对膈肌的压力也在不断增大，孕妇很容易有呼吸不畅的感觉。加之怀孕时间越来越长，孕激素的水平也越来越高，孕妇的呼吸速度也随之越来越快。个别孕妇还会由于激素的增加，使肺部受到影响，进而刺激脑部的呼吸中枢，造成呼吸的不适。

改善呼吸困难的方法如下。

- 日常生活中，孕妇无论是行走、干活、站起、坐下等，都要量力而为，动作要缓慢。
- 孕妇不管是站着、坐着或者躺着，要尽量不要压迫胸部，让肺部舒展，保证呼吸的顺畅。
- 孕妇应当穿一些宽松的衣物。过紧的衣服会妨碍到呼吸，尤其是内衣，最好不要过紧。

容易焦虑

孕8月，孕妈妈即将迎接自己孩子的到来。但是，很多孕妈妈都不能在此时保持一个愉快平和的心情，变得特别容易焦虑，经常忧心忡忡，敏感脆弱。这种现象是非常普遍的，如果孕妇过度焦虑，会引起恶心、早产、流产、产程过长等后果，甚至会导致胎儿腭裂。有研究表明，焦虑过度的孕妇中剖宫产的比例更大一些。因此，焦虑不仅会对孕妈妈产生不良影响，还会对胎儿造成很大的危害。

一般来说，孕妇产生焦虑的原因有以下三个方面。

- 孕妇由于过度关心肚子中胎儿的健康而产生的焦虑。很多孕妇在孕晚期宝宝快要出生的时候，都会十分担心宝宝的健康问题。如果孕妈妈过度焦虑，反而会影

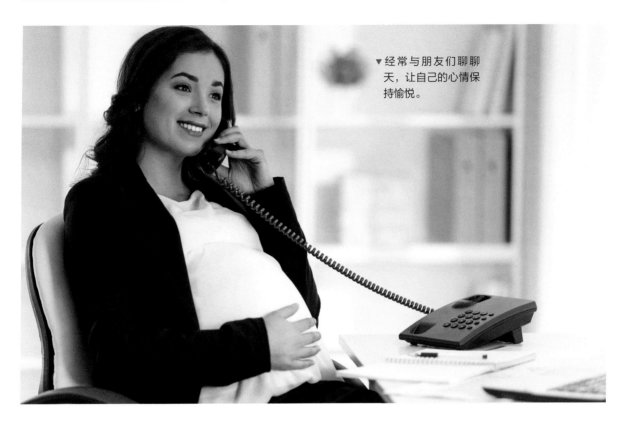

▼ 经常与朋友们聊聊天，让自己的心情保持愉悦。

响到胎儿的健康，因此，孕妈妈一定要消除焦虑，保持轻松愉快的心情。

○ 孕妈妈缺乏相关的知识。很多孕妇，特别是初产妇，对怀孕和分娩都缺乏一定的认识，她们不知道分娩的过程，不了解新生儿的护理，也不知道怀孕期间该如何补充营养，因此，她们很容易焦虑。

○ 家人过度的关心也会造成孕妇焦虑。孕妇怀孕之后，家人就会将全部的注意力转移到孕妇身上，将孕妇当作一个卧床的患者的一般对待，什么事情都不让做。其实，这样做完全没有必要，反而会给孕妇带来一定的心理压力，产生焦虑情绪。

此外，如果孕妇的焦虑症比较严重，不妨到专门的心理科室咨询心理医生，帮助孕妇消除焦虑心理。

喜欢与其他孕妇讨论问题

本月，孕妇会发现自己有一个很大的特点，那就是非常喜欢和其他孕妇讨论问题。只要几个孕妇聚在一起，就有说不完的话题，讨论产检、讨论妊娠反应、讨论怀孕感受，当然最多的还是在讨论肚中的胎儿。

孕妈妈和其他孕妇讨论问题，是有很多好处的，比如可以缓解紧张心理，可以学习更多怀孕、分娩知识，可以获得一些经验等。所以，孕妇们不妨在一起多交流一下。

二 定期孕检并进行优生咨询

孕8月，不久之后就要临产了，孕妈妈一定要更加细心，密切观察自己的身体状况，定期进行体检，本月孕妈妈的体检要点如下。

体检次数：依旧为每2周一次，如有特殊情况要增加体检次数。

常规检查：包括血常规、尿常规、胎心、腹围、体重、胎盘等的检查，和平时体检项目大致相同。

盆骨测量：本月要进行盆骨测量。盆骨的测量是在为分娩做准备，如果发现盆骨异常，孕妈妈要做好剖宫产的准备。

胎位检查：本月要进行胎位检查，看一下胎儿的位置是否正确。如果胎儿胎位不正，孕妇就要在医生的指导下及时进行纠正。

❶ 孕 8 月产检项目

孕8月，孕妈妈已经接近分娩了。但此时也是孕妈妈最容易产生水肿、腿部肌肉痉挛、贫血、高血压、糖尿病、异常出血等妊娠并发症的关键时期，每2周一次的产检是必不可少的。

产检的常规项目

○ 超声波。主要用来检查胎儿发育情况、羊水的多少、胎盘的位置、胎盘的成熟度、胎儿是否存在畸形等，还可以了解胎儿孕周。

○ 胎心监护。主要是记录下胎儿心率的变化，从中了解胎动、宫缩的反应，也可以从中看出胎儿是否缺氧。

○ 血常规。主要是查看一下孕妇是否贫血。

○ 尿常规。主要是为了检查孕妇是否有尿路感染。

○ 胎盘的检查。主要是检查是否胎盘前置。

❷ 骨盆测量

在孕8月的产检中，孕妈妈还有一项骨盆测量的检测。骨盆对于分娩来说是很重要的，因为母亲在分娩的时候，胎儿必须通过骨盆才能出来，骨盆和子宫、子宫颈、阴道以及外阴共同构成了产道。骨盆的大小和形态因人而异。一般而言，骨盆狭小或者畸形的孕妇，是比较容易引起难产的。如果是初产妇或者有难产史的孕妇，都应当做骨盆测量和检查，可以及时了解骨盆的大小和形态，了解胎儿和骨盆的比例，有助于顺利分娩。

但是，孕妈妈也不必过度担心，骨盆只是分娩的一个参考数据，具体采用何种分娩方式，还要根据实际情况来考虑。

日常起居安排

怀孕8个月了，孕妈妈已经进入了孕晚期，身体越来越笨重，很多在以前可以轻松搞定的事情，如今也很难完成了。但是孕妈妈也不要强求，应根据自己的能力来要求自己，注意休息。此时的孕妈妈需要注意以下事项。

◎ 本月孕妈妈的产检一如既往，孕妈妈要开始护理自己的乳房和乳头了。如果有乳头凹陷等问题，要及时地治疗和处理，否则等孩子出生后，会影响到哺乳。

◎ 如果孕妈妈一直在工作，本月就可以考虑停止工作，回家待产了。如果孕妈妈的工作比较轻松，没有任何不适感，也可以继续工作。但是在工作的时候，一定要注意劳逸结合，多休息，不能过于劳累。

◎ 孕妈妈要相应地减少一些运动量，仅做一些简单、缓慢的运动即可。因为孕妇本身的压力就已经很大，大量运动可能会超出孕妇的身体负荷。

❶ 孕晚期不宜频繁运动

到了孕晚期，孕妈妈就不能再频繁运动了，因为此时子宫里的胎儿已经发育得很大了，如果孕妇频繁运动的话，就会影响到胎盘的血液供给，对胎儿非常不利，甚至还会引起宫缩，导致早产或者流产。

所以，孕妈妈的运动一定要适度、轻松，不能过于频繁，也不能做刺激性运动。建议散散步、做一些孕妇保健操等，但时间不宜过长。

❷ 为母乳喂养做好准备

很多孕妈妈认为，初乳是在产后的事情，和孕期是没有关系的。其实，这种想法是不正确的。如果孕妈妈打算用母乳喂养，那么从孕期，尤其是孕后期，就要做好准备。

想要母乳喂养的孕妈妈应当做好以下准备。

◎ 孕妈妈在孕期的营养补充非常重要。如果孕妈妈营养不良，不仅会影响胎儿的生长发育，也会影响产后乳汁的分泌，很多产后不分泌乳汁或者乳汁量少的妈妈都是孕期营养不良造成的。孕妈妈在孕期要注意营养的全面和均衡，多吃一些富含蛋白质、维生素、矿物质的食物，保证营养充足。

◎ 孕妈妈要注意乳房的保养。乳房是妈妈哺育孩子的重要器官，如果乳房出现了问题，母乳喂养就很难实现了。所以，孕妈妈在孕期一定要好好保养乳房，为产后进行母乳喂养做好充足的准备。一旦乳房出现不适，一定要及时就医。

◎ 多学习一些母乳喂养的知识。孕妈妈也可以向相关的医护人员咨询，或者参加一些母乳喂养的培训和讲座，全面正确地认识母乳喂养的重要性和意义，为母乳喂养做好充分的心理和生理准备。

◎ 孕妈妈要树立信心。很多母亲希望母乳喂养，可是由于担心过度，最终没有分泌出乳汁。其实，每一个妈妈都可以分泌出乳汁，这是人类延续生命的需要。所以，孕妈妈一定要有自信，相信自己一定会分泌出乳汁。

❸ 准备中止性生活

在孕期的前3个月和后3个月，最好停止性生活，以防对胎儿造成伤害。除此之外，在性交的时候，准爸爸

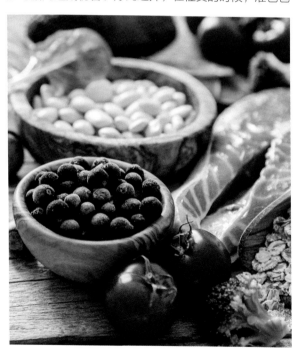

▲孕晚期要更重视饮食质量，多吃营养价值高的食物。

孕妈妈也要特别注意，如果有下列情况发生，必须马上停止性生活。

◎ 曾经有流产经历的妈妈要注意，孕期尽量不要进行性生活，特别是在孕前期和孕晚期，否则容易造成流产或早产。

◎ 如果孕妇在性生活后出现阴道流血、小腹疼痛的情况，一定要立刻停止性生活，并且到医院进行检查，以防出现流产现象。

◎ 如果孕妈妈患有阴道炎，则不应当进行性生活，否则可能会将病菌传染给胎儿。

◎ 如果准爸爸患有性病、尿道炎等疾病，则不应该进行性生活，否则会将病菌传染给孕妇和胎儿。

❹ 孕8月准爸爸的角色

孕8月，随着妻子的身体越来越笨重，丈夫对妻子的关心也要面面俱到，不管是身体需求还是心理需要，丈夫都要顾及。

丈夫要保证妻子的营养和健康：丈夫要主动为妻子准备食物，及时了解妻子的胃口好坏，为妻子补充所需要的营养。

丈夫要承担起家务：丈夫要体谅妻子，主动承担家务，避免孕妇过度操劳引起身体不适。

丈夫要多关心妻子的心理状态：除了生活上，丈夫还要关心一下妻子的心理状态，为妻子营造一个舒适的环境，让妻子保持好心情。

丈夫也要学习一些生产知识：在妻子为分娩做准备的时候，丈夫也要做一些准备，学习一些分娩知识、新生儿护理知识、产妇护理知识等，在妻子分娩以后，可以得心应手地照顾妻子和孩子。

▼宝宝快出生了，准爸爸和孕妈妈
要进入临产准备状态了。

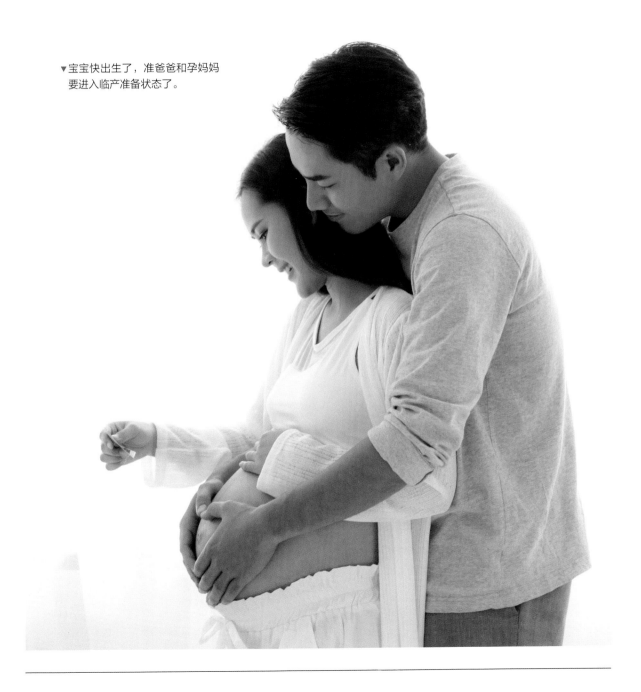

科学的饮食安排

到了孕晚期，很多孕妈妈认为此时是胎儿发育比较迅速的阶段，尤其是胎儿的大脑在迅速发育，所以就开始大量进补。其实，这样的做法是错误的。到了孕晚期，孕妇千万不能大量进补，否则可能会造成孕妇营养过剩，过度肥胖，出现高血压、高血糖等疾病；也会造成胎儿过度肥胖，产生巨大儿。孕期大补会对孕妇和胎儿造成不利影响。

一般情况下，孕妈妈在整个孕期增加的体重应在10~12千克，体重超标的孕妇很容易引起各种疾病，分娩时也会出现障碍，而且过度肥胖的孕妇对哺育也有一定影响。

❶ 多吃防治水肿的食物

孕8月，孕妇下肢浮肿的现象会越来越严重，还可能伴有心悸、气短、四肢无力、尿少等现象，这些都是浮肿常见的表现。孕妈妈出现水肿之后，除了要到医院检查以外，在平时也要注意饮食，多吃一些有助于防治水肿的食物。

多吃蛋白质含量高的食物

孕妇要多吃一些蛋白质含量高的食物，可以有效地预防和缓解水肿。孕妇每天的饮食都要包含肉类、鱼虾、蛋、奶、豆类等富含优质蛋白质的食物，在为身体补充丰富营养的同时，也能缓解水肿症状。

多吃水果和蔬菜

孕妇要多吃一点水果和蔬菜，保证人体所需的维生素和矿物质，提高自己的抵抗力，促进新陈代谢，也有利于消除水肿。特别是冬瓜、西瓜等，对孕期的水肿症状有很好的食疗效果。

不吃太咸的食物

孕晚期，孕妇的饮食要清淡，不要吃过咸的东西，特别是咸菜、咸鸭蛋等，否则会加重水肿症状。

不要喝太多水

如果孕妇水肿症状比较严重，就不要喝太多的水，特别是晚上，以免加重病情。

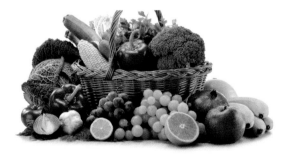

▲新鲜蔬菜与水果可以提供各种维生素、矿物质及糖类。

❷ 孕晚期慎用补药

到了孕晚期，很多孕妈妈看着日益增大的肚子，都会担心自己的身体会营养不良，因此，一部分孕妈妈选择了使用补药，以补充更多的营养素。

其实，除非特殊情况，孕妈妈是没有必要使用补药的。很多时候，孕妈妈使用补药后，不但没有起到滋补的作用，反而会给身体带来不良的影响。

补药具有一定的副作用：任何药物，包括补药，都具有一定的副作用，"是药三分毒"，也就是说没有哪种药物是绝对安全的。孕期盲目吃补药不仅达不到补药应有的作用，反而会给孕妇和胎儿带来危害。

可能会影响胎儿的发育：孕妇食用的任何一种食物和药物都有可能通过胎盘进入胎儿体内，而孕妇较普通人来说对毒素的排解能力更弱一些，如果这些毒素进入胎儿体内，会严重影响胎儿发育，甚至会造成畸形儿或者流产。

孕妇不需要使用过多补药：孕妇在妊娠期间，只要能够保证食物的丰富，就能得到全面的营养。如果孕妇身体确实很弱，也不能滥服补药，而是应该在医生的指导下合理服用才能达到补的效果。

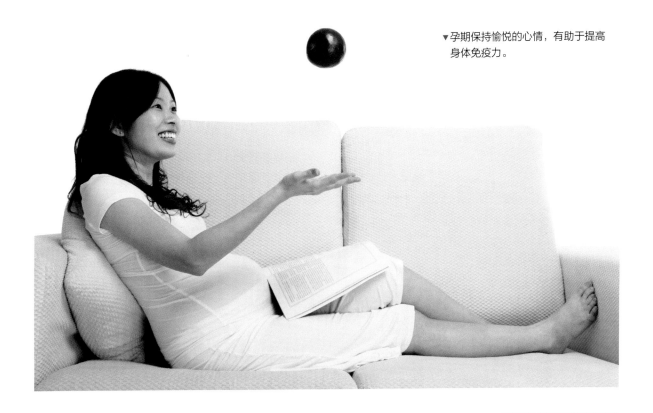

▼孕期保持愉悦的心情，有助于提高身体免疫力。

孕8月的胎教安排

孕8月，胎儿生长迅速，大脑的发育也日趋成熟，已经可以通过声音产生记忆，并能感受到外界的情感。可以说，这个月的胎教是整个孕期的重中之重，是胎儿接收信息的关键时期，孕妈妈一定要好好把握。

孕8月，孕妈妈在做胎教的时候不妨根据以下要点进行。

◎ 多和胎儿对话。孕妈妈在本月一定要多与宝宝对话，进行呼唤训练。

◎ 多做刺激大脑的训练。孕妈妈不妨多刺激一下孩子的大脑，比如说一些算术题等，有助于胎儿的大脑发育。

◎ 情感教育。孕妈妈要适时地给予胎儿情感教育，将爱传递给胎儿，这样出生后的宝宝会更加乖巧、活泼。

❶ 光照胎教

光照胎教，是指使用手电筒的微光作为光源，照在肚皮上对胎儿进行刺激，可以训练胎儿的视觉功能，并有利于胎儿形成昼夜周期规律。这个方法简单易行，从孕24周就可以开始了。

在实施光照胎教的时候，要将手电筒紧贴孕妇腹壁，照射胎儿的头部，持续时间大约为5分钟。在快要结束的时候，可以反复地开关手电筒，以便更好地刺激胎儿。在光照的时候，妈妈可以配合对话，跟孩子聊一些相关的话题，效果会更好。

在胎教时，孕妇要将胎教期间的信息记录下来，例如胎动的次数、胎动的大小以及自己的感受等。在记录一段时间后，孕妈妈还要总结一下，我们可以从记录中，看出胎儿对光照的反应。如果胎儿已经形成规律了，就说明光照胎教的效果还是不错的。

❷ 美育胎教

美育胎教，是将美传递给胎儿的一种胎教方法。美好的事物可以陶冶情操，可以美化环境，美育胎教可以净化胎教的氛围。孕8月，胎儿已经有意识存在了，孕妈妈可以将生活中美好的事物传递给胎儿，让其对美有一个初步认识。在进行美育胎教的时候，孕妈妈可以通过看、听、体会来将美的感受传递给胎儿。

看：孕妈妈可以通过看一些传递美好事物的书籍、画册、美术作品、大自然风景等，将美的感受传递给胎儿。

听：孕妈妈可以通过听音乐来将美好传递给胎儿。听音乐是没有时间限制的，无论孕妈妈在做什么，都可以放上一首美妙的音乐，可以对胎儿起到潜移默化的陶冶作用。

体会：孕妈妈可以将自己在生活中一切对美的体会告诉胎儿，或者是通过欣赏美好的事物，用愉快的心情影响胎儿。

❸ 联想胎教

联想胎教，是指孕妈妈通过对美好事物的想象，来和胎儿建立生理和心理上的相通，将美好的事物传递给胎儿，让胎儿感受到真善美。这是一种很重要的胎教方式。

联想胎教可以贯穿在任何一种胎教方法中，比如孕妈妈在和胎儿对话时，可以联想一些美好的场景和事物，并告诉胎儿；孕妈妈在阅读的时候，也可以构思出各种美好画面；孕妈妈在进行音乐胎教的时候，可以展开美好画面的联想；在进行联想胎教的时候，孕妈妈们一定要注意，联想的内容一定要是美好的、积极的。

此外，很多孕妈妈都想知道胎儿的模样，大多数的父母都希望有一个漂亮的孩子，这个时候，我们也不妨使用一下联想胎教。我们可以多看一些漂亮宝宝的图画、照片，或者在心中想象一下宝宝的具体模样，这样可以将信息传递给胎儿，即使是相貌普通的父母，也有可能生出一个漂亮的宝宝。

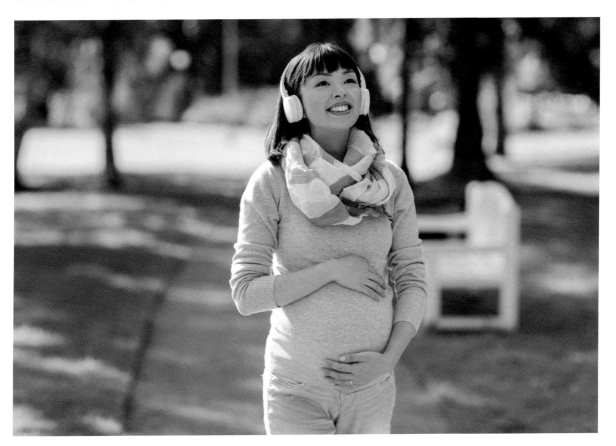

▲胎儿能感受到妈妈愉悦的心情。

六 孕8月常见不适及防治

孕8月，孕妇子宫增大速度更快，腹部隆起到一个新的高峰，孕妇行动越来越迟缓，疲劳感加重，之前的腰酸背痛、水肿、便秘等症状加重，有健康隐患的孕妇更危险。因此，从本月开始，孕妇要更注重日常监测，学习异常情况的处理，并注意预防早产。

❶ 孕晚期要预防早产

早产，是指妊娠在足28周后、足37周前之间发生的妊娠中断现象。早产的孩子死亡率比较高，即使存活下来，也很容易发生其他疾病，身体素质明显低于足月的孩子。因此，孕妈妈一定要预防早产。

一般下列几种情况容易引起早产。

◎ 子宫出现异常，比如孕妇出现双角子宫、子宫颈长度过短、子宫颈松弛、子宫肌瘤等异常，都会引起早产。

◎ 孕妇发生急性或慢性疾病。急性疾病如病毒性肝炎、病毒性肺炎、急性肾炎、急性阑尾炎、高热、风疹等；慢性疾病如心脏病、高血压、糖尿病、贫血、甲状腺功能亢进、无症状菌尿等。

◎ 如果孕妇吸烟、吸毒，或者发生重度营养不良、酒精中毒等，都会引起早产。

◎ 如果孕妇身体受到碰撞，精神受到严重刺激等，都会引起早产。

◎ 如果孕妇出现前置胎盘、胎盘早期剥离、羊水过多或过少等现象都会引起早产。

◎ 如果遗传或染色体出现异常，很容易导致早产，严重的话还会引起流产。

◎ 如果出现胎儿畸形、死胎、胎位异常等情况，也容易引起早产。

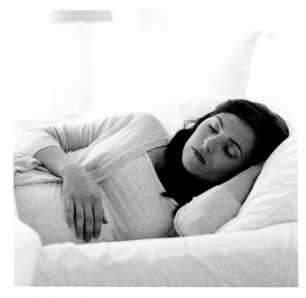

▲孕晚期切忌太劳累，要多休息。

❷ 羊水异常及其防治

羊水异常是指子宫中的羊水出现了过多或者过少的异常情况。

羊水过多症，是指在妊娠期间的任何时候羊水量超过2000毫升的情况。如果羊水是缓慢增加的，则为慢性羊水过多症；如果羊水量在几天之内迅速增多，则为急性羊水过多症。前者比较常见，后者的情况比较少见。羊水过少症，是指羊水量少于300毫升的情况。无论是哪一种情况，都有可能引起妊娠和分娩的异常。

羊水异常的应对方法

- 如果确诊为急性羊水过多并发胎儿畸形，则应当及时进行高位破膜引产手术，以防孕妇出现危险。一般在12小时后，孕妇就会出现宫缩，并自然分娩。
- 如果孕妇为慢性羊水过多，并且确诊了胎儿畸形，则可以按照急性羊水过多的方法来处理。如果胎儿并没有发生畸形，则要进行保胎治疗。
- 如果孕妇发生羊水过少的时候，妊娠已经足月，则可以选择终止妊娠，采用剖宫产手术将胎儿取出。

❸ 怀双胞胎要时刻做好入院准备

怀双胞胎的孕妇，大概有一半都会出现早产现象，提前分娩的双胞胎孕妇大约有1/6，而且有的双胞胎孕妇在产前会出现很多不适症状，需提前入院待产。所以，双胞胎孕妇此刻应当做好随时入院的准备，不仅是物质、生活上的准备，还有心理上的准备。

多胞胎妈妈要做的准备

摄取更多的营养：多胞胎孕妇所承受的压力要比其他孕妇多得多，在分娩的时候也要付出更多的辛苦，仅血流量就要高出其他孕妇很多。此时，多胞胎孕妇应当摄取更多的营养，为随时分娩储备力量。孕妇要摄入足够的营养，特别是优质蛋白质、钙、叶酸等，多吃牛奶、果汁、新鲜蔬菜、豆类、鱼类、鸡蛋等。

定期检查：多胞胎孕妇要定期检查，时刻注意自己和胎儿的变化，如果有异常情况，要及时采取措施。

要有信心：多胞胎孕妇或许比其他孕妇更加担心分娩。所以多胞胎孕妇要相信自己，为自己加油，坚信自己可以顺利分娩。

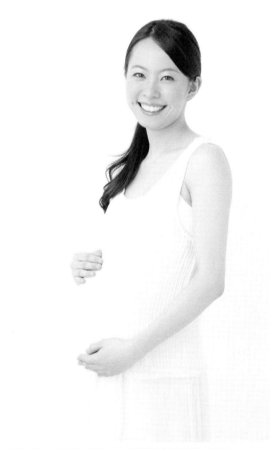

▲无论遇到什么困难，孕妈妈都要鼓励自己笑着去面对。

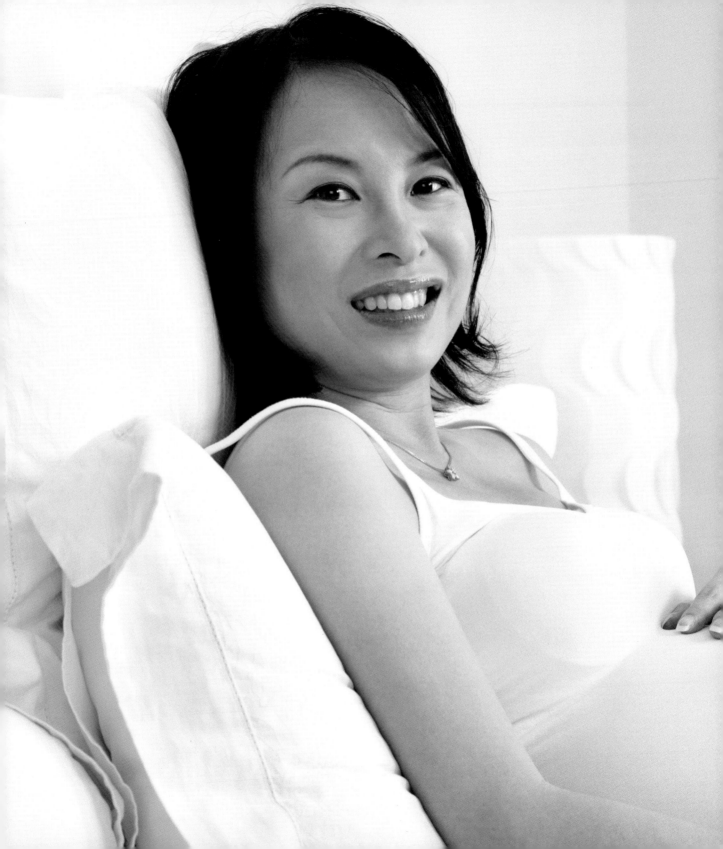

第九章
孕9月，做好产前准备

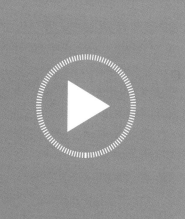

孕9月，
宝宝已经开始入盆了，
孕妈妈的不适感可能会有所缓解。
但是腰部和骨盆的压力相对会增大，
此时，
孕妈妈要为生产做准备了。

孕9月胎儿和孕妇的变化

⚠ 孕 9 月胎儿的发育情况

第33周的胎儿：宝宝开始为出生做准备了

胎儿的呼吸系统和消化系统已经接近成熟，即使早产也能够呼吸。胎儿的骨头也在逐渐变硬，但是颅骨还没有完全闭合，之所以如此就是为了能够顺利通过产道。

第34周的胎儿：已经接近新生儿了

胎儿的脂肪层开始变厚，看上去非常丰满，与前段时间皱巴巴的"小老头儿"完全不同，已经十分接近新生儿。此时即使早产，胎儿也能够顺利存活。

第35周的胎儿：基本发育完全

胎儿肾脏已经发育完全，肝脏也具有新陈代谢的功能；胎儿的指甲越来越长，或许已经超过指尖；胎儿的听力已经发育完全，能够听到外界的声音，对妈妈的声音最为敏感。

第36周的胎儿：头部可能已经下降到骨盆边缘

覆盖在宝宝身上的绒毛和保护宝宝皮肤的胎脂开始逐渐脱落，胎儿会将这些脱落的物质以及羊水中其他分泌物吞咽下去，这些物质将会聚集在胎儿肠道中，形成胎粪，出生后才会排出。

表9-1　孕9月胎儿指标

胎重	2000~2800克
胎长	46~50厘米
五官	胎儿的听力已经充分发育，对外界的声音有所反应，可以表现出喜欢或者讨厌
四肢	手指和脚趾的指甲已经长长，并呈隆起状
器官	胎儿的皮下脂肪已经发育得比较丰富，皮肤呈淡红色，看上去也没有那么皱了，毳毛相对减少
胎动	胎动会相应减少，每12小时30次左右即为正常，如果胎动过少，则要到医院进行检查
胎位	从第34周开始，胎儿就开始为出生做准备了，他们的胎位开始固定，头部朝下，并进入骨盆

孕 9 月孕妇的变化

孕妇既激动又担心

即将临产了，孕妈妈们的心情是既激动又担心，因为马上就可以见到宝宝了，孕妇的情绪会有很大的波动。孕妇出现这种心理的原因有以下几点。

担心宝宝的健康：很多妈妈此时出现担心的心情，大多都是因为担心宝宝的健康问题。其实，妈妈根本没有必要担心，而是应该相信自己，也要相信宝宝，要树立起生一个健康宝宝的信念。

担心分娩时的意外和痛苦：分娩的过程并非都是一帆风顺的，每一个产妇都有出现意外的可能性，但并不是每个孕妇都会有危险。自然分娩是最科学的分娩方式，是人类的天性，况且我们身边有医生在，即使出现意外也能够立刻采取措施。因此，孕妈妈不要过度担心，安心待产即可。

过度兴奋：有些孕妈妈因为宝宝要出生了，就非常兴奋，非常激动，甚至产生了急切的心理。这个时候，孕妈妈不应该过度激动，否则可能会引起胎儿不适。

有些着急：宝宝要出生，孕妈妈自然会兴奋不已，怀胎十月，初为人母，心中当然会有很多期盼，也有点迫不及待地想要见到宝宝。孕妈妈有这种心理是很正常的，孕期带给妈妈的不便和痛苦是他人不能体会的，马上就要解放了，孕妈妈自然会有点激动和兴奋。孕妈妈有些着急是正常的，可是，如果孕妈妈因为着急而变得烦躁不安、患得患失就不好了。所以，孕妈妈要放平心态，不要急躁，安心等待宝宝的出生。

如果孕妈妈过度急躁，不妨用下面的方法调节一下。

孕妈妈要多与朋友或者其他孕妇交流。和朋友在一起可以放松身心，在交流的同时，也可以获得一份好心情，减轻急躁的情绪。

孕妇如果感到有些急躁，不妨通过一些方法来缓解，比如听音乐、向他人倾诉、看喜剧、看书等。

孕妇不妨从宝宝的角度想一下，多和宝宝交流。或许在和宝宝交流的过程中，妈妈的情绪就会不自觉地放松了。

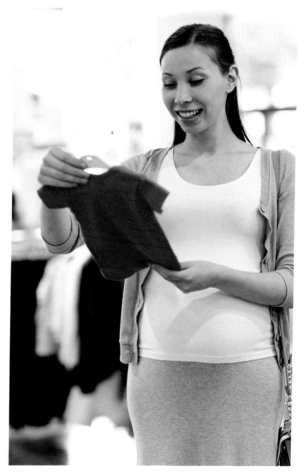

▲看的婴儿小衣服的幸福感，能帮助孕妇冲淡对分娩的恐惧。

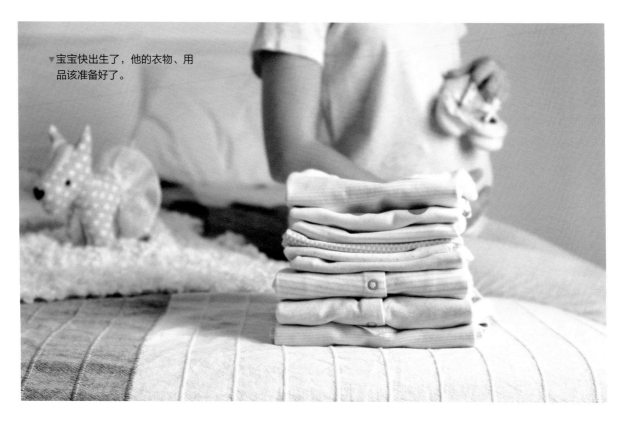

▼宝宝快出生了，他的衣物、用品该准备好了。

孕妇进入"筑巢期"

前几个月，孕妈妈因为身体的不方便，连行走都有些不愿意，可是进入本月后，孕妈妈却特别爱动。孕妈妈会积极地整理房间、洗东西，为宝宝准备衣物，改变房间的布置等。为什么孕妇到了孕晚期反而会变得更加勤快呢？其实，这是很正常的现象，因为孕妇进入了"筑巢期"。

到了孕9月，宝宝即将出生，孕妈妈会想要给宝宝一个温暖、舒适的家，为宝宝准备好一切衣物、食物等，所以，孕妈妈们会变得十分勤快，为宝宝准备物品、整理房间，为宝宝的出生做着充分的准备。这种现象是很常见的，几乎每个孕妇都有，是天性使然，孕妈妈们不必担心。不过需要注意的是，孕妈妈不要过于劳累，也不要做一些危险动作，比如登高、弯腰等。

非常疲倦

孕9月，随着妊娠的进展，孕妇的体重也越来越重，身体承受的压力和负担也越来越大，所以，孕妇也会感觉非常疲倦，需要更多的睡眠时间，还会有头晕乏力的症状，这些都是正常的妊娠反应。孕妇应当遵循身体的生物钟规律，想睡觉的时候就睡觉，多休息，不要熬夜。

总是感觉不舒服

孕9月，孕妈妈的身体会变得很庞大，因此身体会感到更加不适。虽然随着胎儿的入盆，孕妇的胃部压力得到一定的缓解，可是胎儿对盆骨的压力却增加了，这让孕妇感到身体向下坠，偶尔还会有一些腹痛，总之，身体上的不适感越来越多。孕妇的肚子也变得更大，这让孕妇无论是睡觉、走路、坐着、站着都有一定的困难。所以，孕妇很难再有舒服的感觉，时刻都会感到不舒服。即使如此，孕妇也不要丧失信心，也不要过度烦躁，因为这种痛苦的日子即将结束了。

全身酸痛

随着妊娠的进展，孕妈妈的不适感也会多一点。孕9月，孕妈妈可能会时常感到全身酸痛，这是很正常的现象。子宫的不断增大，对孕妇身体的压力也越来越大，孕妇无论是睡觉、站立、坐着都会感觉到不太舒服，如果稍有不慎，就会导致全身酸痛。

缓解全身酸痛的方法：

孕妇睡觉的时候，要尽量采取左侧卧位，在腹部或者两腿中间放一个枕头，这样可以有效缓解腹部对身体的压力，减轻全身酸痛的症状。

孕妇在站立的时候，要保持良好的站姿，行走的过程中，要尽量缓慢，不要走得太急，否则很容易引起肌肉酸痛。

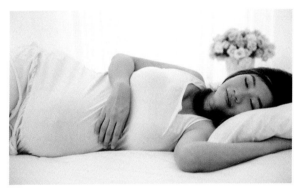

▲孕中期、孕晚期，左侧卧是孕妇最好的睡姿。

表9-2 孕9月孕妇指标

体型	本月，孕妇的体型会越来越臃肿，肚子会越来越大，就是原本肚子不太明显的孕妇，这时也会明显变大
子宫	此时，子宫底的高度已经达到28~30厘米，差不多会升到心口窝处
体重	孕妇的体重依旧在增加，不过孕妇要适当控制增长速度，不能过度肥胖
水肿	本月，孕妇会出现严重的水肿，不仅手、脚、腿，甚至有些胳膊和脸都会出现水肿。如果水肿特别严重，则要到医院检查就医
妊娠反应	孕妇的胃口会变得很差，食欲不振，吃一点就会觉得很饱，这是因为子宫膨胀压迫了胃部。孕妇还会出现很多无效宫缩，随着妊娠的进展，频率会越来越高
情绪	在妊娠晚期，孕妇会因为担心而产生恐惧和紧张的情绪，会患得患失、烦躁不安。此时，家人应当及时开解，让孕妇保持一个好心情。同时，孕妇自己也不妨多参加一些能够让自己心情舒畅的活动

二 定期孕检并进行优生咨询

　　孕9月，孕妈妈要去医院接受第六次的产前检查。此次检查，除了常规的项目以外，还要进行一些特殊的检查，并且检查的次数将会越来越频繁，大约为一周一次。孕妈妈如果有什么不适，要及时告诉医生。

　　常规检查：本月孕妈妈的常规检查和以前的产检是一样的。不过，在第34周的时候，孕妈妈会有一次B超检查，要测羊水量、胎盘位置、胎盘成熟度以及胎儿有无畸形等。

　　胎心监护：从本月末起，孕妈妈每周都要进行一次胎心监护，仪器会记录下瞬间的胎儿心率变化，这样就可以及时了解胎动、宫缩时胎心的反应。

　　确认胎位：本月孕妈妈要检查并确定胎位，看一下胎位是否正常，是否能够顺利分娩。

　　特殊检查：38周以前，如果孕妇有阴道流水的现象，很可能是羊膜破裂、羊水流出，也就是"早破水"。孕妇在做常规检查的时候，一定要检查羊水有无异样，如果有特殊情况，要及时治疗。

❶ 检查胎盘功能

　　从孕36周开始，孕妇应及时了解胎盘的情况。下面是胎盘功能检查的方法。

　　胎动计数。胎动和胎盘的功能是密切联系的，如果出现胎盘功能不全的情况，胎儿的胎动就会出现异常。

　　化验检查。胎盘可以分泌出人绒毛膜促性腺激素、孕激素等，通过对这些激素进行检查，就可以很容易确定孕妇是否有胎盘功能不全的情况。

❷ 胎心监测与胎动计数

胎心监测

　　胎儿的胎心和胎动可以传达出很多信息，从中能看

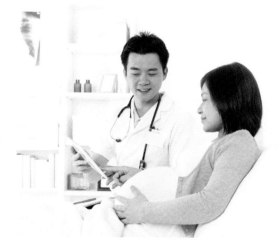

▲孕晚期，要增加产检频率了。

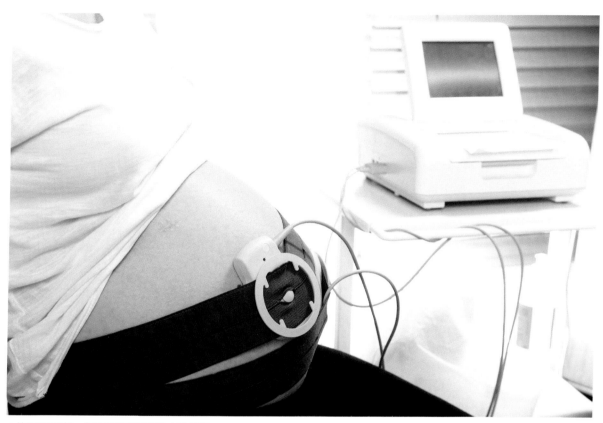

▲从孕9月开始，每次产检都要做胎心监护了。

出胎儿是否健康，与孕妇的心跳也有很大关系，如果孕妇心跳比较快，胎儿胎心也会加快。胎心监测，是指使用胎心率电子监护仪器将胎心率曲线和宫缩压力波形记录下来，以形成便于临床分析的图形，即胎心胎动宫缩图。从胎心监测中，我们可以很容易看出胎儿在宫内的情况，如果发现异常可以尽早解决。

胎心监测一般会在妊娠33~34周之后进行，每周进行一次。如果孕妇有合并症和并发症，则应当从28~30周就开始做。在做胎心监测的时候，医生会在孕妈妈的肚子上涂上超声耦合剂，将胎心监护仪的带子绑在胎心最强的位置，整个过程需要20~40分钟。

胎儿正常的心率为120~160次/分，如果出现忽快忽慢或者是胎心率小于120次/分，或大于160次/分，并且持续10分钟以上，则表明胎心率异常，胎儿可能有宫内缺氧的情况。

日常起居安排

怀孕9个月了，胎儿已经基本发育完全，孕妈妈的身体将会继续加重，并且开始做好分娩的准备。本月孕妈妈需要注意以下事项。

本月末开始，孕妈妈的产检频率将增加，大约为每周1次，并且要增加一些特殊的检查，比如胎心监测、胎盘功能检查，还要再做一次B超。

饮食上，孕妈妈需要摄取一些水溶性维生素，控制食盐的摄入，以防加重水肿或者出现维生素缺乏的症状。

本月，孕妈妈依旧要有适当的运动，不仅有利于母亲和胎儿的健康，而且对顺利分娩也有好处。

本月孕妈妈居住的环境要保持整洁，保持居室的空气流通，新鲜空气是健康的保证，也可以有效预防孕妈妈和胎儿出现缺氧的现象。

❶ 多与其他孕妈妈交流

到了第9个月，孕妇将要面临分娩，会出现恐惧、担忧的情绪，这是很正常的。如果孕妇想要消除这种心理，除了要和家人、朋友、医生沟通以外，不妨多和其他孕妈妈交流一下。

因为孕妈妈有一个共同的特殊身份，经历着同样的人生过程，所以，她们之间的话题也是非常多的。很多孕妇和家人、朋友诉说的时候，虽然得到了安慰，可是因为家人、朋友无法体会到孕妇的心理，有些时候，孕妇对这些安慰并不受用。但是孕妇和孕妇之间就不一样了，她们可能有着同样的痛苦和喜悦，可以更好地沟通，交流经验。孕妈妈之间的这种经验交流，会使她们觉得更加安心。

另外，孕妈妈们可以交流一下胎儿的胎动以及胎教方法。每一个做妈妈的都是伟大的，她们对胎儿的感情是任何人无法取代的。孕妇之间多交流一下胎儿的情况，从中可以感受到做母亲的喜悦，让孕妇保持一个好心情，对胎儿的生长发育也有很大好处。

❷ 提高睡眠质量

因为怀孕的影响，很多孕妇的睡眠质量都很不好，常常会导致白天精神不佳。孕晚期提高睡眠质量，可以从以下几个方面做起。

加强营养：孕妇在保证营养的同时，不妨多吃一些有助于睡眠的食物，比如牛奶、蜂蜜、小饼干等，这些食物都可以促进睡眠。此外还可以吃一些高蛋白的食

物，可以有效预防做噩梦。

适当运动：孕妇可以进行适当的运动，这样不仅有利于孕妇身体健康以及胎儿发育，也能有效地提高孕妇的睡眠质量。但是，不要做剧烈或者长时间运动，否则会适得其反。

放松身心：很多孕妇因为紧张而睡不着，此时就应该放松一下身心，这样更有利于入睡。

养成规律的睡眠习惯：孕妇如果养成一个有规律的睡眠习惯，相对来说其睡眠质量就会提高很多。比如，睡眠时间规律，晚上准时睡觉，早上准时起床，按时午睡等，形成一定的规律后，就能很容易地进入梦乡。

❸ 孕妇避免单独外出

孕9月，孕妇的身体越来越笨重，肚子也越来越大。此时，孕妇如果外出，尽量要有人陪伴。

随着预产期的临近，胎儿越来越成熟。本月开始，早产的概率增大，胎儿随时都有可能降生。如果孕妈妈单独外出，万一出现异常情况，而身边无人照顾，很容易发生意外。

到了本月末的时候，孕妇不仅不要单独外出，最好一天24小时都有人陪伴，即使在家中，孕妇也不要独自留守。因为在孕晚期，孕妇有很多意想不到的意外发生，一旦羊水破裂，孕妇一人是无法上医院的，万一延迟就有可能出现危险。

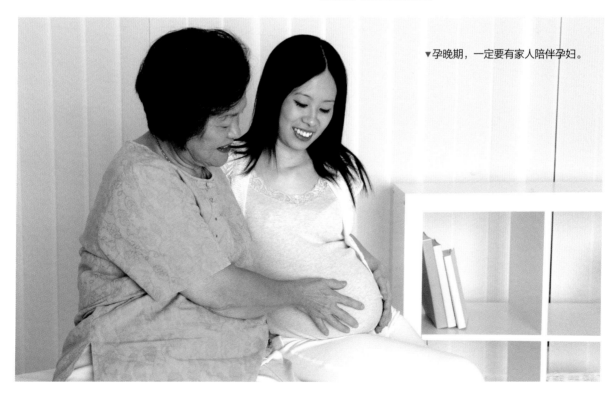

▼孕晚期，一定要有家人陪伴孕妇。

❹ 运动要求

　　孕期体操可以增强孕妇腹部、背部及骨盆肌肉的张力，能促进血液循环，防治腰背部的疼痛和不适，还可以延缓肌肉衰老，缓解疲劳，并且能够帮助孕妇顺利地分娩。到了本月，孕妇不妨多练习孕妇体操，不仅有利于胎儿的成长，还能减轻分娩时的痛苦。下面介绍几种孕期体操。

　　腹肌运动：做腹肌运动的目的是锻炼腹部肌肉，这样可以更好地支撑子宫。练习的时候，可以单腿曲起、伸展，反复数次；也可以双膝曲起，单腿上抬、放下，反复数次。

　　骨盆运动：做盆骨运动的目的是为了放松骨盆的关节和与肌肉，有助于分娩。练习的时候可以单膝曲起，膝盖慢慢向外侧放下。

　　脚腕运动：做脚腕运动是为了锻炼脚腕关节的韧性，有助于消除浮肿。练习的时候采取仰卧姿势，左右摇摆脚腕、左右转动脚腕、前后活动脚腕、充分伸展收缩跟腱各10次。

　　盘腿运动：做盘腿运动的目的是为了放松耻骨联合和股关节，放松骨盆底肌肉，有利于分娩。练习的时候，孕妇坐直，双脚合十，用手拉伸上身，双膝上下活动，每次做10次即可。

▼即使到了孕晚期，孕妇也不能疏于运动。

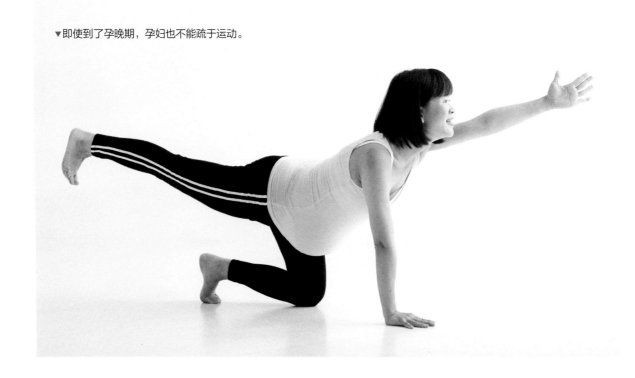

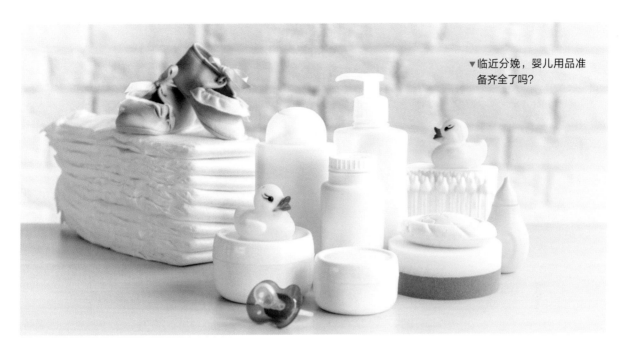

▼临近分娩，婴儿用品准备齐全了吗？

❺ 做好入院的一切准备

孕9月，孕妈妈要做好入院的一切准备。虽然以前已经准备得差不多了，但本月孕妈妈仍要重新检查一遍，以防出现疏漏。

随身必备物品： 母子健康手册、医疗保健卡、一定的现金、手机及充电器、产院的地图等。

孕妇和宝宝的住院物品： 毛巾、卫生纸、卫生巾、盆、软毛牙刷、两件开胸的上衣、下身毛巾、袜子、吸奶器、防溢乳垫、饮食用具、红糖、巧克力。

婴儿物品： 衣服、尿布、包单、小被子、帽子、奶瓶、奶粉、湿巾、纸巾、口水巾、小毛巾、尿不湿、杯子、勺子、棉签等。

包裹： 所有的入院物品准备好之后，孕妇最好再和家人一起检查一下，以防出现遗漏。然后可以将所有物品放在一个或者两个包裹中，置于容易拿取的地方，并且告诉家人放包裹的位置方便家人帮助拿取物品。

物质上准备齐全了，孕妇的心理准备也要充分，孕妇要保持一种积极、热切的心情来等待分娩，并且不断鼓励自己，给自己自信，相信自己一定可以顺利分娩。从现在开始，孕妇还要做好随时分娩的准备，因为宝宝随时都有可能降临，如果没有心理准备，会让孕妈妈措手不及。

孕妇要再次确定好医院的位置，并且记录下来，告知家人。此刻还要准备好交通工具，如果有私家车，要在预产期那几天保证在家中备用，并且孕妇身边要有人会驾驶。如果乘坐出租车，则最好记录几个出租车司机的电话，以便于联系车辆。

科学的饮食安排

孕9个月，孕妈妈的胃部仍然会有很强的挤压感，可能会影响孕妇的食欲，所以孕妇每餐的进食量依旧不多。因此孕妇要科学搭配饮食，多吃一些富含膳食纤维的食物，防止出现便秘。

❶ 少食多餐

因为孕妇胃部承受的压力过大，每次进食的东西都不多，所以孕妇可以采取少食多餐的方法，分成几次吃，每次少吃一点。这样既可以保证充足的营养，也不会给胃部带来负担。

❷ 脂肪摄入要适量

孕妇不要摄入过多的脂肪，尤其是动物性脂肪。过度肥胖的孕妇，更要减少脂肪的摄入量，不要吃糖果、点心、甜饮料、油炸食品等。不过，孕妇可以多吃一些海产品。海产品中的脂肪有利于体内的新陈代谢，还富含矿物质，对胎儿的生长发育大有裨益。

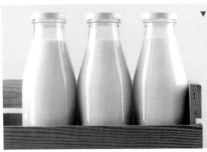
▼牛奶是公认的营养品，最好整个孕期坚持喝。

❸ 保证蛋白质的摄入

蛋白质对胎儿的生长发育是很重要的，因此，孕妇可以多吃一些禽类、鱼类、豆类，保证蛋白质的摄入量。

❹ 孕妈妈应适当控制体重

孕妇一日三餐要有规律，膳食要平衡，营养要全面而丰富。吃饭的时候要细嚼慢咽、不要狼吞虎咽，也不要暴饮暴食。可以适当减少脂肪和碳水化合物的摄入。

孕妇要尽量少吃零食和夜宵，睡前两个小时最好不要吃东西。

如果孕妇已经比较肥胖，要控制一下饮食的摄入量，比如孕妇可以使用较小的饭碗，适当减少主食，但不要减少蔬菜、肉类。

在为孕妇准备食物时，要按照既定的食量来，不要准备过多，否则孕妇很容易进食过量，不知不觉中体重就增加了。

孕妇要少吃油腻食物、高糖类食物、高脂肪食物等。

孕妇要多吃一些蔬菜和水果，这样可以摄入更多的膳食纤维，保持大便通畅，避免发生便秘。比如西红柿、黄瓜、小白菜、菠菜、芹菜、冬瓜、韭菜、卷心菜等都是不错的选择。

孕9月的胎教安排

孕9月，胎儿进一步成长，听力已经逐渐健全，大脑也已经开始逐渐完善，对外界的事物感知度更高。本月，准爸爸和孕妈妈要多和宝宝交流，让宝宝多体会一下家庭的温暖。

孕9月，孕妈妈在做胎教的时候不妨根据以下几点进行。

❶ 向胎儿描绘世界的美好

与其他感官相比，听觉是胎儿发育最早的能力。到了孕9月时，胎儿已经能够对各种声音做出各种反应了。孕妈妈可借此机会，向胎儿描述外面的世界，如可以讲述自己一天的生活，或者胎儿正在动的时候，告知他爸爸妈妈正在做什么。不要以为胎儿听不懂就不说。家长的声音刺激对婴幼儿的记忆有一定的影响力，语言刺激有助于促进胎儿的大脑发育。

❷ 多抚慰胎儿

在孕9月，由于胎儿的增大，孕妇的子宫和肚皮则变得更薄了，在孕妇的腹壁上可以用手很容易地触摸到胎儿头部、背部和四肢。如果抚摩胎儿，胎儿也会感知到，并且会做出相应的反应。

针对这个特点，孕妈妈在做抚摸胎教的时候，动作一定要轻柔，可以从胎儿头部、背部和四肢逐步抚摸，像按摩一样将胎儿激动不安的情绪安抚下来。

❸ 传递正面信息

孕妈妈在和胎儿沟通的时候，一定要传递一些真善美的思想，多让孩子感受到爱意。孩子在爱意中会更好地成长，出生后也会更加聪明。

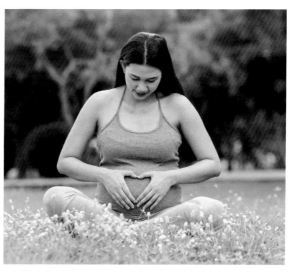

▲可以向宝宝诉说妈妈的爱，向他描述世界的美好。

❹ 孕妈妈要勤于思考

很多孕妈妈在怀孕后，就会变得比较懒散，一方面是因为妊娠反应的作用，另一方面是因为妊娠给身体带来了不适。孕妈妈不仅在生活上不愿意劳动了，在思想上也变得懒散起来，甚至都不愿意思考。她们认为，孕期就应该多休息，让大脑得到充分的保养，否则容易疲

劳。其实，这种想法是错误的，孕期妈妈的大脑是不能够懒惰的，而是应该更加勤于思考。

孕妇和胎儿之间是有着亲密联系的，他们之间可以传递信息，胎儿能够感知到妈妈的任何感情和思想。如果孕妈妈不喜欢思考和学习，那么，传递给胎儿的信息也将是不喜欢思考和学习，胎儿也会变得懒散起来。如此一来，会对胎儿的大脑发育造成不利影响，孩子出生后有可能不爱学习，不爱思考，思维能力会比其他孩子差很多；如果妈妈喜欢思考，喜欢学习，那么，胎儿的大脑会受到一定的刺激，能够促使胎儿不断思考，有利于胎儿大脑神经和细胞的发育。而且这样的孩子出生后思维能力和学习能力更强一些。

❺ 避免情绪大起大落

孕妇非常容易情绪波动，他们的情绪之所以会出现大起大落，虽然与孕激素和雌激素的增多有一定的关系，但大多数的孕妇还是由于过度的担心、心理压力大造成的。孕晚期，孕妇要尽量避免情绪的大起大落，否则会对胎儿产生很大的影响，也不利于胎教。

如果孕妇情绪经常大起大落，那么会对胎儿造成一定的不良刺激，导致胎儿大脑发育障碍，孩子出生后，也会变得性格异常，出现胆小、懦弱、注意力不集中等现象。因此孕妇一定要学会控制和调节自己的情绪。

如果孕妇感到自己的情绪不稳定，不妨做一些可以让自己平静或开心的事情。例如小睡一会儿，睡觉很容易让人平静，很多孕妇在不开心的时候睡上一觉，醒来的时候什么都忘记了；也可以和朋友、家人聊聊天，说说心事，将不开心或者生气的事情说出来，在朋友和家人的安慰下，孕妇的情绪会恢复得快一点；还可以适当地运动一下，如散散步、做孕妇体操等。

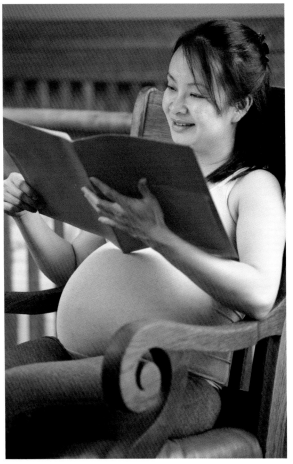

▲孕妈妈保持着旺盛的求知欲，胎儿就会不断受到刺激，可促进神经细胞发育。

孕9月常见不适及防治

孕9月，孕妇可能会出现莫名其妙的腹痛现象。这个时候，孕妇千万不能疏忽大意。孕晚期引起腹痛的原因有很多，有些是病理性的，有些是生理性的，但不管是哪种原因，都有可能危及孕妇和胎儿的安全，孕妈妈一定要注意。

❶ 孕晚期为什么会腹痛

腹痛一般与下列因素有关，孕妈妈要提防。

胎盘早剥：胎盘早剥是孕晚期比较常见的症状。胎盘早剥时会伴随很剧烈的撕裂痛以及阴道出血，不过需要警惕的是，有些情况也可能不会有阴道出血。胎盘早剥是比较严重的疾病，可能会引起胎儿早产或者死亡。

子宫先兆破裂：子宫破裂，是指子宫体部或者子宫下段，在妊娠晚期或分娩过程中发生破裂的情况，此种情况会危及产妇和胎儿生命，孕妈妈一定要注意。特别是子宫先天畸形、子宫曾有过伤口的孕妇更加容易发生此种现象。

子宫增大压迫肋骨：当胎儿不断增大的时候，孕妈妈的子宫也在随之增大。不断增大的子宫会压迫肋骨，引起孕妈妈肋骨痛。这种情况没有危险，孕妈妈只要采用左侧卧位就可以缓解。

假宫缩：假宫缩也可以引起下腹疼痛，特别是在深夜的时候，出现得比较频繁，这表示孕妇快要临产了，孕妇应当注意休息，多补充一些营养。

❷ 宫缩

孕晚期，孕妇可能会偶尔有肚子痛的感觉，而且出现的频率会越来越多，有的时候，孕妇的感觉会非常轻微，这就是宫缩。这种宫缩属于正常现象，是一种无效的宫缩，在为分娩时真正的宫缩做准备。这种宫缩也是有规律的，并且会逐渐增强。

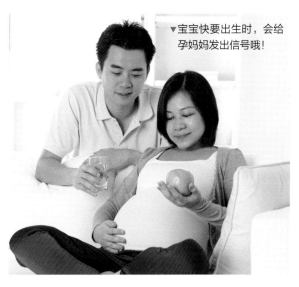

▼宝宝快要出生时，会给孕妈妈发出信号哦！

❸ 产前焦虑

产前焦虑是指孕妇在临产之前产生的焦虑、烦躁心情。一般的症状有睡眠质量不高、烦躁不安、情感脆弱、担心孩子健康、担心职场风险等。

孕妇如果发生产前焦虑可能会对自身和胎儿产生非常严重的影响。产前焦虑会使孕妇肾上腺素分泌增加，导致心率、呼吸增快，从而引起胎儿宫内缺氧，可以导致流产或者早产。产前焦虑会让孕妇发生恶性妊娠呕吐、产程延长、产时宫缩无力等现象，造成难产、滞产等后果。患上产前焦虑的孕妇要比其他孕妇剖宫产的概率大很多。

出现产前焦虑的原因有孕妇担心分娩时的痛苦和意外、身体的不适症状、孩子的健康问题、孩子的性别问题、孩子的养育问题、孕妇患有疾病、担心与社会脱节等。

孕妇焦虑的危害很大，不妨用以下几个方法调节一下。

学习一些孕产妇以及初生儿护理知识： 很多产妇，特别是初产妇，是因为缺乏对分娩的知识而产生焦虑情绪，所以，只要多学习一些孕产知识以及初生儿护理知识，对分娩有了正确的认识，就可以解决这个问题。

良好的生活习惯： 孕妇养成良好的生活习惯，也容易消除焦虑情绪。在孕期，孕妇的饮食起居要有规律，并且严格执行，不能生活无规律，以免更容易出现焦虑情绪。孕妇每天要保证8～9个小时的睡眠，但尽量不要睡懒觉。

做好充足的心理准备： 孕妇不要过于焦虑，但也不能完全放松，而是应当有一定的分娩心理准备。有心理准备的孕妇往往要比其他没有心理准备的孕妇更加开心，更加平和，分娩时也会更加顺利。

同其他孕妈妈多交流： 孕妈妈和其他孕妈妈交流的时候，会更加平静，更加开心。因此，孕妈妈要消除焦虑，不妨多和其他孕妈妈交流，而且还可以从中学到一些经验。

只要孕妇能够坚持正确良好的生活习惯，都可以顺利分娩。在孕期，孕妇还可以做一些自己喜欢的事情，也有利于消除焦虑情绪，比如编织、绘画、手工、养花等。

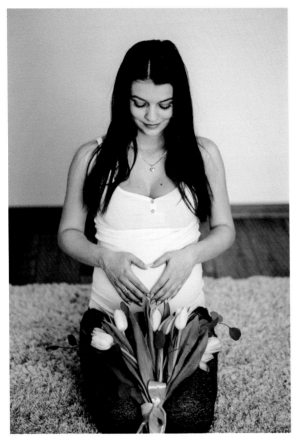

▲孕妇要找一些喜欢的事做，时刻保持着好心情。

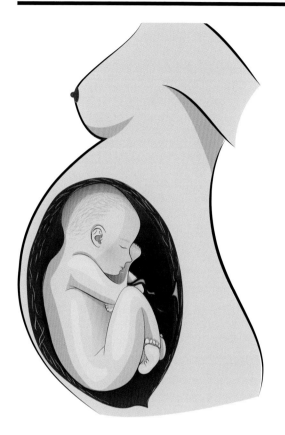

▲臀位宝宝

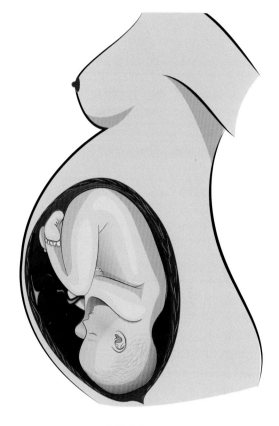
▲头位宝宝

❹ 胎位异常

胎位异常，是指妊振30周后，胎儿在子宫内的位置不正确，这种情况比较常见于腹壁松弛的孕妇或者经产妇。胎位异常包括臀位、横位、枕后位、颜面位等。其中，臀位比较多见，最严重的当属横位。胎位异常会给分娩带来很大的困难和危险，因此，如果及早发现还可以及时纠正，以预防难产的出现。

如果是横位胎位，则应当选择剖宫产，以免出现危险。如果横位处理得不及时，很容易导致脐带脱垂、胎死宫内、子宫破裂等。

如果是臀位胎位，初产妇大多要考虑剖宫产；经产妇如果胎儿较小、骨盆够大也可以考虑采用自然分娩的方式。臀位如果处理不及时，则可能会出现破水后脐带脱垂，在分娩过程中则胎儿可能有后出头的情况，由此造成胎儿宫内窒息，严重的会导致死亡。所以孕妇一定要做好产前检查，如果诊断出胎位不正，要及时治疗。

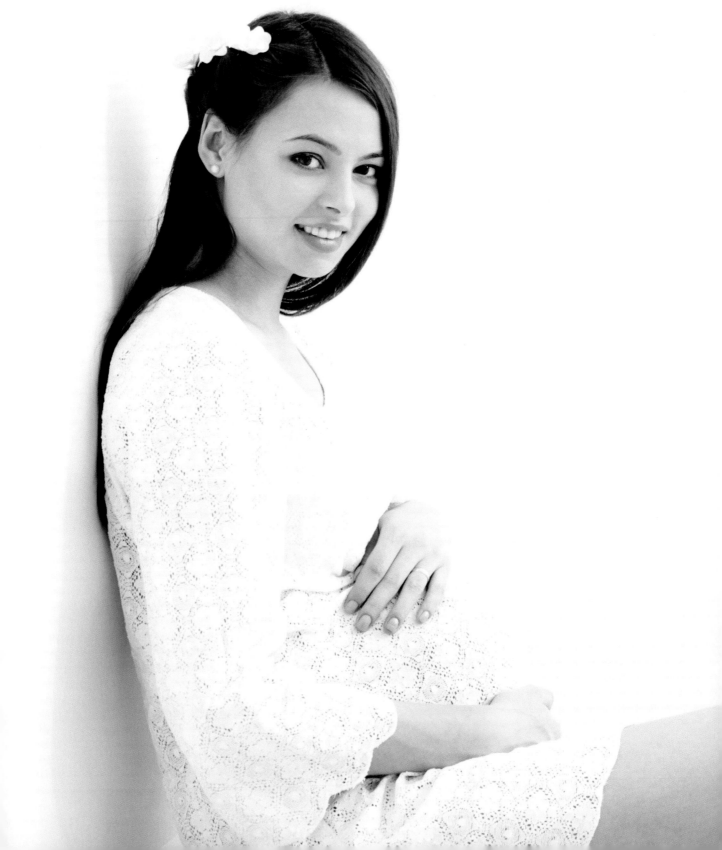

第十章
孕10月，准备分娩

进入妊娠的第10个月，

胎儿的器官、神经、肌肉等都已经完成发育，

这一切都在告诉爸妈，

自己要搬家啦！

但胎儿还要学习适应外面的环境，

父母要做好新生儿的日常护理工作。

孕10月胎儿和孕妇的变化

❗ 孕 10 月胎儿的发育情况

第37周的胎儿：练习呼吸

　　胎儿还在继续生长发育，身长约为51厘米，体重约为3000克，体内的脂肪含量已达到8％。而且，胎儿的头发已变得长而密了。

第38周的胎儿：成为足月儿

　　胎儿已经成长为足月儿了，胎儿此时身长约为52厘米，体重约为3200克。

第39周的胎儿：继续长肉，随时准备出生

　　胎儿的身长约为53厘米，体重为3200～3400克。而且，随着胎儿的生长，体重会继续增加，储存完备的脂肪能够让宝宝出生后及时调节体温。

第40周的胎儿：将要降生

　　本周胎儿的身体会显得更大，而且蜷在母体内。胎儿的皮肤已经变得柔嫩，胎毛也完全脱落，已经是一个发育成熟的宝宝了，即将与爸爸妈妈见面。

表10-1　孕10月胎儿指标

胎重	3000～3500克
胎长	约为50厘米
五官	感觉器官和神经系统发育成熟，能对母体内外的各种刺激做出反应
四肢	肌肉发达，骨骼已变硬
器官	胎儿的所有器官已发育成熟，但仍持续长肉
胎动	胎儿的头部已固定在骨盆中，胎儿不太爱活动了

孕 10 月孕妇的变化

孕妇感到不安、厌倦

孕妈妈小心谨慎地度过了9个多月，每天要受到家人无微不至的照顾，渐渐会有些疲倦，甚至产生厌烦的感觉。这种情绪不仅使孕妇本身感到不安，也会对胎儿的情绪产生不利影响。

其实，胎儿从一个极小的细胞发育为现在的成熟宝宝，他将会很勇敢地来到这个世界上。孕妇出现紧张不安的情绪是能够理解的，但也没有必要过度地夸大这种感觉。孕妇应坚信，水到渠成，瓜熟蒂落，分娩是自然现象，不必过于担心。

很激动，很担心

俗话说，"十月怀胎，一朝分娩"，当孕妇进入妊娠的第10个月后，就意味着孕妇即将面临分娩，与宝宝见面了。这时的孕妈妈会有一种既期盼、激动、兴奋，而又不知所措、焦急的感觉。孕妈妈会担心自己在这个阶段中的饮食是否合理，是否能供给宝宝充足的营养，宝宝出生后是否健康，以后能不能做一个称职的母亲，自己增加的体重能不能减掉以及能不能恢复往日的身材等。此时，准爸爸应多体贴、安慰妻子，缓解妻子的心理压力，让妻子顺利度过这个忧虑期。

容易产生恐惧心理

在怀孕后期，大部分孕妇都会产生恐惧心理。一些孕妇懂得如何调整自己的情绪，能够适当缓解恐惧心理；有些孕妇却不擅于自我调节，导致恐惧心理愈来愈重。

如果孕妈妈患有妊娠期高血压综合征、妊娠合并心脏病等产前并发症，她们会比较担心自身的健康问题，同时也害怕这些疾病会殃及未出生的宝宝，因此容易恐惧、焦虑。

夜里容易醒

到了怀孕晚期，孕妈妈可能会睡得很少，甚至一夜会醒好几次。而且，孕妈妈反复折腾时会把丈夫吵醒。这时，丈夫不妨坐起来陪妻子聊聊天，一起欣赏美妙的音乐。妊娠期间，孕妈妈比平常容易做梦，这些梦总是和怀孕、孩子的性别相关。丈夫不要对妻子的诉说表现出心不在焉的样子，而应积极地回应妻子的猜想。

一般来讲，导致孕妈妈夜里容易醒的原因主要有两个。第一，生理变化。伴随着胎儿的逐渐生长，孕妈妈的身体也会出现很多妊娠期不适的症状，如频繁排尿、呼吸短促、心率变快、激素变化、腿部抽搐、腰酸背痛、胃肠道不适、烧心感等，这些都是造成孕妈妈睡眠障碍的主要原因；第二，心理变化。由于妊娠而引起的工作不便、家庭纷争、身体不适等原因，都会在不同程度上导致孕妈妈产生焦虑感。而且，孕妈妈甚至会对怀孕、分娩以及产后生活产生恐惧，这也是影响孕妈妈正常睡眠的重要因素。

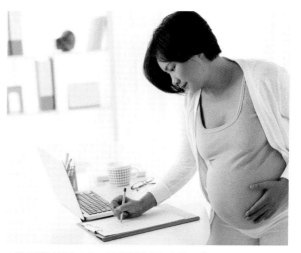

▲胎儿随时都会出生，孕妈妈该准备交接工作了。

可能会怨恨丈夫或宝宝

孕期第10个月后，就进入了妊娠的最后阶段，孕妈妈会逐渐觉得行动十分不方便并有些迟滞，腹部隆起的幅度也越来越大并逐渐下坠。而且，孕妈妈容易在夜里醒来，无法好好休息，并经常出现不规则的阵痛等。出现这种情况之后，孕妈妈便会感觉日常生活受到了极大影响，随即对丈夫或宝宝产生一种埋怨的心理，比如怨恨宝宝不停地活动、埋怨丈夫的诸多不是等。此时，丈夫应加倍呵护妻子，使妻子保持平常心；经常为妻子按摩，以减轻妻子身体上的不适。

肚子已经下坠

在妊娠第37周时，随着胎儿在母体腹部中的逐渐下降，孕妈妈会有下腹部坠胀之感，行动也愈来愈不方便。正是由于胎儿位置的逐渐下降，孕妈妈前一时期的呼吸不畅、胃部不适等症状也得到了很好的缓解。同时，胎儿的逐渐下降，还会导致孕妈妈出现频繁且不规则的宫缩现象。正因如此，孕妈妈会经常感觉到尿意，阴道分泌物也逐渐增多，并有宝宝随时会娩出的感觉。

这些都属于妊娠的正常现象，孕妈妈不必担忧。此时孕妈妈应时刻保持全身洁净，保证充分的睡眠和休息时间，随时准备迎接宝宝的到来。

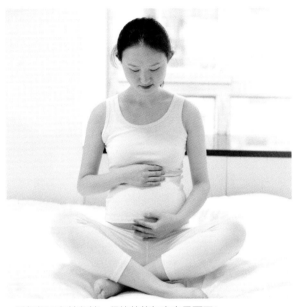

▲孕妈妈再坚持坚持，很快就能与宝宝见面了！

表10-2　孕10月孕妇指标

体重	达到体重增加的最高峰
乳房变化	从乳房中溢出的乳汁增多
排尿变化	容易尿频、尿急，并产生排尿不干净的感觉
胀气、便秘	便秘现象尤为明显
阴道分泌物	增多
呼吸变化	呼吸较为轻松
妊娠反应	会出现不规则的阵痛、浮肿及静脉曲张等情况

二　定期孕检并进行优生咨询

孕晚期，尤其是胎儿足月后，胎儿的各个器官都已经发育完成，进行B超检查相对安全一些。在妊娠37~40周时，孕妈妈应做最后一次产前检查，一般也是孕妈妈在妊娠期做的第三次B超。此时，通过B超能够了解胎位、羊水、胎儿大小、是否存在脐带缠颈、胎盘分期、胎儿成熟程度等情况，对胎儿临产前的情况进行检查，为分娩做好准备。因此，第三次B超是十分重要的。

❶ 监测胎儿在子宫内的情况

在妊娠晚期，孕妈妈可以通过定期到医院做产前检查、测量宫底的高度、测量腹围、数胎动以及监测胎心等方法来监测胎儿在母亲子宫内的状况。通过B超检测，家长可发现胎儿各个经线的参数，并能辨别出胎位、胎儿成熟度、胎盘的位置等。

孕 10 月胎儿检测项目

数胎动：当胎儿足月时，12个小时内胎动会多于100次，夜晚比白天多。一旦胎动减少，则可能是胎儿供氧不足。如果胎儿连续12个小时没有胎动，即便能听到胎心，孕妇也应到医院检查。

监护胎儿状况：采用胎儿电子监测方式，并配以子宫收缩仪以及胎动记录仪，就能监测出胎心率、宫缩等情况并反映出它们之间的联系；对胎儿做心电图检查，也有利于监测胎儿在子宫内的情况；医学上还采用羊膜镜检查、胎儿头皮末梢血PH测定方式监测胎儿在子宫内的情况。

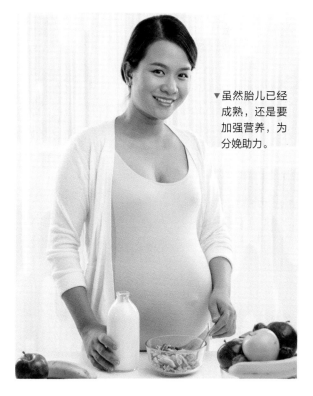

▼虽然胎儿已经成熟，还是要加强营养，为分娩助力。

日常起居安排

女性妊娠第10个月时，孕妈妈应掌握更加合理的生活准则。此时，夫妻应禁止过性生活，否则很容易导致胎儿早产；孕妈妈在这几周内会感觉身体越来越沉重，因此应谨慎地活动；此时孕妈妈尽量不要长时间地站着，否则会产生疲劳感，影响宝宝的健康；在洗澡时，要有家人陪护，避免摔倒。不过，一旦发生破水或出血时，孕妈妈应马上停止洗浴；进入妊娠的最后一个月，孕妇随时都会因出现破水、阵痛等现象而分娩，因此孕妇不要单独外出，也不要长时间待在室外；孕妇还有必要适当地做一些运动，但千万不要过度，否则会导致体力透支，进而影响到分娩。

总之，此时孕妇应保证充足的休息时间，并密切地关注自己的身体变化，做好随时分娩的准备。

❶ 孕妈妈个人护理

进入孕10月，孕妈妈面临即将分娩这一令人既渴望又担心的事情，应从日常生活的各个方面做好护理工作。主要表现在以下几个方面。

帮助孕妈妈树立信心

距离分娩的时间越来越近，怀胎十月的艰辛付出马上就能得到回报了，此时孕妈妈的情绪之复杂，一般人难以理解。准爸爸和其他家庭成员要帮助她树立自信，使其以轻松的心情来迎接即将出生的宝宝。

休息充分

孕妈妈应保证充足的睡眠，按时作息。分娩会消耗孕妈妈很多的体力，因而孕妈妈从现在起就应多休息，坚持午睡，使自己拥有充沛的体力应对分娩，为随时可能到来的分娩做好准备。

饮食营养、均衡

在饮食上，丈夫应为妻子准备合理、均衡的饮食方案，保证妻子有足够的精力、体力迎接宝宝的到来。

❷ 产前心理准备

孕妈妈如果产生悲伤、害怕等情绪，会导致体内血液中有害于神经系统与心血管系统的化学物质增多，从而很容易诱发胎儿缺氧、早产。因此，孕妈妈应做好充分的产前心理准备。

勤检查是关键，孕妈妈要按时做产前检查，以便更好地确保胎儿的安全，也有助于缓解孕妈妈的担忧情绪。一旦有疑问，就应马上向产科或新生儿医生咨询，也要多了解一些与分娩有关的知识，以便在分娩时保持镇静。

在日常生活中，最好按照以前的习惯，保证每天摄入充足的营养，适当地散散步、欣赏音乐，尽量使自己的心情放松。也可以看一些轻松幽默的喜剧片，或者阅读一些高雅的图书，但不要看恐怖小说、电影，否则会加重紧张情绪。总之要像往常一样，以平和的心态迎接即将到来的分娩。

❸ 最后 1 个月的运动原则

在妊娠的最后一个月内，孕妈妈要坚持"缓慢"的运动原则。期盼已久的分娩终于临近了，孕妈妈的腹部逐渐突出并达到顶峰，背部和腰部的肌肉经常处于紧张状态。此时，胎儿还在生长，孕妈妈的行动越发不便，因而应适当减少运动量，可以简单地做一些肌肉放松运

动，有助于增强阴道肌肉力量；还可以通过想象进行排尿锻炼，这能够很好地促进分娩的顺利进行，也能防止妊娠期的小便失禁现象。

通常，适合孕10月的运动主要包括伸展操、孕妇瑜伽、象棋类活动等。其中，伸展操有助于舒展全身筋骨，主要指动作较慢的体操，如简单的伸展运动。孕妈妈先坐在垫子上，弯曲双腿；然后平躺下来，轻柔地转动骨盆。这种运动能增强孕妈妈骨盆关节以及腰部肌肉的柔韧性，也能使孕妈妈骨盆和腰部的肌肉愈加松弛，还能使产道出口处的肌肉变得柔软无比，锻炼下腹部肌肉的力量。在每次做操的时候，孕妈妈只需坚持做5分钟即可。

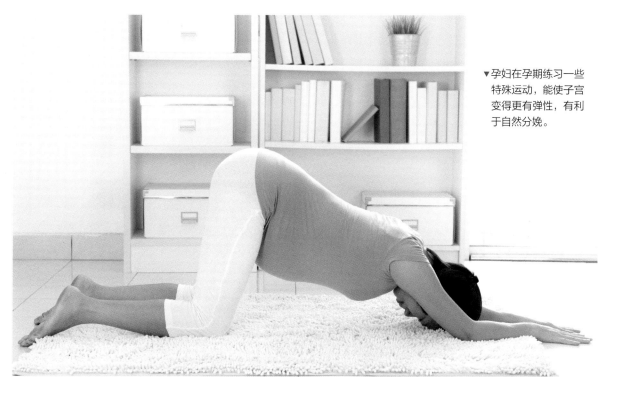

▼孕妇在孕期练习一些特殊运动，能使子宫变得更有弹性，有利于自然分娩。

❹ 分娩训练

训练分娩呼吸

舒适的呼吸方式，有助于产妇在分娩时恰当地用力，从而确保分娩的顺利进行。

适当吹气球：孕妈妈可以在家里准备一些气球，闲的时候用力吹气球，直至产生一种肺部空气几乎全部呼出的感觉，并稍稍停留5秒。然后，孕妈妈再用鼻子进行一次深呼吸。

腹式呼吸法：首先将气呼出，然后慢慢地深吸一口气，直至肚子鼓起。接着将吸入的气呼出，并吸肚子。随后，再呼气。如此反复练习，能够使产妇的呼吸变得顺畅起来。

浅呼吸法：孕妈妈可以像分娩时一样平躺，嘴唇稍稍张开，然后简单地进行吸气与呼气之间轻且浅的呼吸，这样有助于缓解孕妈妈腹部的紧张与压力。

短暂呼吸法：孕妈妈可以像分娩一样，握紧双手，集中精神持续做若干次短暂紧凑的呼吸。这样，在分娩时，孕妈妈就能够更好地集中腹部力量，促进胎头的顺利娩出。

训练分娩动作

在分娩时，最关键的因素就是产力，因而在妊娠晚期应多注意训练分娩时如何用力。

- 孕妈妈保持身体平躺仰卧，背部贴在床上。
- 深深地吸一口气充满胸部，然后轻轻地呼出。
- 在呼出的同时憋气，下颌顶住胸部，后背紧紧地贴在床上。
- 排解大便时一样，慢慢地向肛门运气和用力。
- 用力的时候千万不要漏气，也不要弓起后背。要等到充分用力后再慢慢呼气。

这项运动的关键在于，孕妈妈不能让腰部和背部抬起，并使头部和上身保持正直不要弯曲。孕妈妈在做用力训练时，最好在经验丰富的助产人员或医生的指导下进行。

了解分娩知识

在分娩前，很多孕妈妈都会向过来人讨教经验。而每个人在叙述的时候会不自觉地将分娩中出现的状况夸大一些。这些信息进入即将分娩的孕妈妈心里后，又会被孕妈妈在思想上夸大好几倍。这样一来，本来并不严重的事情就会被夸张得很严重，对孕妈妈产前的精神准备非常不利。所以，孕妈妈准确地了解一些分娩知识是非常有必要的。

- 分娩的过程。这个过程主要包括三个阶段（即三个产程）。第一产程，是指子宫颈口扩张的时期；第二产程，是指胎儿娩出的时期；第三产程，也就是胎盘娩出的时期。
- 分娩前的各种征兆。分娩前的征兆主要有见红、宫底降低、破水、有规律的宫缩、背痛等。同时，孕妈妈也要知道决定顺产的各个因素，即产道、产力、精神状态以及胎儿因素等。
- 分娩方式。分娩方式包括阴道自然分娩、剖宫产分娩、人工辅助阴道分娩3种。此外，水中分娩、无痛分娩等方式也是孕妈妈应了解的知识。
- 分娩过程中的一些知识。比如会阴侧切手术、引产、助产术等。

❺ 注意胎头的入盆时间

胎头入盆，指胎头的双顶径处于孕妇盆腔入口下端，且胎头和骨盆相对称。妊娠36周以后，孕妇应经常注意胎头入盆的时间。通常，此时胎头已经进入孕妇的骨盆内，且胎儿身体的位置较以前有所下降。同时，孕妇的胃部和心脏所受到的压迫会稍稍缓解，不过膀胱和直肠的压迫感却越来越强烈。而且，孕妇的尿频、便秘症状会变得愈加显著，常常感觉有宫缩现象发生。

在观察胎头入盆的同时，孕妈妈也应明白提早入盆并不意味着发生早产。一般来讲，孕妇在临近预产期前2周左右胎头入盆，但也有一部分人会提前入盆，这都属于正常现象。有的入盆当天就生，有的要过一两个月。有的人因为胎儿小或胎头入盆较早，不出现膈肌压迫症状，这与早产没有必然联系。

❻ 丈夫要更勤快地为妻子按摩

进入妊娠的第10个月后，孕妈妈的体态愈加臃肿起来，行动起来非常不方便。同时，孕妈妈还会产生很多身体上的不适感。这个时候，丈夫应坚持每天为妻子按摩，有助于缓解妻子身体上的不适。丈夫细心的体贴与照顾也有助于妻子放松心情。

最初，丈夫的动作可能会不得要领，不知道怎样才能让妻子放松。慢慢地，丈夫就会找到适合妻子的按摩方式，以减轻妻子的不适感。假如丈夫的双手有些粗糙，那么丈夫在按摩时应适当地使用一些润肤油，以确保妻子皮肤的舒适。

不过，这也不是要求准爸爸像专业按摩师那样技术娴熟，只因孕妈妈常常会出现腰酸背痛、下肢浮肿等问题。准爸爸应在每晚睡觉前按摩妻子的腰部、背部、双脚和小腿，用力要轻，让妻子在身体和心理上都感到轻松。

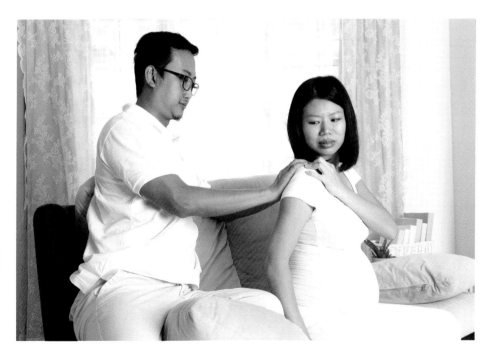

▶丈夫的按摩，让孕妈妈的身体舒服，心情更美丽。

四 科学的饮食安排

孕10月时，尽管已经进入妊娠的最后阶段，孕妈妈也不能放松日常饮食的合理搭配。这时，准爸爸要了解以下几种适合妻子食用的食物。

◎ 应适当吃一些富含蛋白质的食物：孕妈妈每天应摄入充足的热量和较为完善的蛋白质，有助于为分娩储存充沛的能量。

◎ 多吃富含DHA的食物或鱼类DHA营养品：有助于宝宝大脑神经元和视网膜光感细胞膜磷脂的合成，有利于宝宝将来的智力发育。

◎ 及时补充有助于防治便秘的食物：孕妈妈极容易发生便秘，经常食用含膳食纤维丰富的蔬菜类、海藻类等食物能够有效地预防便秘。

◎ 适量多吃富含维生素K、维生素C以及铁质的物质：主要有芹菜、紫菜、菠菜、韭菜、豆芽、豆角、牛奶、猪排骨、豆制品、胡萝卜、鸡蛋等。

❶ 多吃体积小、营养价值高的食物

怀孕10个月，孕妈妈已经进入最后的冲刺阶段，胃部不适感渐渐消失，食欲会有所增加。此时，除了要注意各种饮食原则，孕妈妈还应选用合适的食物类别。在日常饮食中，孕妈妈不要再吃体积大且没有营养价值的食物，如红薯、土豆等。相反，孕妈妈应多吃体积小而营养丰富的食物，如各种肉类、蛋类等，这些食物有助于为孕妈妈贮存充沛的体力，为顺利分娩做好准备。

▶ 临产前准备些巧克力，可帮助补充大量能量。

❷ 坚持少食多餐

孕10月，孕妈妈体内的新陈代谢接近高峰期。而且随着胎儿的生长，孕妈妈的子宫也在逐渐变大，经常会感觉胃部不舒服或者有饱腹感。孕妈妈可通过少食多餐的方式调节，每日可以增至5餐以上。

由于孕妇在妊娠期内，尿液中不可避免地会含有某些糖分。这是因为，孕激素能够使孕妈妈体内分泌出胰岛素，并使孕妈妈的血糖含量升高，因而分泌物中含有糖分也是正常现象。

孕10月的胎教安排

在妊娠后期，胎儿的各个系统都基本发育成熟，也已经接近临产期，但孕妈妈不能放松对宝宝的教育。随着胎儿的日渐成熟，宝宝大脑的功能也渐渐地发达起来，能够很好地接受胎教，因此，孕妈妈应当抓住这个良好时机。现在可以对胎儿进行任何一种胎教，这就要求孕妈妈综合、灵活地运用各种胎教技巧，为宝宝准备最好的胎教方式。

❶ 孕 10 月胎教注意事项

即便是临产的前一段时间，在条件允许的情况下，孕妈妈也可以对胎儿进行胎教。每天起床后，孕妈妈可以轻轻地拍着肚子中的宝宝，并对宝宝说一些和天气有关以及问候的话；孕妈妈在室外散步的同时，还可边抚摸宝宝边与宝宝对话；等到晚上睡觉的时候，孕妈妈可以对宝宝进行适当的音乐胎教，并边欣赏音乐边抚摸胎儿。

不过，胎教的情况应因人而异。每个孕妇的情况都有不同，因而采取的方式也可能有所不同，应根据自身的情况来选择对胎儿最有效的胎教方式。在进行胎教的同时，孕妈妈应注意保持足够的耐心，不要马马虎虎地结束胎教。

同时，孕妈妈还要注意调整好胎教时的心态。孕妈妈身体的承受能力以及果敢的性格，也会通过各种方式传达给胎儿，能够对宝宝性格的形成产生重要的影响。在平时，孕妈妈应保持良好的心态和愉快的心情，做到身心放松，尤其是在胎教的时候。

❷ 信息胎教

满37周时，胎儿发育成熟。他的感觉器官和神经系统能对孕妈妈身体内外的各种刺激做出反应，并能敏锐地感知孕妈妈的心情，而且还有了记忆能力，能够接受和储存信息，所以可以对胎儿进行信息胎教了。

准父母可以用简便易懂的单个词汇，将优美的文字、书法以及绘画所表达的信息传达给宝宝，也可将日常所见所闻，详细地描述给宝宝。或者，也可向宝宝表达自己的感受、对他的爱意。在给宝宝讲述的时候，准父母应结合具体的事物，如苹果、牛、蔬菜、大梨、狗等。

阅读是信息胎教的不错选择，孕妈妈可选择带有画面感的图书，将里面的图案信息活灵活现地讲给胎儿听，让胎儿有一种看电影似的体验。

❸ 消除分娩紧张情绪

当产妇处于紧张状态时，负责兴奋作用的交感神经的活动会大大增强，产妇对氧气的消耗量明显增加，从而影响胎儿的供氧，严重者会导致胎儿宫内窘迫，延长产程。

如何消除分娩紧张情绪

用胸式呼吸法：当宫缩临近时，可以采用胸式呼吸法将胸腔里的气吸至八成。在宫缩最强烈时，产妇应屏气3～4秒，并朝肛门方向用力。然后，产妇可以一边用力一边把刚刚吸入的气呼出来。

呼吸放松法：产妇应集中精神，专心地呼吸，这有助于转移对产痛的注意力，还能保持体内氧气和二氧化碳浓度的平衡。

短促呼吸法：在第二产程即将结束的时候，产妇应保持腹部放松，有助于胎头的顺利露出。

音乐放松法：优美的音乐能够减轻忧虑，缓解肾上腺素的释放，有助于促进产程的顺利进展。在分娩过程中，产妇可以适当听一些舒缓的音乐。

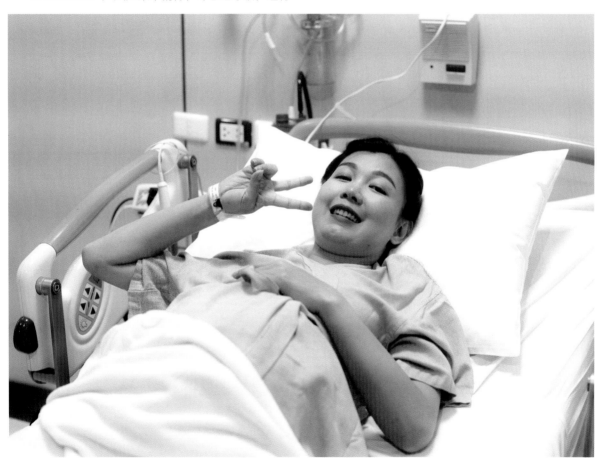

▲相信自己，相信医生，这是最好的临产状态。

孕10月常见不适及防治

妊娠晚期，孕妈妈应按时到医院做产前检查、胎心监测等，并随时观察胎儿的胎动情况。由于孕晚期突发状况较多，为了避免危及胎儿的健康与生命，因而产检是很有必要的。医生会根据孕妈妈的具体情况，制订相关的治疗方案。

❶静脉曲张

静脉曲张，指静脉肿胀，多见于孕妇腿部，也会出现在外阴或者其他部位。一般而言，在孕妈妈分娩后，静脉曲张现象就会消失。

孕妇之所以容易静脉曲张，是因为孕妇骨盆内会有一些瘀血，随着子宫的逐渐增大以及孕激素的分泌，这些因素都会对血管形成压迫。而且，受到子宫压迫的影响，孕妇下半身的血液回流也会受到阻碍，从而导致静脉内积血，最终出现瘤样突起，形成静脉曲张。

静脉曲张常发生于孕妇的外阴、下腹部、阴道、腿肚、大腿、下肢、肛门等部位，症状较轻的时候，孕妇不会感觉到身体不适；症状严重的时候，孕妇会发生下肢沉重、疼痛、痉挛等现象，甚至连正常的行走都感到十分不便。

防治静脉曲张

◎休息时应把双腿垫高，有助于促进血液向心脏的回流。

◎在无法躺卧的时候，孕妈妈应选择一个最为舒适和轻松的姿势坐着。

◎孕妈妈应在腿部裹上护腿带，或选穿弹性较好的长筒袜。

◎每晚睡觉时，孕妈妈应用枕头之类的柔软物品将脚垫高。

◎孕妈妈还可以用热水烫脚，也有助于促进体内血液的循环，缓解静脉曲张症状。

❷不规则阵痛

在产前，孕妈妈的子宫会发生不规则阵痛、频繁的阵痛，这就是假宫缩。不少孕妈妈刚躺在床上时会感觉肚子硬硬的，肚子像球一样圆，感觉紧紧的，而且没有疼痛感，过一会儿就恢复正常，这时候就有可能出现了假性宫缩。通常来说，从孕28周开始，孕妈妈的腹部会时常出现假宫缩。假宫缩出现的时间没有规律可循，程度也会时强时弱。有时候孕妈妈长时间保持同一个姿势站着或坐着，也会感到腹部一阵阵发硬，并伴有轻微的疼痛感。

❸ 胎盘早剥

通常，胎盘会在胎儿娩出后才与子宫剥离。如果在胎儿出生前胎盘就发生了部分或全部剥离，即为临床上所说的胎盘早剥。胎盘早剥的症状有轻重之分，孕妇要了解胎盘早剥的征兆，并及时预防。有下列情形者，需要尽早治疗。

◎ 少量出血，而且流出的血大多会进入子宫，导致医生对病情估计不足，延误抢救时机。

◎ 症状较轻的时候，剥离面较小，只是分娩时才能检查出剥离症状。

◎ 症状严重时，剥离面积达到整个胎盘面积的1/3，而且以隐性流血为主。同时，孕妇会觉得腹部有剧痛感，甚至会出现休克。子宫会变硬，胎心也会逐渐消失，从而导致产后大出血，甚至死亡。

引起胎盘早剥的因素有很多，如果确诊为胎盘早

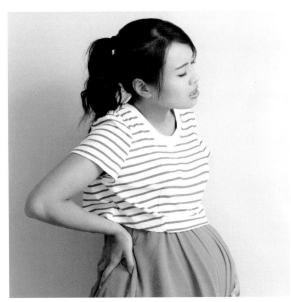

▲临近分娩，不要忽视任何身体异常，随时准备就医。

剥，孕妇应马上停止妊娠，通常，医生会建议孕妇采用剖宫产或自然分娩的方式终止妊娠。

预防胎盘早剥的方法

由于引起胎盘早剥的原因比较复杂，防治起来也比较困难。为了避免影响胎儿健康，孕妇在妊娠期间要注意以下事项。

◎ 孕妇应按时到医院做产前检查，及时预防妊娠期高血压综合征，做到早发现、早治疗。

◎ 在怀孕期间，孕妇应时刻注意身体安全，不要让肚子受到碰撞。

◎ 在妊娠过程中，如果孕妇出现腹痛、阴道流血等现象，且曾患有外伤病史或慢性病史，应及时到医院诊治，以确定是否为胎盘早剥症状。

❹ 宫内窘迫

宝宝在子宫内出现缺氧现象，并对宝宝的生命和健康构成威胁，就是临床上所说的宫内窘迫。宫内窘迫主要出现在产妇临产过程中，有时也会发生在产妇怀孕期间。

造成宫内窘迫的原因是多方面的，具体如下。

◎ 母体方面的原因。当孕妇体内血液的含氧量过低时，胎儿就会出现宫内窘迫的现象。症状较轻时，孕妇并不会表现出十分明显的临床反应。但即使症状很轻，胎儿也会受到影响。

◎ 胎儿方面的原因。胎儿心血管功能发育不全，如患有重度的先天性心血管疾病而导致颅内出血等；胎儿发育畸形。

◎ 脐带或胎盘方面的原因。脐带和胎盘是胎儿从母体获取营养物质、氧气的主要通道，脐带或者胎盘出现问题，很容易引发宫内窘迫。

❺ 过期妊娠

当孕妇妊娠期处于或超过42周时，就是过期妊娠。过期妊娠的危害非常大，可能会导致下列一种或多种情况。

○ 胎儿有可能会出现体形过大，形成巨大儿，增加产妇出现难产的概率。

○ 胎儿颅骨变硬、形状异常，无法适应产道，也会增加难产的概率。

○ 如果胎盘功能衰退，则胎儿在围产期的死亡率就会增加，是正常妊娠者的4倍。

○ 很容易导致胎儿出现宫内窘迫、出生后窒息、新生儿胎粪吸入综合征、低血糖、产伤等情况。

○ 难产概率的增加，也相应地增加了母体受损、感染的概率。

怎样防治过期妊娠

○ 怀孕之前的半年内，女性应准确记录历次月经的时间与周期，以方便准确地推算预产期。怀孕后，孕妈妈应按时做产前检查，特别是在第37周以后应坚持每周做一次产检。

○ 当超过预产期1周后仍未出现分娩迹象时，孕妇应到医院做检查。

过期妊娠的处理

○ 终止妊娠。应在孕41周时就进行监测，时刻注意胎儿的动态变化。在妊娠42周时，若胎儿和母体情况良好，应马上实施引产。

○ 产时处理。在分娩时，产妇应采用左侧卧位，这样能够增加绒毛间隙的血液量。而且，医生可以适当地让产妇吸氧，以便间接地改善胎儿的供氧状况。同时，医生应视具体情况为产妇进行静脉滴注补充能量，以保证产妇体内有充足的热量和营养。

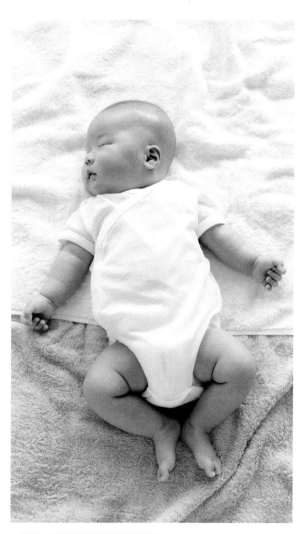

▲ 宝宝，爸爸妈妈终于等到了你！